GOLDMANN RATGEBER

Buch

Dr. Ruth Westheimer betreibt in den Vereinigten Staaten im großen Stil und mit ebensolchem Erfolg über Radio und Fernsehen Sexualaufklärung. »Dr. Ruth's Sexually Speaking Show« ist ein Phänomen. Millionen von Zuschauern und Zuhörern schalten sich ein, wenn »Großmutter Freud« (New York Times über Dr. Westheimer) in ihrer entwaffnend offenen und stets engagierten Weise zu allen brieflich und telefonisch übermittelten Fragen und Problemen Stellung nimmt, Ratschläge und Lebenshilfe erteilt. Dabei läßt sie Lebensklugheit, Sachverstand, Warmherzigkeit und Mutterwitz erkennen. Mit ihrer originellen Art der Sexualaufklärung möchte sie Ratsuchenden helfen, »eine vernünftige Einstellung gegenüber dem eigenen Sexualleben ... die frei von Angst und Verzweiflung ist«, zu finden.

Autor

Dr. Ruth Westheimer wurde als Kind jüdischer Eltern in Deutschland geboren, kam kurz vor Ausbruch des Zweiten Weltkriegs in ein Kinderheim in der Schweiz und ging als Sechzehnjährige nach Israel. In Paris und New York studierte sie Psychologie und Soziologie. Heute lebt sie mit ihrer Familie – Dr. Westheimer ist verheiratet und hat zwei Kinder – in New York und leitet eine psychotherapeutische Praxis.

Fernsehauftritte machten sie auch in Deutschland einem breiten Publikum bekannt.

Dr. Ruth Westheimer

"Sprechen wir mal drüber..."

Sexualität und Erotik – Hinweise und Ratschläge für ein erfülltes Liebesleben von einer erfahrenen Sozialpsychologin

GOLDMANN VERLAG

Titel der Originalausgabe: Dr. Ruth's Guide to Good Sex
Aus dem Englischen übertragen von Wolfgang Rhiel

Der Band ist bereits 1983
in der Reihe »Goldmann Original« erschienen

Made in Germany · 12/84 · 1. Auflage · 1115

This edition published by arrangement
with Warner Books, Inc., New York
Originalverlag der englischsprachigen Ausgabe:
Warner Books, Inc., New York

Umschlagentwurf: Design Team München
Umschlagfoto: Bill Cadge
Druck: Presse-Druck Augsburg
Verlagsnummer: 10949
Lektorat: Dr. Ekkehard Reitter/G. M.
Herstellung: Sebastian Strohmaier
ISBN 3-442-10949-3

Für meinen Mann,
der sehr lange selbst kochen mußte,
und meine Tochter Miriam
und meinen Sohn Joel,
die die Freude meines Lebens sind.

Für meine Eltern und Großeltern,
die mir viel Wertvolles mit auf den Weg gaben
und mir die Freude am Leben vermittelten,
und das Leben positiv zu sehen,
die aber nicht mehr die Möglichkeit hatten,
meinen Weg zu verfolgen.

Inhaltsverzeichnis

Danksagung

Ich möchte den vielen Menschen danken, die mein Leben so sehr beeinflußt haben. Wollte ich sie alle nennen, wäre ein zweiter Band nötig. Das folgende ist also nur eine Teilaufzählung der Personen, die mit ihren Aufmunterungen, ihrer Freundschaft und ihrer konstruktiven Kritik dieses Vorhaben möglich gemacht haben:

Jim Anker; Ruth und Howard Bachrach; David und Tova Bar-Haim; Dr. Alfred Biolek; Dr. George Bloch; Frank Ciarkowski; Georgia Dullea; Dr. Emsheimer; Jutta Farnung; Julie und Dr. Julius Frank; Dr. Bracha Gaoni; Tullio und Marcella de Giorgi; Elisabeth und Werner Goldberg; Alfred A. Häsler; Hannah und Menachem Har-El; Zerline und Rudy Herzberg; Liselotte Hilb; Anita Hüttenmoser; Käthe und Arthur Johannes; Alfred Kaplan; Else Katz; Dr. Evelyn und Dr. Nathan Kravetz; Bill und Marga Kunreuther; John Laupitz; Joanne Lehu; Else Levy; Dr. Lou Liebermann; Michael Meller; Marga und Michael Miller; Alfred Moser; Jehnda und Lotti Naor; Philip Nobile; Dr. Deborah Offenbacher; Dale Ordes; Dr. Eli und Vera Peyser; Dr. Asa Ruskih; Dr. Francine Ruskin; Irene und Gerry Shomberg; Fred Silvermann; Walter Simons; Lilo Spälti; Mathilde und Rudi Steinbach; Hannah Strauss; Eve und Oscar Stroh; Dr. Jenny Tsafrir; Dyor und Judith Wertheimer; Artur und Else Westheimer; Marguerite und Julius Westheimer; Recha und Friedrich Westheimer; Rose und Paul Westheimer; Familie Max Wyler-Weil und Kinder; Sarig Yael ...

Meinen Freunden und Kollegen bei der NBC, die mir die Rundfunksendungen ermöglichten und mir all das beibrachten, was ich heute über den Rundfunk weiß ...

Betty Elam, der erste Mensch, der mir erlaubte, im Radio über Sexualkunde zu sprechen...

Meiner Produzentin Susan Brown, die es mir zum Vergnügen gemacht hat, jeden Sonntagabend zur Arbeit zu gehen...

David Chin, meinem Toningenieur, der ruhige, aufmerksame und hilfsbereite David, der nie sein Stichwort verpaßt und mir immer so aufmunternd durch die große Studioscheibe zulächelt...

Dr. Jack Forest, der meine Zuhörer an seinem Wissen teilhaben ließ...

Roberta Altman, Alex Cimaglia, Diane Dunbar, Michael Eskridge, Dan Griffin, Stan Kaufman, Richard Korman, Al Law, Mitch Lebe, Sid Mark, Marjorie Marks, Janet Mason, Jeff Mazzei, Robert Mounty, Mark Olkowski, Frank Osborn, Diane Palladino, Richard Penn, Gene Robinson, Don Rollins, Pete Salant, Bob Sherman, Elaine Silver, Ellyn Solis, Maurice Turnick und Daniele Webb...

Meinen Freunden bei Warner Books: Mark Greenberg; Fredda Isaacson, Howard Kaminsky, Gene Light, Ling Lucas, Debbie Phillips; Bill Shinker und Kathy Simons...

Den Mitarbeitern des Goldmann Verlags, vor allem Gert Frederking, Veronika Kreuzhage, Anemarie Morawetz, Dr. Ekkehard Reitter...

Rabbi Leonard Kravitz und Rabbi Selig Salkowitz, die großzügig ihr Wissen mit mir teilten und zusammen mit mir einen Beitrag über Sexualität und jüdische Tradition verfaßten...

Rabbi Robert Lehman, dem ich für seine Freundschaft und seinen Rat tiefempfunden Dank schulde.

Pater Finbarr Cerr, der zusammen mit mir Sexualkunde-Seminare abhielt und der mir Einblick in den Glauben und Ritus der katholischen Kirche gewährte.

Dem deutsch-jüdischen Wochenblatt *Aufbau*, weil die Leute dort mich darauf aufmerksam machten, daß ich ein Stipendium an der New School für Social Research in New York bekommen konnte...

Den Mitgliedern der Gemeinde Hebrew Tabernacle in Washington-Heights, die mir all die Jahre hindurch Hilfe und Freundschaft haben zukommen lassen...

Dem Kantor Frederick C. Herman, der die Aufnahme entdeckte, die die Titelmusik zu meinem Radioprogramm wurde, und auch den Titel der Sendung fand...

Dr. Helen Singer-Kaplan; Dr. Mildred Hope Witkin; Dr. Barbara Hogan, die ihr Bestes gaben, mich in Sexualtherapie zu unterrichten...

Dank auch all meinen Klienten, Schülern, Zuschauern und Zuhörern, die mir von ihren Sorgen und Problemen erzählt haben und mir immer aufs neue beibringen, eine bessere Zuhörerin zu sein, und die mir die Genugtuung verschafft haben, Rat zu geben, der vielleicht hilft...

Pierre Lehu, dem ich immer dankbar sein werde für seine Klugheit und seinen Rat...

Aufrichtigen Dank Avi Feinglas und Harvey Gardner, die mir bei der Arbeit an diesem Buch auf unschätzbare Weise geholfen haben...

Und Bernard Shir-Cliff, meinem Lektor bei Warner Books, einem aufrichtigen Freund, der dieses Buch nicht nur ermöglicht, sondern zu einem wirklichen Vergnügen gemacht hat; ihm all meinen Dank, den in Worte zu fassen ich nicht in der Lage bin.

Dich erlaubter Freuden zu enthalten,
macht keinen Heiligen aus dir,
eher einen Sünder.

– Nach rabbinischer Auslegung der Verse 6–11,
Talmud, Taanith 11-A

Vorwort

Dr. William Masters, der große Wegbereiter auf dem Gebiet der Sexualtherapie, schätzt, daß 50 Prozent aller Amerikaner im Lauf ihres Lebens sexuelle Schwierigkeiten bekommen. Sexuelle Probleme sind demnach sehr verbreitet, etwa so wie der Schnupfen. Und doch wurde die Sexualität noch bis in jüngste Zeit von der Medizin und der Psychologie so sträflich vernachlässigt, daß die sexuellen Reaktionen des Mannes oder der Frau lange unverstanden blieben. Wir wußten nicht genau, was wir unseren Kindern sagen sollten, um ihnen bei ihrer Entwicklung zu sexuell gesunden Menschen zu helfen. Und die Behandlung sexueller Störungen war so unergiebig, daß – wie wir heute wissen – zahllose Menschen, die an einfachen und heilbaren sexuellen Störungen litten, zu einem Leben sexueller Enttäuschung und Entsagung verdammt wurden. Während die Wissenschaft den Weltraum eroberte und die Medizin auf den übrigen Gebieten in das Zeitalter der Nukleartechnologie eintrat und eine Krankheit nach der anderen besiegte, war unser Wissen über die menschliche Sexualität kaum über das der Steinzeit hinaus gediehen.

Die »sexuelle Revolution« änderte all das, indem sie unser Verhalten gegenüber dem Sex entkrampfte und viele Vorurteile abbaute, die einem Fortschritt auf diesem Gebiet im Weg standen. Aber schließlich konnten die Wissenschaftler und Kliniker doch die Sexualität des Menschen wie jeden anderen biologischen Prozeß auch wissenschaftlich erforschen, und die Menschen fühlten sich tatsächlich langsam so frei, ihre sexuellen Schwierigkeiten zuzugeben und Hilfe zu suchen, wie sie es bei jedem anderen gesundheitlichen Problem auch tun.

In den letzten zehn Jahren haben wir eine regelrechte Explosion bei den wissenschaftlichen Informationen über den Sex erlebt, aber auch bedeutsame Fortschritte bei der Diagnose und Behandlung sexueller Störungen. Wir sind heute soweit, daß wir die sexuelle Entfaltung verstehen und wissen, was zur Vorbeugung und Behandlung vieler sexueller Probleme notwendig ist, die vor ein paar Jahren noch als nicht behandelbar galten. Aber das sind ganz neue Entwicklungen, und das Fach *Sexualität* wird erst jetzt allmählich in die Ausbildungsprogramme der Ärzte und anderer mit der Sexualität befaßter Spezialisten eingeführt. Es wird noch viele Jahre dauern, bis die neuen Erkenntnisse in größerem Umfang angewandt werden. Es ist eine Ungereimtheit sondergleichen, daß in der Flut sexuell eindeutiger Angebote, mit denen wir tagtäglich überschwemmt werden, jemand mit einem wirklichen sexuellen Problem oder einer Frage kaum eine konkrete und glaubwürdige Antwort erhält.

Dr. Ruth Westheimer hat die wunderbare Gabe, die neuen technischen und wissenschaftlichen Erkenntnisse auf dem Gebiet des Sex in praktische Ratschläge umsetzen zu können. Aus ihrer so ungeheuer beliebten Rundfunksendung *»Sexually Speaking«* hat sie eine Reihe typischer sexueller Fragen und Probleme ausgewählt, die Männer und Frauen aller Altersgruppen in allen Lebensabschnitten beunruhigen, und dazu gibt sie fundierten, menschlichen Rat.

Ruth Westheimers sexuelle Ratschläge sind keineswegs trocken oder langweilig. Ohne Fachchinesisch unterbreitet sie mit Humor und menschlicher Anteilnahme ihre praktischen Vorschläge. Sie nimmt kein Blatt vor den Mund, vergeudet keine Zeit. Sie kommt sofort zur Sache. Sie geht den Dingen auf den Grund, immer mit der Botschaft: »Sex ist etwas für den Menschen ganz Natürliches – genießt ihn! (aber verletzt niemanden dabei und laßt euch nicht selbst verletzen).«

Der eine oder andere mag vielleicht befürchten, daß die in diesem Buch enthaltenen offenen Informationen über Sex mehr Unheil als Segen anrichten, weil sie die Sittenlosigkeit und Promiskuität ermuntern und den privaten und vertrauten Bereich von Liebe und Sex einschränken könnten. Ich nehme diese Bedenken ernst, wenngleich meine eigenen Erfahrungen das Gegenteil bestätigt haben.

Ich habe nur erlebt, daß Unwissenheit Leid bringt: Schwangere Jugendliche, zerrüttete Ehen und ernsthafte und unnötige sexuelle Schwierigkeiten sind das Ergebnis falscher oder fehlender Informationen über Sex. Und ich habe den großen Segen erlebt, als Menschen der offene, fundierte und vernünftige Rat zuteil wurde, den die liebevollen, menschlichen, lustigen, ermunternden und klugen Seiten dieses Buches enthalten.

Dr. med., Dr. phil. Helen Singer-Kaplan

1.

Wie wichtig ist es, sexuell informiert zu sein?

»Hallo, hier Dr. Ruth Westheimer. Bitte sprechen Sie, Sie sind auf Sendung.«

»Dr. Ruth, Sie sind großartig, und ich hoffe, Sie können mir bei meinem Problem helfen.«

»Ich werd's versuchen.«

»Es fing vor ungefähr einem Jahr an, da bekam ich Schwierigkeiten bei meinen sexuellen Erlebnissen – Sie verstehen, im Bett. Da habe ich mir Pornohefte gekauft und sie mir vor und beim Geschlechtsverkehr angesehen. Und dann fing meine Frau an, sich diese Hefte zu kaufen.

Wir haben einen 8-mm-Filmprojektor, und sie hat Pornofilme gekauft, die sie jetzt laufen läßt, wenn wir im Bett sind. Sie stellt den Apparat an und sieht zu, während wir so das Übliche machen.«

»Bekommen Sie Orgasmen?«

»Ja, sicher.«

»Und Ihre Frau auch?«

»Ja.«

»Sie brauchen sich keine Sorgen zu machen. Sie haben einen Weg gefunden, der für Sie beide richtig ist. Und es macht Ihnen beiden Spaß. Es ist also alles in Ordnung. Auf Wiedersehen.«

Ich bin die Moderatorin von *Sexually Speaking*, einer New Yorker Rundfunksendung über sexuelle Fragen, bei der die Hörer anrufen und Fragen stellen können. Jeden Sonntagabend um 10 Uhr stellen New Yorker das Radio an, um von den gegenseitigen Problemen zu hören und über Erfolge und Mißerfolge in der Sexualität zu sprechen. »Ist der Penis normalerweise gebogen?« »Ist etwas dagegen zu sagen, ein Kunstglied zu benutzen?« »Onaniere ich zu oft?« – Fragen von wißbegierigen Hörern jeden Alters. Die Anrufe kommen pausenlos. Jeder will über Sex reden.

Sexually Speaking ist Teil der längst überfälligen sexuellen Informationsflut in diesem Land. Noch vor zehn Jahren konnte Archie Bunker im Fernsehen nicht das Wort »impotent« gebrauchen. Heute können und tun wir es, und wir lernen allmählich, unsere Sexualität zu akzeptieren. Die Kommunikation ist zu einer Forderung höchster Dringlichkeit in diesem technisierten, unpersönlichen Zeitalter von antwortenden Maschinen und computergelenkten Supermärkten geworden, und erst jetzt merken wir, wie notwendig es ist, gemeinsam die Sexualität zu erleben.

Aber diese Gemeinsamkeit entwickelt sich langsam. Ich bin entsetzt über das Desinteresse der Medien an offener Sexualität. Im Äther wimmelt es von Sendungen speziell über Autos, über Reparaturen im Haus oder über finanzielle Fragen. Aber der Sex, etwas das uns alle ganz persönlich angeht, das Poesie und Leid in unser Leben bringt, ist offenbar zu umstritten, um regelmäßig im Rundfunk behandelt zu werden. Welch eine Schande!

Es ist eine Schande, denn die Leute sind bereit, ganz offen über Sex zu reden. Und wenn mehr Informationswege zur Verfügung stünden, könnte man einige Probleme weit besser angehen. Eine ungewollte Schwangerschaft bringt beispielsweise jedes Jahr Hunderttausende junger Mädchen in Bedrängnis. Die sich epidemieartig ausbreitenden Geschlechtskrankheiten sind ein weiteres schlimmes Kapitel, das zum Teil auf einen Mangel an Wissen zurückgeht.

Ich bin wahrscheinlich die erste Therapeutin, die im Rundfunk über Sex diskutiert. Ich spreche über viele Dinge, über Orgasmus, Empfängnisverhütung, Schwangerschaft und Impotenz. Das ist umfassende sexuelle Bildung. Und wenn es auch noch unterhaltsam ist, um so besser.

Der Bedarf an Information dieser Art ist groß. Schließlich kann sich nicht jeder den Luxus erlauben, Sexualunterricht zu nehmen oder einen Sexualtherapeuten zu bezahlen, der ihm seine Fragen beantwortet. Oft ist niemand da, an den man sich ratsuchend wenden könnte, oder der uns versteht, und selbst wenn ein uns nahestehender Mensch zuhört, ist das Thema Sex oft tabu, so daß Verklemmtheit oder Unwissenheit ein erfolgreiches Gespräch verhindern können. Beim Sex spielen so viele moralische Fragen eine Rolle, daß man nur sehr selten eine verläßliche, konkrete Auskunft erhält.

Daher das große Interesse, im Radio über Sex zu reden. Die Anonymität fördert das offene Wort. Auch wenn es den Leuten schwerfällt, über sexuelle Dinge zu reden, sie kennen mich nicht, und ich bin nicht dazu da, sie abzuurteilen. Sie rufen an, sie erzählen, ich antworte, damit hat sich's. Und ich glaube, die Leute sind bereit, mir ihre intimsten sexuellen Nöte und Schwächen zu offenbaren, weil ich nicht als Voyeur daherkomme. Ich bin eine besorgte und fachkundige Ratgeberin.

Ich glaube daran, die Leute zu sexuellen Feinschmeckern zu erziehen. Das ist eigentlich ein ganz naheliegender Gedanke. Im Alltagsleben sprechen wir so viel von Ernährung und Diät. Wir tauschen Rezepte aus und erzählen uns gegenseitig von hoher Kochkunst und kulinarischen Techniken. Wir freuen uns, wenn wir andere an den Entdeckungen teilhaben lassen können, die wir in der Küche gemacht haben. Warum sollte es uns also nicht genauso gefallen, Rezepte für ein besseres Sexualleben weiterzugeben? Warum sollten wir das Aufregende einer Entdeckung für uns behalten?

Wir sind die einzigen Lebenwesen, die ihre Erfahrungen austauschen können. Wenn wir Erinnerungen an einen herrlichen Ausflug oder eine tolle Skitour austauschen, warum dann nicht auch über Dinge sprechen, die vielleicht das Sexualleben anderer bereichern?

Warum Sex im Gegensatz zur Information über Sex in den Massenmedien so beliebt ist, hat seinen Ursprung im Geheimnisvollen. Ich möchte daher auch klarstellen, daß der Sex ein Gegenstand bleibt, der eine gewisse Achtung verdient. Aber dennoch ist es von entscheidender Bedeutung, auf sexuellem Gebiet bewandert und aufgeschlossen zu sein. Dieses Wissen und die Aufgeschlossenheit bringen größere sexuelle Zufriedenheit.

Ich bin immer wieder überrascht, wieviel Unwissenheit es gibt. Mangelnde Information ist nicht auf die unteren Gesellschaftsschichten oder die Menschen mit schlechter Schulbildung begrenzt. Die Frage, ob das Ausspülen mit Essig ein wirksames Mittel zur Empfängnisverhütung ist, kann durchaus auch von jemandem mit Abitur oder Hochschulabschluß kommen. (Im übrigen ist es kein wirksames Mittel.) Es sieht so aus, als müßte jeder noch einmal einen Anfänger- oder zumindest Fortgeschrittenenkurs in Sexualkunde mitmachen.

Mir werden sehr viele grundlegende Fragen gestellt, etwa »Welches Verhütungsmittel soll ich verwenden?« oder »Wo kann ich einen Partner finden?«, aber ich bekomme auch Fragen, die eine relativ ausführliche Antwort erfordern, wie »Ich bin seit vier Jahren verheiratet und habe noch nie einen Orgasmus gehabt«, »Ich ejakuliere, sobald ich Geschlechtsverkehr habe«, »Wir machen zwar Sex zusammen, aber wir sprechen nicht darüber; ich kann ihm also nicht sagen, was mir Spaß macht, und er kann mir nicht sagen, was ihm gefällt«.

Jüngere Leute stellen sehr oft Fragen nach einer Bindung: »Dr. Ruth, ich bin noch Jungfrau, aber mein Freund will nicht warten, bis wir verheiratet sind. Was soll ich tun?« Es ist schwer, solche Fragen zu beantworten. Meine Aufgabe ist es, Tatsachen und grundsätzliche Erkenntnisse zu vermitteln. In vielen Fällen wollen die Anrufer aber nur eine Bestätigung von mir hören. Leute, die sexuell nicht aktiv sind, möchten hören, daß es durchaus in Ordnung ist, sexuell nicht aktiv zu sein. Ältere Menschen müssen öfter hören, daß Onanieren nichts Schlechtes ist. Und Behinderte müssen einfach nur hören, daß es erlaubt ist, sich sexuell zu betätigen.

Diejenigen, die meine Sendung hören, merken bald, daß auch andere nur mit Wasser kochen. Jeder hat seine Probleme. Das entkrampft die Leute und läßt sie die eigene sexuelle Situation gelassener betrachten.

Neben den Anrufen in der Sendung bekomme ich Hunderte von Briefen, die zum Teil fünf oder sechs Seiten lang sind. Hin und wieder lese ich einen davon im Radio vor. In den meisten Briefen geht es um Beziehungen und um Fragen, die die Leute schon jahrelang mit sich herumschleppen und nie anzusprechen gewagt haben.

Hier ein typisches Beispiel für einen Brief und meine Antwort:

Liebe Frau Dr. Westheimer,
ich höre seit einigen Monaten Ihre Sendung, die mir sehr gut gefällt. Ich hätte Hemmungen, Sie wegen meines Problems während der Sendung anzurufen und schreibe Ihnen deshalb. Mein Mann und ich (wir sind seit 19 Jahren verheiratet) haben ein recht gutes Sexualleben, nur ist es langweilig, auch wenn ich keine Schwierigkeiten habe, einen Orgasmus zu erleben, wann immer ich will. Wir machen es immer auf die gleiche Art. Können Sie helfen?

Mit freundlichen Grüßen
Frau Gelangweilt

Liebe Frau Gelangweilt,
danke für Ihren Brief. Hier einige Anregungen, die Sie ausprobieren können, um Ihr »langweiliges« Sexualleben etwas aufzumuntern.

1. Wählen Sie eine andere Zeit für den Geschlechtsverkehr.
2. Wählen Sie einen anderen Ort. Versuchen Sie es doch einmal in der Küche oder im Wohnzimmer. Vor dem Kamin. In einem Hotel. (Es muß kein teures sein.)
3. Trinken Sie einen Schluck Wein.
4. Lassen Sie Ihrer Phantasie freien Lauf.
5. Versuchen Sie es mit verschiedenen Stellungen.
6. Kaufen Sie sich das Buch *Joy of Sex* von Dr. Alex Comfort.
7. Erweitern Sie diese Liste durch eigene Vorschläge.

Lassen Sie mich bitte wissen, wie es Ihnen ergeht.

Mit besten Grüßen
Dr. Ruth

Ein Rezept. Wenn ich einen solchen Brief im Radio vorlese, sind alle Zuhörer der grenzenlosen Vielfalt des Sex ausgesetzt.

An einem der Sonntagabende bekam ich folgenden Anruf. Ich schaltete eine der Leitungen und sagte: »Hallo, bitte sprechen Sie, Sie sind auf Sendung.«

»Hm, hallo«, meldete sich ein Mann. »Meine Freundin und ich, wir haben uns gerade wegen was ganz Blödem verkracht. Wenn sie ein knuspriges Sandwich mit Erdnußbutter ißt, wird sie jedesmal ganz scharf. Aber da gibt es ein paar Dinge, die meiner Meinung nach nicht in Ordnung sind. Wenn ich mit jemandem ins Bett gehe, möchte ich nicht mit ihr und Erdnußbutter ins Bett gehen.«

»Ja, das verstehe ich«, erwiderte ich ihm. »Wenn beide gern mit Erdnußbutter ins Bett gingen, dann würde ich sagen, vorausgesetzt Sie benutzen ein Verhütungsmittel, ist alles in Ordnung. In dem Moment, wo nur einer Erdnußbutter mag und der andere nicht, müssen Sie einen Standpunkt beziehen.«

Bei den unendlich vielen Möglichkeiten, die der Sex bietet, gibt es Dinge, die Sie gerne machen, und solche, die Sie nicht mögen. Jeder hat beim Sex seine Grenzen, und diese Grenzen bei einem anderen abzustecken und zu erkennen, kann äußerst kompliziert sein. Es gibt Dinge, die gefallen Ihnen sehr, Dinge, die Sie dem anderen zum Gefallen tun, und Dinge, bei denen Sie sich vor Ekel schütteln. Lassen Sie sich nicht zu etwas zwingen, das Sie nicht wirklich tun wollen. Vielleicht ist es etwas, das Ihnen nur im Moment widerstrebt. In einem halben oder einem Jahr denken Sie vielleicht anders darüber. Doch lassen Sie sich nicht zwingen. Lassen Sie sich auch zum Sex nicht zwingen, wenn Sie keine Lust haben, wenn Sie mit jemandem nicht zusammen sein, oder ihm/ihr nicht zeigen wollen, daß Sie ihn/sie wirklich lieben. Sie haben ein Recht, Grenzen zu ziehen. Verteidigen Sie sie auch.

Was Sie nicht wollen, ist vielleicht nur Erdnußbutter, aber wenn Ihnen das wirklich etwas ausmacht, dann treten Sie für Ihre individuellen Rechte ein.

Wenn Sie zufällig Erdnußbutter beim Sex mögen, Ihr Partner aber nicht, wird es auf lange Sicht wahrscheinlich das beste sein, einen anderen Partner zu suchen. Es gibt Millionen Menschen, denen Erdnußbutter überhaupt nichts ausmacht, die sie vielleicht sogar ein wenig mögen oder sie bald genauso mögen wie Sie selbst.

Oft werde ich gefragt: »Wie ist es eigentlich gekommen, daß Sie Sexualtherapeutin geworden sind?« Dann antworte ich: »Als ich noch ein kleines Mädchen war, habe ich mir nicht träumen lassen, daß ich eines Tages im Radio Fragen von Leuten über vorzeitige

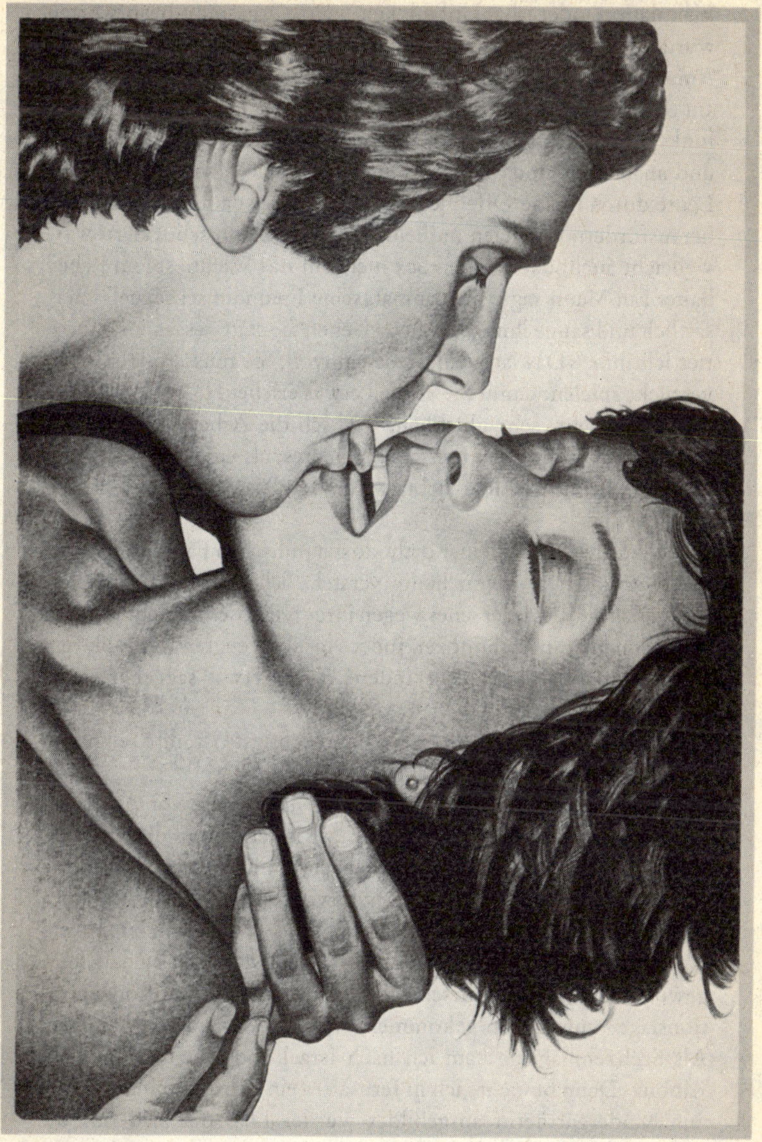

Ejakulation oder die Unfähigkeit zum Orgasmus beantworten würde. Ich habe mir nicht träumen lassen, daß ich einmal in Amerika mit deutschem Akzent die Leute verblüffen könnte, die am Sonntagabend zwischen zehn und elf die New Yorker Rundfunkstation anrufen, wenn ich über Penisse und Scheiden, oralen und analen Sex und ähnliche Dinge spreche.« Manchmal sind die Leute durch meine Offenheit schockiert oder dadurch, daß ich so herausfordernde Fragen mühelos meistere. Dann schockiert es sie vielleicht auch, daß ich den Sex nicht für das Wichtigste im Leben halte. Ein Mann sagte mir einmal, seine Freundin sei sexuell unersättlich und sauge ihn völlig aus. »Gehen Sie statt dessen ins Kino«, riet ich ihm. »Das ist wenigstens sinnvoll. Sie müssen doch nicht verrückt spielen, damit Sie sexuell etwas erleben!«

Ich war sehr, sehr glücklich, weil ich die Arbeit liebe, die ich mache, und es gibt kaum etwas Schöneres, als eine Arbeit zu tun, die man liebt, wirklich liebt. Aber der Weg dorthin war verschlungen.

Ich wurde als Kind einer orthodoxen jüdischen Familie geboren, was wertvoll war, denn heute verstehe ich, wenn Klienten mir sagen, daß sie dies oder jenes wegen ihrer religiösen Erziehung nicht tun können. Ein orthodoxer Jude, ein überzeugter Katholik, ein frommer Baptist oder jeder andere, der so etwas sagt, hat meine volle Hochachtung.

Ich glaube nicht, daß es für sie das Wichtigste ist, ihre religiösen Beschränkungen loszuwerden.

Meine Familie lebte in Deutschland. 1939, kurz vor Ausbruch des Krieges, schickten sie mich in ein Kinderheim in die Schweiz, wo ich sicher sein konnte, auch wenn sie es nicht waren. Es verging eine Weile, und meine Eltern verschwanden, und auch die Eltern der anderen Kinder verschwanden, so daß aus dem Heim ein Waisenhaus wurde. Ich habe nie erfahren, was aus meinen Eltern geworden ist, aber wahrscheinlich sind sie in einem Konzentrationslager ums Leben gekommen, wie so viele andere Menschen. Als Sechzehnjährige kam ich nach Israel und arbeitete in einem Kibbuz. Dann besuchte ich in Jerusalem ein Lehrerseminar, wo ich zur Kindergärtnerin ausgebildet wurde. 1951 bot sich mir die Gelegenheit, in Paris die Leitung eines Kindergartens zu übernehmen. Dort studierte ich dann auch Psychologie an der Sorbonne. Dann kam ich nach New York und studierte Soziologie an der New School for Social Research. Nach meinem Examen dort machte ich den Doktor in interdisziplinärer Familienforschung am Teachers College der Columbia University.

1967 übernahm ich für drei Jahre die Projektleitung für Planned Parenthood (geplante Elternschaft). Dann unterrichtete ich Studenten an der New Yorker City University darin, wie sie Sexualkunde zu lehren hätten. Die Studenten waren angehende Lehrer, und sie stellten mir Fragen, die ich nicht beantworten konnte. Ich hörte mich um, wo ich mich weiterbilden könnte und wurde in den Trainingskurs des Cornell Medical Center am New York Hospital aufgenommen, den Dr. Helen Singer-Kaplan leitete. Nach zwei Jahren bekam ich die Zulassung als Sexualtherapeutin. In meiner Privatpraxis arbeite ich sowohl als Sexual- wie auch als Psychotherapeutin, was auf eine Psychosexualtherapeutin hinausläuft – für den Fall, daß dieser Begriff einmal auftaucht.

Ich habe außerdem am Teachers College der Columbia Universität mehrere Jahre gelesen, ferner am Mercy College der Adelphi University und am Marymount College. Heute gehöre ich zum Stab für Humansexualität am New York Hospital. Ich bin nebenbei Beraterin in der Abteilung für Geriatrie am Bellevue Hospital und halte auf Einladung Vorträge an den verschiedensten Orten – vor Berufsvereinigungen, bei sozialen Treffen, und kürzlich in Princeton, wo mein Sohn studiert. Gegenwärtig gebe ich einen Kurs Familienleben an der Militärakademie West Point.

Irgendwann wurde ich eingeladen, bei einem Arbeitsessen vor führenden Rundfunkleuten zu sprechen. Vor Menschen zu sprechen, hatte mir bis dahin nichts ausgemacht. Da ich vor orthodoxen und katholischen Gruppen gesprochen hatte, würde ich auch vor diesen Rundfunkleuten sprechen können – Sexualerziehung ist schließlich Sexualerziehung. Und dann traf mich der Schlag: Ich sollte vor den Topmanagern der Rundfunkanstalten der USA sprechen. Ich hatte darüber nachgedacht, was ich diesen Leuten schon seit Jahren sagen wollte. Daß ich an die Sexualerziehung glaube, an die Vermittlung sexuellen Wissens in einem Zeitalter beispielloser sexueller Freiheit und beinahe völliger sexueller Unwissenheit. Und ich erzählte ihnen, was mir am Herzen lag. Es gibt Programme für das Züchten von Blumen, für das Zubereiten einer Quiche und einer Ente mit Orangensauce, für das Einrichten der Wohnung, das Polstern, das Bauen von Schränken und das Sammeln von Briefmarken. Aber wo gab es irgendwelche konkreten Anweisungen zum Hobby aller, dem Sex?

Sex gab es im Rundfunk. Die Programme waren voll davon. Er wurde in Schlagern besungen, in Serien und Werbesendungen für alles mögliche propagiert, vom Auto über Waschpulver und Rasenpflege bis zu Schnellreinigungen. Kinder, Jugendliche und sogar die Großeltern wurden mit erotischen Aufforderungen bombardiert. Aber nirgendwo war im Rundfunk auch nur die Spur von einfühlsamer, verläßlicher Information über den Sex des wirklichen Lebens, und das in einer Zeit, in der ungewollte Schwangerschaften, Geschlechtskrankheiten und zerrüttete Familien die Folge der Unwissenheit über diese zentrale Frage des Lebens waren!

Ich bedrängte die Rundfunkleute, ihr Gewissen und ihren gesunden Menschenverstand, Wissenswertes über den Sex ins Programm zu nehmen.

Mein Akzent machte mir keine Sorgen. Ich weiß, daß ich den Leuten erklären kann, was ich meine. Das einzige, worum es mir ging, war, diese einflußreichen Männer von meinem Standpunkt zu überzeugen. Danach lag es bei ihnen.

Ein paar Tage später rief mich jemand vom Rundfunk an und fragte, ob ich bereit wäre, eine Serie von 15-Minutensendungen zu machen, die als Füller im Nachtprogramm für Taxifahrer, Nachtschichtarbeiter und Nachtschwärmer ausgestrahlt werden sollte. Ich ergriff die Chance. Was ich bekam, verschweigen wir am besten. Es war sehr wenig. Aber darum ging es nicht.

Einmal in der Woche ging ich ins Studio und nahm 15 Minuten auf. Es wäre sinnvoller gewesen, 60 oder 90 Minuten auf einmal aufzunehmen, doch ich zog die Viertelstunde vor, weil ich die Sendung so aktuell und lebendig wie möglich haben wollte.

Die Bänder wurden zwischen halb eins und Viertel vor eins nachts gebracht. Nach anderthalb Jahren sprach ich erneut vor und erklärte, daß ich gerne eine Live-Sendung machen würde, und man gab mir am Sonntagabend um zehn Uhr eine Sendung, in der ich

Anrufe von Leuten beantworten konnte, die irgendwelche Probleme mit ihrem Sexualleben hatten.

Es war von Anfang an wunderbar. Live-Sendungen sind immer gut für etwas Unerwartetes, das macht ihren Reiz aus. Bei diesen live ausgestrahlten Anrufsendungen gibt es einen tollen Trick, ungehörige Anrufer mit einem Knopfdruck rauszuschmeißen. Man hat eine Vorlaufzeit von sechs Sekunden, während der man sich eines unangenehmen Anrufers entledigen kann, der nur etwas Anstößiges sagen will, um die Sendung zu schmeißen. Ich habe diesen Knopf nie benutzen müssen, wenngleich ich annehme, daß ich es irgendwann werde machen müssen. Manchmal gehe ich nur ganz kurz auf eine Frage ein und sage auf Wiedersehen, bevor der Anrufer damit rechnet, aber ich habe noch nie jemandem direkt das Wort abschneiden müssen.

Die Leute im Rundfunk erzählen mir, daß wir 3000 bis 4000 Anrufe in dieser einen Stunde bekommen. Ich kann in einer Stunde nur 20 bis 25 Anrufe beantworten, so daß also Hunderte von Anrufern enttäuscht werden müssen, was mir leid tut. Aber das zeigt doch, wieviel den Menschen daran liegt, über Sex zu reden, und wie sehr sie Antwort auf ihre Fragen zu diesem Thema erwarten. Die Anrufer sind für die Sendung unerläßlich, denn sie machen sie. Für die Zuhörer besteht der große Reiz darin, daß die Anrufer echt sind und ernsthafte Fragen stellen. Die Anrufer geben der Sendung den Bezug zur Wirklichkeit, die Ausstrahlung und das Prickelnde, diese Stimmen in der Nacht, zunächst nur Namen, die aus dem Dreistaateneck um New York anrufen. »Hallo, ich bin Carol aus New Rochelle. Ihre Sendung gefällt mir, und alle in New Rochelle finden Sie phantastisch.« Quatsch! Es gibt nirgendwo eine Stadt, wo alle irgend etwas mögen, vor allem nicht, wenn es etwas ist, das mit Sex zu tun hat. Aber es ist ein Ritual, anzurufen und die Sendung zu loben und zu der großen unsichtbaren Gemeinde am Sonntagabend zu gehören, die über Sex diskutiert, und sie zu unterstützen. Alle sind sie nett und höflich, und dann kommen die Fragen über den Penis oder die Schwägerin oder die Vagina oder über den besten Freund des Freundes, der anscheinend homosexuell ist. Sie sagen mir, »Alle in Oradell mögen Ihre Sendung«, und ich antworte, »Danke, das hör' ich gerne«.

Man hat mich gefragt, was ich mehr mag, zu sehen, daß meine Idee einer Informationssendung über Sex so gut eingeschlagen hat, oder plötzlich ein Rundfunkstar zu sein, eine Medienpersönlichkeit. Eine gute Frage, die mir gefällt, weil ich sie nicht beantworten kann! Ich kann heute nur sagen, daß ich glücklich bin, die sexuelle Aufklärung gefördert zu haben und soviel Zuspruch zu finden, und es gefällt mir, plötzlich auch im Showbusineß zu sein.

Nachdem ich in der Show von David Letterman und Johnny Carson gewesen bin, wissen die Leute, wie klein ich bin, und das erleichtert es ihnen, mich zu erkennen. Sie sagen sich, diese Stimme und die kleine Frau, das muß die Westheimer sein.

Ich war ja schon immer klein, aber als ich Aufzeichnungen von diesen Shows sah, war ich doch entsetzt. So ein winziges Persönchen, das da hinter dem Vorhang hervorkommt und Johnny Carson oder David Letterman die Hand schüttelt. Die beiden sind großgewachsen, aber neben mir wirken sie noch größer.

Ja, mir gefällt das alles, und ich denke immer, gut, das war's, der Spaß ist jetzt vorbei, jetzt wieder Dr. Westheimer sein, nicht mehr Dr. Ruth. Nachdem die Live-Sendung zwei Monate im Programm gewesen war, rechnete ich fest damit, daß das Interesse langsam abflauen würde. Es gibt schließlich nur so viele Fragen oder Probleme, wie die Anrufer nennen, und auch nur entsprechend viele Antworten. Doch die Sendung wird immer beliebter, weil tatsächlich ein Bedarf besteht. Die Leute hören gerne etwas über die sexuellen Probleme anderer. Sie wollen eine Anlaufstelle, wo sie anrufen und Fragen stellen können, ohne sich gleich einer Klinik oder einem Sexualtherapeuten auszuliefern, ohne den ersten großen Schritt in diese spezielle Welt machen zu müssen.

Ich hoffe, daß diese Art der Wirklichkeitsnähe, sexuelle Schwierigkeiten aus dem wirklichen Leben und echte, aktuelle Informationen, diese Art hilfreicher Unterhaltung Fuß gefaßt hat in den Medien. Und mein Gewissen zwingt mich zu wünschen, daß es bald noch mehr Sendungen wie *Sexually Speaking* geben wird, auch wenn mir das einen kleinen Stich gibt. Ich sage das zwar nicht, aber ich meine es.

Noch ein Wort über meine Rundfunksendung *Sexually Speaking* und über dieses Buch. Keins von beiden gibt vor, alles an sexueller

Information zu bieten, was der Mensch wissen sollte. Aber ich glaube fest, daß beide sehr hilfreich und förderlich für jeden sind. Ich weiß, daß die Sendung auch mich weitergebracht hat. Selbst nach Jahren noch, in denen ich den Menschen in meiner Praxis und in Kliniken zugehört habe. Viele finden die Rundfunksendung unterhaltsam, und sie gibt oft genug Anlaß zu befreiendem Lachen. Ich meine, Aufklärung sollte unterhaltsam sein, und ich freue mich, wenn ich zum Spaß am Leben etwas beitragen kann. Wenn die Leute mir erzählen, daß ihnen mein Akzent gefällt, dann wollen sie damit sagen, daß sie das belustigt und in gute Stimmung versetzt, was eine gute Art ist, sich mit Sex zu beschäftigen. Mein Akzent ist nicht aufgesetzt. Wie Millionen anderer Flüchtlinge und Emigranten spreche ich mehrere Sprachen recht gut, aber alle mit einem Akzent. Aber ich bemühe mich, verständlich zu sein, wenn ich Rat in sexuellen Fragen gebe.

Eins möchte ich besonders betonen: Eine vernünftige Einstellung gegenüber dem eigenen Sexualleben ist eine glückliche, empfindsame und phantasievolle Einstellung, die frei von Zwängen der Umgebung und frei von Angst und Verzweiflung ist. Das will ich fördern. Sie sollen sich mögen, so wie Sie sind und wie Gott Sie gemacht hat. Und denken Sie immer daran, daß Sie – solange Sie leben – ein sexuelles Geschöpf mit sexuellen Gedanken und Empfindungen sind.

In der Vergangenheit haben viele wohlmeinende Menschen versucht, eine bessere Einstellung zum Sex zu finden, indem sie ihn in düsteren Farben gemalt haben. Sex ist nichts Schmutziges, Sex ist keine Sünde. Viele haben beklagt, daß dies dem Sex den ganzen Spaß nimmt. Ich jedenfalls, und ich hoffe, Sie auch, distanziere mich von dieser eintönigen Meinung über den Sex.

Aber meinen Sie nicht, daß ich nie jemandem abrate, unbekümmert auf etwas loszumarschieren. Bei mir gibt es eine ganze Menge »Nein«. Ich bin eine übervorsichtige Mutter, vergessen Sie das nicht!

Ich rate den Leuten, nicht zu trinken, wenn sie noch Auto fahren wollen, und nicht mit jemandem ohne ein Verhütungsmittel ins Bett zu gehen, es sei denn, sie wollen ein Kind und sind darauf vorbereitet. Ich rate davon ab, sich sexuell mit Schwagern oder

Schwägerinnen einzulassen. Ich rate davon ab, den »starken Mann« zu spielen – Sie können auf der nächsten Polizeistation landen oder wünschen, Sie hätten es nicht getan. Sie sollten nichts lustlos oder unter Zwang tun; es ist Ihr Körper und Ihr Leben. Das gilt für ein unerfahrenes Mädchen ebenso wie für den noch unerfahrenen Jungen, und auch für jeden, der irgendeine sexuelle Handlung »nicht mag«. Nicht die eigene Familie oder Religion zu verletzen, wenn es sich irgendwie vermeiden läßt – und das läßt es sich oft.

Meistens aber sage ich den Leuten: »Tut es!« Ob Sie Großvater oder junger Single sind, ob schwul oder verheiratet, lieben Sie so, wie Sie es für richtig finden, aber lernen Sie alles, was Sie über Sex wissen sollten, denn er ist ein Teil Ihres Lebens, eine Kraft, die Sie ins Unglück stürzen, die Sie aber auch auf wunderbare Weise sehr, sehr glücklich machen kann!

2.

Über Sex reden

Welch eine Freude! Wieder eine ganze Stunde, die ich im Rundfunk über Sex reden kann. Dazu bin ich extra von Washington nach New York ins Studio am Rockefeller Plaza mitten in Manhattan gekommen.

Es ist gleich 22 Uhr an einem Sonntagabend, und ich sitze konzentriert am Tisch mit dem Mikrophon vor mir. Auf einer Blende vor mir zehn kleine Lämpchen, die alle leuchten. Anrufer, die darauf warten, mit mir im Studio zu sprechen und mir ihre Probleme zu schildern, jeder eine kleine Geschichte, eine menschliche Geschichte. Welch ein schönes Gefühl, mit lebendigen Menschen und ihren wahren Geschichten zu tun zu haben, und mit Tausenden von Hörern, welche die Geschichten verfolgen, die die Leute mir erzählen, und die Antworten, die ich ihnen gebe.

Da sind die Taxifahrer, die das Radio angestellt haben, Gymnasiasten, die gemeinsam mit irgendwelchen Freunden zuhören, Studenten, die sich irgendwo versammelt haben, Ehepaare und viele andere, die diese Geschichten aus dem Leben und über jene große Kraft der Liebe hören, die uns alle durchströmt. Unsichtbare Zuhörer, die den Stimmen in der Nacht lauschen, die über Trauriges, aber auch Faszinierendes reden, das sie in ihren Bann gezogen hat.

Welch eine Vielfalt sexueller Erlebnisse, die sich mir und allen Hörern offenbart! Welch ein Interesse, über Sex zu reden und zuzuhören, wenn darüber geredet wird, förmlich anheimelnd, an einem Sonntagabend!

Ich möchte Ihnen eine Auswahl dieser Anrufe vorlegen, von

denen jeder einzigartig auf seine Weise ist. Vielleicht ist ein Fall für Ihren Freund von Interesse, vielleicht einer sogar für Sie selbst.

Da sitze ich also vor meinem Mikrophon, bereit, Dr. Ruth zu sein. Aus dem Regieraum hinter der großen, schalldichten Scheibe sagt man mir, ich sähe aus wie eine Gestalt aus *Alice im Wunderland.* Nur noch Kopf. Ich habe nur die Größe eines Kindes. Die Blende am Tisch läßt nur noch meinen Kopf erkennen. Ich habe mich noch nie so sehen können, aber mein Freund Max sagt, daß es so aussähe. Wenn ich anfange, mit all den unsichtbaren Hörern zu sprechen, ist da nur der Kopf einer Frau, »freundlich, bestimmt und angeregt«.

Aber ich sehe das nicht. Ich sehe nur die Leute im Regieraum: David Chin, den Toningenieur, und neben ihm Susan Brown, die Regie führt. Sie hält den hübschen Kopf mit den braunen Haaren gesenkt, wenn sie mit den Anrufern spricht und deren Fragen aufschreibt. Sie dirigiert die Anrufer, damit wir nicht hintereinander mehrere Fragen über Erektionsschwierigkeiten oder über die Wahl des richtigen Verhütungsmittels haben.

In meinem Kopfhörer höre ich die Titelmusik, dann den Ansager: »Und nun *Sexually Speaking.* Diese Sendung ist eine Plattform für die ernsthafte Diskussion über die menschliche Sexualität. Sie behandelt offen sexuelle Verhaltens- und Ausdrucksweisen und ist unter Umständen nicht für alle Hörer geeignet.« Diesen Hinweis wiederhole ich in meiner Sendung mehrere Male.

Dann kommt wieder die Titelmusik, »La Rocha el Fuso«, ein herrliches Stück, das mein Freund, der Vorsänger Fred Herman, ausgesucht hat.

Ich liebe es. Es erinnert an einen sonnigen, warmen, faunischen Frühlingstag. Die Musik endet, und ich beginne:

»Guten Abend. Was für ein herrlicher Frühlingstag! Es ist wirklich schön, an einem Tag über Sex zu reden, an dem die Bäume in voller Blüte stehen. Und wissen Sie was? Eben habe ich Steve O'Brien auf Rollschuhen gesehen. Jetzt weiß ich, daß Frühling ist.

Ich bin Dr. Ruth Westheimer. Willkommen bei *Sexually Speaking* im UKW-Programm. Ich habe ein paar gute Freunde im Studio, die mir zuhören. Und jetzt bitte die erste Frage.«

Ein Lämpchen leuchtet auf. Ich greife zum Hörer.

»Hallo, bitte sprechen Sie, Sie sind auf Sendung.«

»Hi, ich heiße Pete. Ich bin aus Yonkers, gleich bei Ihnen um die Ecke.«

»Ja.«

»Meine Frau heißt Billie. Es geht um folgendes. Ich glaube, sie hat ein Verhältnis.«

»Hmm.«

»Und zwar mit unserer Nachbarin Barbie. Diese Barbie ist lesbisch, das ist bekannt.«

»Jaha.«

»Und sie sind befreundet, aber erst seit kurzem etwas enger, und wenn ich mit meiner Frau schlafe, ist es nicht mehr so wie früher.«

»Ich verstehe. Ich glaube, daß sie ... Ihre Frau reagiert nicht mehr so wie früher?«

»Ja, genau. Das ist es. Wenn ich mit meiner Frau ins Bett gehe, da haben wir so eine kleine Eigenart. Es regt sie an, wenn wir im Bett sind, und ich Geräusche mache wie ›Hmpp-nnnn‹.«

»Ja, gut.«

»Das bringt sie hoch. Ich habe es getan, aber sie reagiert nicht.«

»Gut. Ich rate Ihnen, mit ihr zu reden. Denn wenn Sie sie wirklich verdächtigen, und es nicht nur ein Verdacht ist, sondern sie tatsächlich ihr Verhalten Ihnen gegenüber geändert hat, dann würde ich offen mit ihr reden. Und bevor Sie irgendwelche Entscheidungen über Trennung oder nicht treffen, rate ich Ihnen zu einem Gespräch mit einem Eheberater. Oder sprechen Sie mit jemandem von einer staatlichen Beratungsstelle, legen Sie die Karten auf den Tisch und sehen Sie, was sich machen läßt. Manchmal, und hören Sie jetzt ganz genau zu, Pete, manchmal ist so eine Geschichte wie die hier, nur etwas Vorübergehendes. Falls es so ist, dann können Sie Ihre Ehe retten. Aber manchmal ist es auch nicht so. Ich würde sagen, daß Sie besser dran sind, wenn Sie die Wahrheit wissen. Wissen Sie, manchmal sag' ich den Leuten: ›Vergessen Sie das Ganze und leben Sie Ihr Leben und schauen Sie, was es bringt.‹ Aber wenn Sie so betroffen und besorgt sind, würde ich mit ihr reden.«

»Gut. Und noch etwas, bevor wir fertig sind. Ist so etwas Homosexualität, ist das normal?«

»Sehen Sie, normal ist schwer zu definieren. Ich höre ganz deutlich heraus, daß Sie sehr wütend wären, wenn sie wirklich ein Verhältnis mit einer anderen Frau hätte. Und darüber müssen Sie mit einem Eheberater oder jemandem, der sich da auskennt, reden. Lassen Sie die Sache nicht schleifen. Alles klar? Danke für Ihren Anruf.«

»Gleich morgen mach' ich das. Vielen Dank. Gott segne Sie.«

»Danke. Auf Wiedersehen.«

»Hallo. Ich habe ein Problem. Vor ungefähr zwei Monaten bin ich vergewaltigt worden, und ich hab' es so einigermaßen verkraftet. Ich habe mich wieder gefangen. Aber mein Freund. Er meint, ich dürfte das nicht so gut verkraften und sollte mir das mehr zu Herzen nehmen. Ich würde gern wissen, was ich machen soll.«

»Haben Sie es ihm erzählt?«

»Ich hab' ihm gesagt, daß ich das hinter mich bringen und einfach vergessen müsse.«

»Ja. Eine Frage: Haben Sie es außer Ihrem Freund noch jemandem erzählt?«

»Meine Eltern haben mich zu so einer Art Therapeut gebraucht. Ich bin ein paar Male hingegangen, aber er hat mir nichts gesagt, was ich nicht schon gewußt hätte.«

»Sie sind nicht schwanger geworden?«

»Nein.«

»Schön. Aber Sie haben mit einem Therapeuten darüber gesprochen.«

»Ja.«

»Dann würde ich sagen, lassen Sie einige Zeit vergehen. Vielleicht wird Ihr Freund ... Sagen Sie ihm, daß es Ihnen weh tut, wenn er davon spricht, daß es für Sie ein furchtbares Erlebnis war und daß Ihre Eltern Ihnen geholfen haben. Ihre Eltern haben Sie zu einem Therapeuten gebracht. So würde ich vorgehen, wenn das einmal meiner Tochter passieren sollte. Und sagen Sie Ihrem Freund, daß er sofort aufhört, davon zu sprechen. Denn, es immer wieder aufzurühren, macht es für Sie nicht einfacher. Es ist passiert, und hoffen wir, daß so etwas nie wieder passiert. Aber sagen Sie ihm, daß er aufhört, und sagen Sie ihm, wenn er weiter davon spricht, daß ihn vielleicht etwas quält, und vielleicht ... Wissen Sie, was Sie ihm vorschlagen können? Daß er sich mit dem Therapeuten unterhält, mit dem auch Sie gesprochen haben. Besteht da eine Möglichkeit?«

»Vielleicht.«

»Das würde ich machen. Ich würde ihm sagen: ›Hör mal, da ist etwas, das dich sehr quält. Ich weiß, daß du mich liebst. Ich weiß, daß du dich um mich sorgst. Ich möchte nicht mehr darüber sprechen. Aber ich wäre sehr froh, wenn du mit dem gleichen Therapeuten sprechen würdest, mit dem ich gesprochen habe...‹ Sagen Sie mir, wie es ausgeht?«

»Jaha.«

»Fein. Alles Gute.«

»Vielen Dank.«

»Danke für den Anruf.«

»Hallo, Dr. Ruth. Ich bin aus der Bronx und habe ein Problem. Ich bin sechs Jahre mit einer Frau zusammengewesen – wir sind nicht verheiratet, aber wir leben zusammen. Wir haben beide im Bett gelegen, und ich habe onaniert. Wir waren beide wach. Sie hatte mir den Rücken zugedreht, und ich lag neben ihr und habe onaniert. Sie wurde wütend. Ich hab' dann mehr oder weniger aufgehört zu onanieren, wenn sie zu Hause war. Haben Sie das Gefühl, daß da irgendwas problematisch ist? Hätte sie so wütend werden müssen?«

»Wenn Sie beide zusammen sind, ist dann Ihr sexuelles Verhältnis im allgemeinen gut?«

»In letzter Zeit nicht mehr so.«

»Fühlen Sie sich von ihr sexuell weniger angezogen als das bisher der Fall war?«

»Ich glaube, das muß ich bejahen.«

»Es kann sehr gut sein, daß sie das gespürt hat – sie hat es geahnt. Und als Sie dann onaniert haben, obwohl sie direkt neben Ihnen lag, fühlte sie sich zurückgesetzt. Vielleicht hat sie das schon gespürt, irgendwie geahnt, daß Sie nicht mehr so an ihr interessiert sind, und vielleicht macht sie sich Sorgen, daß Sie sie verlassen. Da Sie schon sechs Jahre zusammenleben, würde ich an Ihrer Stelle mit ihr zu einem Berater gehen. Ob Sie verheiratet sind oder nicht, das ist egal

– Sie haben zusammengelebt. Suchen Sie einen Berater auf, bevor Sie einfach so auseinandergehen. Denn es liegt nicht daran, daß Sie onanieren. Sie muß irgendwie gefühlt haben, daß Ihre Beziehung nicht mehr so fest ist oder daß Sie nicht mehr so viel Interesse haben. Ich würde mit ihr jemanden aufsuchen. Ist das so in Ordnung?«

»Danke.«

»Ich hab' mich gefreut.«

»Ich finde Ihre Sendung toll.«

»Danke für Ihren Anruf.«

»Hallo, Dr. Ruth. Ich heiße Ellie. Ich bin 21 Jahre alt und habe sexuelle Beziehungen seit ich 14 bin. Ich habe nun das Problem, daß ich anfange, sexuelle Beziehungen mehr auf geregelter Grundlage zu haben als bisher. Im Anfang war es ziemlich schwer, aber inzwischen fällt es mir wohl leichter, und das ist, glaube ich, das Problem. Meine Hauptfrage ist, wie lange sollte man am besten warten, bevor man mit jemanden ins Bett geht?«

»Sie meinen, wenn man jemanden neu kennengelernt hat?«

»Wenn man jemanden neu kennengelernt hat. Das Problem ist, ich habe mehrere Leute kennengelernt, die mich interessiert haben. Aber im Moment interessiere ich mich für jemanden, aus dem ich mir wirklich viel mache, und wir treffen uns jetzt schon seit zwei Monaten. Und ich möchte diesmal wirklich nichts versieben.«

»Ich will Ihnen etwas sagen. Aufgrund Ihrer Frage meine ich, Sie sollten noch etwas warten. Bauen Sie die Beziehung erst aus. Beobachten Sie, wie sie sich entwickelt. Prüfen Sie, ob das wirklich die Beziehung ist, die Sie für längere Zeit aufrechterhalten wollen, und warten Sie ein wenig, bis diese Beziehung sich etwas gefestigt hat. Alles klar?«

»Das Problem ist, ich weiß noch, wie schwer es für mich war, den Anfang zu finden, aber jetzt weiß ich nicht mehr, wie man nein sagt.«

»Das können Sie vor einem Spiegel üben. Einfach sagen, ›Ich möchte sehen, wie sich unsere Beziehung entwickelt‹. Und in der Zwischenzeit turteln Sie und küssen Sie sich. Gefällt es Ihnen, wenn er Sie küßt?«

»Oh ja.«

»Wunderbar! Machen Sie das einige Zeit, und dann achten Sie darauf, daß Sie ein Verhütungsmittel nehmen, wenn Sie eine sexuelle Beziehung aufnehmen. Gut so?«

»Ja.«

»Danke für den Anruf.«

»Danke Ihnen.«

Guter Sex gelingt leichter, wenn man Übung hat – und das gilt auch für das Neinsagen!

Ich halte sehr viel vom Üben. Wenn man jemandem etwas Unerfreuliches zu sagen hat, sollte man sein Verslein auswendig lernen und üben – vor dem Spiegel. Sagen Sie es so oft, bis es Ihnen so leicht fällt, wie »Drei Karten für die Spätvorstellung, bitte«.

Das ist vor allem für noch nicht so erfahrene Personen gut. Ein junger Mensch, gleich welchen Geschlechts, der von einem älteren, gleich welchen Geschlechts, angesprochen wird, ist manchmal zu gehemmt, nein zu sagen.

»Hallo, Dr. Ruth. Ich habe zwei Probleme. Das erste, ich bin mit meiner Freundin verlobt und liebe sie sehr. Vor ungefähr drei Monaten wollte ich sie zu Hause besuchen, aber sie war nicht da, und ich habe mit ihrer jüngeren Schwester geschlafen. Hinterher hatte ich ein sehr schlechtes Gewissen und so, aber seither verwendet ihre Schwester das gegen mich und droht mir, damit ich mit ihr zusammen bin.«

»Sie meinen, die jüngere Schwester sagt, wenn Sie die Beziehung nicht fortsetzen, erzählt sie alles Ihrer Verlobten?«

»Ja.«

»Lieber Freund, das ist wirklich ein Problem, ja. Und Sie können mit einer solchen Drohung nicht leben?«

»Was soll ich machen?«

»Sie nehmen die jüngere Schwester zur Seite und sagen ihr: ›Entweder du hörst auf – was geschehen ist, ist geschehen. Ich liebe deine Schwester – oder ich erzähle es ihr.‹ Ich meine, erzählen Sie es ihr nicht, wenn Sie nicht müssen. Aber wenn die jüngere Schwester nicht locker läßt und ... Darf ich Sie etwas fragen? Versucht sie, die Beziehung zwischen Ihnen und ihrer Schwester zu zerstören?«

»Ich glaube nicht.«

»Wie alt ist sie, die jüngere Schwester?«

»Achtzehn.«

»Ich würde wirklich ein ernstes Wörtchen mit ihr reden, ein sehr ernstes. Zeigen sie keinerlei Angst, denn wenn Sie Angst davor erkennen lassen, daß sie es ihrer Schwester erzählt, zeigen Sie so etwas wie Schwäche, und sie wird weitermachen. Hat sie keinen Freund?«

»Doch.«

»Wirklich? Ah ja. Haben Sie ihr je damit gedroht, ihm etwas zu sagen, wenn sie nicht aufhört?«

»Nein, er ist etwas größer als ich.«

»Aber wissen Sie was?«

»Nein, was?«

»Ich würde ihr damit drohen... Auch wenn der Bursche größer ist als Sie, ich würde drohen, es ihm zu erzählen. Erzählen Sie ihm nichts, drohen Sie nur.«

»Gut. Nun das zweite Problem. Es ist eigentlich nichts Ernstes, aber ich bin meiner Verlobten sehr treu und –«

»Bis auf die Schwester, ja?«

»Meine frühere Freundin ruft mich manchmal an, und meine Verlobte wird eifersüchtig, und ich muß mir die Haare von ihr schneiden lassen...«

»Von Ihrer früheren Freundin?«

»Von meiner früheren Freundin.«

»Ich verstehe. Wenn ich Ihre Freundin wäre, hätte ich es auch nicht gern, daß Sie noch zu Ihrer alten Freundin gehen. Ich würde darauf bestehen, daß Sie sich einen anderen Friseur suchen. Ich denke, Sie werden sich einmal ein bißchen umsehen müssen, dann finden Sie schon einen neuen Friseur. Ja?«

»Vielen Dank.«

»Alles Gute für Sie. Auf Wiedersehen.«

Ich hoffe, er hat jemanden gefunden, der ihm die Haare vernünftig schneidet.

»Hallo, Dr. Ruth. Ich habe ein etwas kleineres Problem, um das mich einige vielleicht sogar beneiden. Mein Mann und ich, wir haben ein ausgezeichnetes Sexualleben, und ich erlebe, wenn ich mit ihm zusammen bin, so überwältigende Orgasmen, daß meine Bewegungen derart unkontrolliert werden, daß ich ihn jedesmal rausstoße, egal welche Stellung wir hatten.«

»Hmmm... Sie meinen, wenn Sie die Normalstellung einnehmen, oder auch wenn Sie über ihm sind.«

»Ja. Selbst wenn er von hinten in mich eindringt.«

»Sogar dann. Wenn Sie Ihren Orgasmus haben, hat er dann schon ejakuliert?«

»Das weiß ich nicht. Ich bin völlig benommen. Ich weiß wirklich nicht, ob er schon gekommen ist oder nicht.«

»Gut. Ich möchte noch eins wissen. Können Sie Ihre Bewegungen gelegentlich etwas kontrollieren, sich nicht so heftig bewegen?«

»Nein.«

»Auch dann nicht, wenn er sie ganz fest hält?«

»Auch dann nicht.«

»Gut. Ich meine, da es sexuell bei Ihnen so gut geht, und Sie zum Orgasmus kommen, und wenn Sie schon versucht haben ... haben Sie zum Beispiel schon sämtliche Stellungen aus dem Buch *Joy of Sex* ausprobiert?«

»Wir haben das Buch nicht.«

»Besorgen Sie sich das Buch. Das würde ich als erstes versuchen. Schauen Sie in das Buch, vielleicht gibt es da einige Stellungen, die Sie noch nicht ausprobiert haben. Wenn das nichts hilft, würde ich folgendes machen: ich würde mich in einer Klinik sexuell beraten lassen. Manchmal genügt schon eine einzige Sitzung bei einem Therapeuten – Wenn Sie Adressen haben möchten, schreiben Sie mir kurz. Danke für Ihren Anruf.«

»Danke.«

»Auf Wiedersehen.«

»Hallo, Dr. Ruth. Ich heiße Bob. Ich habe folgendes Problem: Ich will an diesem Wochenende raus, wahrscheinlich zelten mit meinem Freund Richie. Jetzt ist es aber so, er ist verheiratet und bringt seine Freundin mit.«

»Oh, wie schön.«

»Ich muß im gleichen Zelt schlafen. Ich weiß nicht, ob ich irgend etwas sagen soll. Ich möchte da wirklich nicht reingezogen werden.

Wir haben uns schon die Köpfe heiß geredet, ob ich mitgehen soll oder nicht, aber er meint, daß ich aus diesem Grund nicht mitkommen will.«

»Soll ich Ihnen sagen, wie die Dinge wirklich liegen?«

»Ja, bitte.«

»Gehen Sie auf keinen Fall mit. Zunächst einmal, was haben Sie davon, im gleichen Zelt zu schlafen, da draußen in der herrlichen Natur zu sein und mitanzuhören, wie er mit seiner Freundin schläft?«

»Ich glaube nicht, daß er das machen würde, denn sie haben getrennte Schlafsäcke, aber allein der Gedanke...«

»Ich verstehe das. Aber ich würde wirklich nicht mitgehen, denn Sie werden nur als Mäntelchen benutzt. Wissen Sie, was ich meine? Sie werden benutzt, um zu bemänteln, daß er ein Verhältnis hat.«

»Was halten Sie von folgendem: wenn ich noch einen Freund mitnehme, wenn noch ein Mann dabeiwäre, wäre es dann besser? Dann könnten wir in einem zweiten Zelt schlafen. Was sagen Sie zu der Lösung?«

»Das wäre unter Umständen etwas besser, aber ich will Ihnen etwas sagen. Wenn ich an Ihrer Stelle wäre, warum können Sie nicht mit Ihrem anderen Freund zelten gehen und Ihrem besten Freund erklären, daß er erst diese Angelegenheit regeln soll? Sagen Sie ihm ganz offen, daß Sie sich dabei unbehaglich fühlen. Sagen Sie nichts von richtig oder falsch handeln.«

»Vielen Dank.«

»Vielen Dank für Ihren Anruf.«

»Hallo, Dr. Ruth. Ich habe ein Problem mit meiner Freundin. Egal wohin wir gehen, sie fingert überall an mir herum, also nicht Händchen halten oder so.«

»An Ihrem Penis?«

»Gestern Abend waren wir bei einer Sportveranstaltung, da hat sie ihre Hand auf meinen Schenkel gelegt und ist langsam immer höher gerutscht.«

»Während der Veranstaltung?«

»Ja ja.«

»Wissen Sie, was Sie machen?«

»Was?«

»Sie sagen ihr: ›Laß das sein!‹«

»Das hab' ich ihr schon gesagt, und dann sagt sie, ich sei ein Spießer oder so.«

»Machen Sie sich nichts daraus. Sie sagen ihr, daß Dr. Westheimer gesagt hat, obwohl ich über Sexualität ganz offen und unverblümt rede und obwohl Sie sie lieben, sagen Sie ihr, daß ich gesagt habe, daß dies kein passendes Benehmen ist. Denn Sie wollen nicht mit einer Erektion auf dem Sportplatz sitzen. Und Sie wollen sich auch nicht dauernd Gedanken machen, wohin sie als nächstes ihre Hand legt, wenn Sie mit ihr zusammen sind. Wissen Sie, was Sie machen? Sagen Sie ihr, daß Sie das nervös macht, weil Sie nie wissen, wohin sie im nächsten Augenblick faßt... Und dann hab' ich noch eine Idee. Halten Sie ihr beide Hände fest. Verstehen Sie? Wohin Sie auch gehen, halten Sie ihr in den nächsten Wochen die Hände ganz fest.«

»Sie macht es aber auch, wenn ich am Steuer sitze.«

»Wenn Sie Auto fahren?«

»Wenn ich an ein Kassenhäuschen heranfahre, um Brücken- oder Parkgebühr zu bezahlen, dann sieht man das doch.«

»Das ist wirklich ausgesprochen dumm. Sie können einen Unfall haben. Niemand kann mit einer Erektion vernünftig fahren. Was will sie eigentlich damit beweisen? Daß Sie eine Erektion auf dem Sportplatz und im Auto und am Kassenhäuschen bekommen können?«

»Es ist so, wir wohnen beide noch bei unseren Eltern.«

»Und es gibt keinen Ort, wo Sie zusammensein können?«

»Doch.«

»Gut. Sie haben einen Wagen. Prima. Ich schlage Ihnen folgendes vor: Sie treffen mit ihr eine Vereinbarung, daß Sie jede Woche, wenn Sie ausgehen, entweder vor oder nach der Veranstaltung irgendwohin fahren, wo Sie einige Zeit ungestört sind.«

»Die Sache ist nur, daß mir das schon irgendwie gefällt.«

»Das verstehe ich, und das ist auch in Ordnung. Daß es Ihnen gefällt, geht in Ordnung, aber trotzdem sollten Sie es an einem geeigneteren Ort tun. Sie wollen doch wohl nicht als Exhibitionist bei der Polizei landen, wo ich Sie dann raushauen muß, oder?«

»Das ist sehr lieb von Ihnen.«

»Also, danke für den Anruf. Ich hoffe, daß auch Ihre Freundin zugehört hat. Auf Wiedersehen.«

»Hallo, Dr. Westheimer ... ich habe folgendes Problem. Ich bin groß und kräftig, ziemlich männlich, wie Sie wahrscheinlich sagen würden, und habe nicht die geringsten Schwierigkeiten mit den Hühnchen.«

»Hühnchen sind Frauen?«

»Ja, mit den Mädchen. Sie fliegen auf mich.«

»Ich wollte nur wissen, ob die Hühnchen die aus dem Wienerwald sind oder Frauen.«

»Haha. Alle gut aussehenden Mädchen fliegen auf mich, aber die Schwierigkeit ist, daß ich einfach nicht ... ich hab' Schwierigkeiten, ein normales Verhältnis mit ihnen zu bekommen, sobald ein bißchen mehr dahintersteckt. Ich war schon bei einem Psychiater, aber da hat's mich noch mehr erwischt als bei allen Mädchen vorher.«

»Ist der Psychiater ein Mann?«

»Nein, eine Frau, eine ältere Frau.«

»Eine ältere Frau. Gut. Das Problem ist also, daß Sie ... Wie alt sind Sie?«

»Zwanzig.«

»Zwanzig. Haben Sie jemals sexuell eine Beziehung mit einer Frau gehabt?«

»Nein, noch nie.«

»Also, ganz ruhig. Sie sind erst zwanzig. Und Sie werden sexuell angeregt, wenn Sie an Ihre Psychiaterin denken?«

»Ja, ich bin bei ihr in den Sitzungen und kann mich nicht mehr beherrschen.«

»Haben Sie mit Ihrer Psychiaterin darüber gesprochen?«

»Das kann ich nicht. Ich habe zu viele Hemmungen.«

»Zu viele Hemmungen. Sieht sie, daß Sie eine Erektion haben, oder können Sie das verbergen?«

»Ich versuche, es zu verbergen.«

»Ja, ich meine, Sie sollten das mit der Psychiaterin besprechen. Wissen Sie, was ich machen würde? Ihr schreiben, denn dann sind Sie nicht so gehemmt. Setzen Sie sich hin und schreiben Sie ihr, daß

Sie ihr etwas mitteilen möchten, über das zu sprechen Ihnen schwerfällt. Und dann schreiben Sie es.«

»Kann ich denn dann noch zu ihr hingehen?«

»Aber selbstverständlich, warum denn nicht?«

»Ich meine, wenn sie weiß, wie sie auf mich wirkt, kann sie dann noch mit mir sprechen?«

»Aber natürlich kann sie das noch. Vielleicht ist sie sogar geschmeichelt, daß ein 20jähriger, großgewachsener, gutaussehender junger Mann sie anziehend findet.«

»Gut. Aber was mache ich, wenn sie nichts mit sich anfangen läßt?«

»Sie wird selbstverständlich nichts mit sich anfangen lassen! Sie schreiben ihr lediglich einen Brief, damit Sie dann mit ihr darüber sprechen können. Sie wird sich auf nichts mit Ihnen einlassen. Kein Therapeut – kein Sexualtherapeut, kein Berater und kein Psychiater – hat auch nur das geringste sexuell mit seinen Klienten zu tun. Nie, unter keinen Umständen. Was Sie sich einbilden, ist eine andere Sache. Aber schreiben Sie ihr, und lassen Sie mich wissen, wie es weitergeht. Einverstanden?«

»Vielen Dank, Dr. Ruth Westheimer.«

»Bitte, bitte. Alles Gute für sie.«

»Danke.«

»Hallo, Dr. Ruth. Ich habe ein Problem. Ich bin etwa 25. Ich bin über ein Jahr mit jemandem zusammengewesen, und dann sind wir auseinandergegangen, aber ich glaube, ich habe ihr viel Unrecht getan. Ich habe sie getäuscht. Ich habe sie nie wirklich geliebt. Aber sie liebte mich. Gegen Ende der Beziehung hatten wir keinen Geschlechtsverkehr miteinander, wir haben uns nur noch körperlich gegenseitig befriedigt. Da ich tiefreligiös bin, glaube ich, daß mich das bei zukünftigen Beziehungen beeinflußt. Verstehen Sie, was ich meine?«

»Ja. Beeinflußt Sie bei Ihren zukünftigen Beziehungen, daß Sie sie getäuscht haben? Oder daß Sie sich gegenseitig befriedigt haben?«

»Daß wir uns gegenseitig befriedigt haben. Ich lege sehr viel Wert darauf, ein unberührtes Mädchen zu heiraten, und obwohl ich selbst noch unberührt bin, komme ich mir doch nicht hundertprozentig so vor.«

»Das verstehe ich sehr gut. Welcher Religion gehören Sie an?«

»Ich bin Jude.«

»Gut. Wenn ich Sie wäre, würde ich folgendes machen, und ich verstehe sehr gut, was Sie sagen wollen, ich verstehe beide Punkte, das mit dem Täuschen und das mit dem sexuellen Befriedigen, ich rate Ihnen, mit einem Rabbi zu sprechen. Einem Rabbi, zu dem Sie Vertrauen haben.«

»Eine Frage. Es wird mir sehr schwerfallen – das hat es schon immer getan –, diesem Mädchen oder Freundinnen von ihr gegenüberzutreten.«

»Ja, was ich an Ihrer Stelle machen würde, wäre, eine orthodoxe jüdische Gruppe zu finden, die keine Verbindung zu dieser Vergangenheit hat, so daß Sie ganz neu anfangen können. Aber lassen Sie mich noch etwas sagen. Das nächste Mädchen, das Sie finden und mit dem Sie ausgehen, sprechen Sie nicht mit ihr darüber. Das ist etwas ...«

»Ich glaube, was ich tun sollte, ist, ich sollte mich nicht unter Wert verkaufen, aber erst, wenn die Beziehung wirklich fest ist.«

»Das ist gut. Das hört sich ausgezeichnet an und sehr reif. Was ich Ihnen zu sagen habe, ist zunächst einmal, daß ich hoffe, daß diese junge Dame ihren Mund hält.«

»Ich glaube, sie ist reif genug, daß sie das tut.«

»Fein. Dann würde ich sagen, sehen Sie zu, daß Sie es hinter sich bringen. Vorbei ist vorbei. Sie haben nichts davon, sich schlecht zu machen, aber bewahren Sie sich Ihre Unberührtheit bis zu dem Tag, an dem Sie heiraten.«

»Ganz bestimmt.«

»Gut so?«

»Vielen Dank, Dr. Ruth.«

»Viel Glück, und auf Wiedersehen.«

Es ist eine Tatsache, daß es viele, viele junge Leute dieser Art gibt, mit ähnlichen moralischen und religiösen Empfindungen. Es wird nur nicht so viel darüber gesprochen.

»Hei, Dr. Ruth. Ich höre Ihre Sendung das erste Mal und bin wirklich begeistert. Ich lerne viel dazu.«

»Das freut mich.«

»Ich hoffe, Sie können mir helfen. Ich treffe mich gegenwärtig mit einem Mann, der sich hat bezahlen lassen, und teilweise macht er das noch immer. Ich mag den Gedanken nicht, daß er mit anderen Frauen zusammen war.«

»Meinen Sie, daß er mit anderen Frauen zusammen war oder sich hat bezahlen lassen?«

»Er hat sich von anderen Frauen bezahlen lassen.«

»Gut. Und das macht er noch immer...«

»Er meint, daß das unsere Beziehung nicht berührt.«

»Macht er es im Moment auch?«

»Ja.«

»Und er will es auch weiterhin tun, während er gleichzeitig eine Beziehung zu Ihnen unterhält?«

»Ja.«

»Hmmm, das ist wirklich schwierig.«

»Ich weiß ehrlich gesagt nicht, was ich tun soll.«

»Ich sag' es Ihnen. Wenn Sie mir erklären würden, daß es Ihnen nichts ausmacht, würde ich sagen, ›Viel Spaß, ich hoffe, Sie nehmen ein Verhütungsmittel‹. Aber da es Ihnen etwas ausmacht, was ich deutlich höre, sollten Sie ihm, wie ich meine, sagen: ›Hör zu, Liebling, entweder schläft du mit anderen Frauen für Geld, oder du schläfst mit mir ohne Geld, aus Liebe.‹ Ich meine, Sie sollten so nicht weitermachen. Warum macht er es überhaupt? Braucht er das Geld?«

»Gelegentlich.«

»Hat er eine Stelle?«

»Ja.«

»Und er verdient genug?«

»Er kann seine Miete und seinen Lebensunterhalt bezahlen, ich nehme daher an, daß es reicht.«

»Ich glaube, Sie müssen mit diesem Mann ein sehr ernstes Gespräch führen. Was früher geschehen ist, ist geschehen. Das ist etwas anderes. Aber daß Sie das jetzt mitmachen müssen, erscheint mir nicht richtig.«

»Ich glaube, ich möchte die Beziehung deswegen trotzdem nicht beenden.«

»Aber dann müssen Sie einen Standpunkt beziehen. Vielleicht ist er bereit, auf den Sex für Geld zu verzichten, wenn er merkt, daß es Sie wirklich belastet und Sie es wirklich nicht mögen. Werden Sie versuchen, mit ihm zu reden?«

»Sicher.«

»Sehr gut. Auf Wiedersehen.«

»Hallo, Dr. Ruth. Ich heiße Janie. Ich habe ein Problem mit meinem Mann. Ich bin seit etwa einem Jahr verheiratet und vor kurzem schwanger geworden. Er ist sehr aufgebracht, weil er nicht wollte, daß ich schwanger werde, und das regt mich sehr auf. Wir hatten vor der Ehe ein sehr gutes sexuelles Verhältnis, und in dem Moment, wo wir heirateten, schien es sich in Nichts aufzulösen, und er beschuldigt mich, Verhältnisse mit anderen Männern zu haben.«

»Sie haben kein Verhältnis?«

»Nein, natürlich nicht. Da ist ein Mann, mit dem ich zusammen arbeite, für den ich mich sehr interessiere, und er ist auch sehr nett als Freund, aber meinen Sie, ich sollte meinen Mann einfach verlassen? Ich meine, dieser Mann ist bereit, mich zu heiraten. Mein Mann denkt offensichtlich, ich sollte eine Abtreibung machen lassen, und ich glaube, das ist nicht richtig. Ich hätte das Kind gerne.«

»Also, Janie, folgendes. Das ist nichts, wo ich Ihnen so schnell am Telefon einen Rat geben kann. Dazu ist es viel zu ernst. Bevor Sie irgendeine Entscheidung treffen hinsichtlich der Abtreibung, oder ob Sie Ihren Mann verlassen wollen, oder hinsichtlich des anderen Mannes, müssen Sie sich unbedingt vorher beraten lassen. Unbedingt. Das ist eine sehr, sehr ernste Entscheidung. Und ich würde mir nie im Leben zutrauen, Ihnen einfach so am Telefon einen Rat zu geben, ohne daß ich Sie kenne, die Umstände, Ihren Mann ...«

»Ich würde gern noch etwas fragen. Ich habe nie wirklich einen ... es kommt mir komisch vor, es zu sagen.«

»Einen Orgasmus gehabt?«

»Ja, einen Orgasmus. Ich begreife nicht, warum das passiert ist. War ich ängstlich oder ...?«

»Das kann viele Gründe haben. Was ich Ihnen jetzt erst einmal empfehle ist, daß Sie gleich morgen zu einem Berater gehen. Das ist das wichtigste zur ersten Frage. Und zur zweiten Frage – das passiert 30 Prozent aller amerikanischen Frauen, machen Sie sich also deswegen keine Sorgen.«

»Ich dachte, das wäre etwas Besonderes.«

»Nein, das ist es nicht. Und das Buch, das ich in solchen Fällen meistens empfehle, ist *For Yourself* von Lonnie Barbach. Es zeigt den Frauen, wie sie sich zunächst selbst zu einem Orgasmus verhelfen und die Fähigkeit zum Orgasmus dann übertragen, damit sie ihn gemeinsam mit dem Partner erleben.«

»Ja. Denn ich habe das Gefühl, daß er mehr vom Sex hat als ich.«

»Sie müssen unbedingt lernen, einen Orgasmus zu bekommen. Das ist gar keine Frage. Aber Sie können es zunächst selbst lernen und dann Ihrem Partner beibringen, wie er Ihnen zu einem Orgasmus verhilft. Aber was die andere Frage angeht, da müssen Sie unbedingt entweder Ihren Pfarrer aufsuchen ... Gehören Sie einer Kirche an?«

»Ja.«

»Machen Sie gleich morgen einen Termin mit einem Berater Ihrer Kirche aus.«

»Das mache ich. Ich höre Ihre Sendungen regelmäßig, und ich vertraue auf Ihr Wort, und ich glaube, daß Sie wirklich aufrichtig sind.«

»Vielen Dank für Ihren Anruf.«

»Vielen Dank.«

»Hallo, Dr. Ruth. Ich habe folgendes Problem mit meinem jetzigen Freund. Er hat offenbar jedesmal, wenn wir zusammen schlafen, die Vorstellung, daß ich mich zurückhalte, daß ich mich ihm nicht wirklich öffne. Ich sage ihm immer wieder, daß es nicht daran liegt, daß er irgend etwas nicht macht. Ich spüre, daß ich es bin, und das schafft Probleme zwischen uns.«

»Meint er Zurückhalten bei der sexuellen Lust oder beim Reden mit ihm oder das Zurückhalten, weil Sie keinen Orgasmus bekommen?«

»Nein, es ist einfach, als würde ich mich ihm nicht ganz hingeben.«

»Wissen Sie genau, was er meint? Meint er, daß Sie nach anderen Männern sich sehnen?«

»Nein.«

»Ist er eifersüchtig?«

»Nein, er ist nicht eifersüchtig oder so was. Das war auch schon bei meinem alten Freund so – sie beschuldigen mich alle, daß ich mich bei ihnen zurückhalte.«

»Aber ich glaube, daß der jetzige Freund – vergessen Sie die früheren – der jetzige, fragen Sie ihn ganz genau, was er meint. Lächeln Sie nicht, wenn Sie ihn sehen? Sind Sie nicht außer sich vor Freude, wenn Sie sich treffen? Rufen Sie ihn nicht oft genug an? Kaufen Sie ihm zum Geburtstag kein Geschenk? Fragen Sie ihn genau, was er meint.«

»Was er meint ist, daß wenn wir im Bett sind.«

»Er meint, daß Sie, wenn Sie im Bett sind, nicht liebevoll genug, nicht zugänglich genug sind?«

»Genau. Es sieht so aus, als würde ich mich ihm nicht öffnen. Es sieht so aus, als würde ich alles zurückhalten.«

»Gut. Warum bitten Sie ihn nicht, im konkreten Fall genauer zu sein? Fragen Sie ihn, ob er möchte, daß Sie sich stärker bewegen. Ob er möchte, daß Sie sich wie diese Filmstars bewegen, die er im Kino sieht? Sie müssen ihn konkret fragen. Wenn Sie einfach nur von ›Zurückhalten‹ sprechen, sagt uns das nicht genug über das, was er meint. Fragen Sie ihn, und rufen Sie mich wieder an, ja?«

»Gut.«

»Danke für den Anruf.«

»Danke.«

Einen Tag darauf ging ich aus meinem Büro und fuhr mit einem Taxi zum Studio. Der Fahrer erkannte meine Stimme. Ein netter Mann – Irving. (Nur Vornamen!) Er arbeitete halbtags als Bühnenarbeiter in einem anderen Funkhaus. »Sind diese Anrufe eigentlich wirklich echt?« wollte er wissen.

Ja, Irving, das sind sie. Bei der Therapie kann ich den Leuten sagen, etwas zu üben, aber *Sexually Speaking* proben wir nie. Es sind echte Anrufe von wirklichen Menschen.

3.

Keine Probleme beim Sex

»Bitte sprechen Sie. Sie sind auf Sendung.«

»Guten Abend, Dr. Ruth. Ich möchte mich gut mit Ihnen stellen und Ihnen daher sagen, daß ich Verhütungsmittel benutze, und ich halte das für gut.«

»Ich freue mich, wenn jemand das sagt. Wenn es sich im Land herumspricht, daß diejenigen, die sich sexuell betätigten, Verhütungsmittel nehmen, dann war die ganze Arbeit nicht umsonst. Und da Sie jetzt schon gut mit mir stehen, Ihre Frage bitte.«

»Es ist ein schwieriges Problem. Ich bin verheiratet. Am letzten Wochenende war ich mit meiner Frau im Haus meiner Schwägerin beim Essen. Ich stelle immer häufiger fest, daß meine Schwägerin mich sexuell anregt. Das Peinlich ist nun, daß ich, wenn ich beim Essen eine Erektion bekomme, immer mindestens eine Viertelstunde länger am Tisch sitzen bleiben muß als die anderen Gäste. Sie fragen mich dann, warum ich sitzen bleibe. Und ich fange dann noch einmal an, ganz langsam etwas zu essen.«

»Passen Sie zunächst einmal auf, daß Sie nicht zu dick werden, wenn Sie immer am Tisch bleiben.«

»Ist gut.«

»Aber zum anderen. Solange Sie unter dem Tisch eine Erektion bekommen und niemand es merkt, ist das nicht tragisch. Aber fördern Sie es nicht, denn das ergibt nichts Gutes.«

»Sie ist sehr sexy, müssen Sie wissen.«

»Das ergibt nichts Gutes. Sagen Sie Ihrer Schwägerin daher, daß Sie Ihre Frau lieben.«

»Nein, ich glaube nicht, daß sie mich herausfordern will, aber wie sie sich kleidet – tief ausgeschnittene Blusen.«

»Nun, das können Sie nicht ändern. Aber Sie können etwas anderes tun. Sie können sich sagen, ›Nun mal langsam, Junge!‹ denn Ihr Gehirn hat eine gewisse Macht über Ihren Penis.«

»Das habe ich schon versucht, aber die hat es offenbar nicht.«

»Versuchen Sie es wieder, aber erzählen Sie auf keinen Fall jemandem etwas davon. Das ist das wichtigste.«

»Könnte ich an etwas anderes denken?«

»Sie können an irgendwelchen Ärger denken, den Sie mit Ihrem Chef haben, an Geldprobleme, an irgend etwas. Aber ich sage Ihnen eins: wenn Sie das Ganze etwas weniger wichtig nehmen, wäre das besser, als sich zu zwingen, an etwas anderes zu denken. Alles klar? Versuchen Sie es.«

»Gut, ich werd's noch mal probieren und sage Ihnen, was draus geworden ist.«

»Und vielen Dank auch, daß Sie Verhütungsmittel nehmen. Auf Wiedersehen.«

»Einen schönen Abend noch. Auf Wiedersehen.«

Verlegenheit bei etwas so Natürlichem wie einer Erektion, die von selbst kommt, ungeachtet dessen, ob es sich schickt oder wo man sich gerade befindet, ist ebenso natürlich wie die Erektion selbst.

Die Männer lernen Tricks, um einer Erektion zur unpassenden Zeit zu begegnen. Der eine stellt sich vor, daß ihm ein Kübel Eiswasser über den Penis geschüttet wird, der andere denkt an etwas, das ihn augenblicklich ernüchtert, wie er weiß – etwa mit dem Wagen auf eine Eisplatte zu kommen. Oder er stellt sich vor, einen Augenblick nackt zu sein.

Die Erektion selbst sollte beruhigend wirken. Sie läßt erkennen, daß Sie sexuell gesund sind – mehr nicht.

Eine schlechte Angewohnheit ist es, bei einer Erektion zu glauben, sie weise den Weg, den man gehen muß, oder man platzt oder hat sexuell irgendwelche Nachteile zu befürchten. Wenn die falsche Frau eine Erektion bei Ihnen hervorruft, geben Sie sich nicht die Schuld daran. Und ruinieren Sie Ihr Leben nicht, indem Sie ihr folgen.

Wir Sexualtherapeuten und Sexualerzieher müssen die Menschen hin zu besseren sexuellen Verhaltensweisen führen. Nicht, daß wir den gesunden Sex erfunden oder ein Patent darauf hätten, doch das ist unser Beruf!

Der Besuch bei einem Sexualtherapeuten

Sehr oft rate ich Leuten, die während meiner Sendung anrufen, einen Arzt aufzusuchen – einen Gynäkologen, einen Urologen, einen Internisten. Oder ich empfehle ihnen, zu einem Sexualtherapeuten zu gehen. Die Hörer dieser Sendung haben alle schon einmal von einem Sexualtherapeuten gehört, aber viele wissen nicht, was sie tatsächlich erwartet, wenn sie einen Sexualtherapeuten aufsuchen.

Wenn Sie zu jemandem gehen, der von einer Klinik empfohlen worden ist, ist der Betreffende ein verantwortungsvoller Fachmann. Sie brauchen nicht zu befürchten, an irgendeinen »Pfuscher« zu kommen. Und Sie müssen auch nicht über alle Maßen blechen. Sie können einmal hingehen und sich ein Bild machen und über die Gebühren und die Art der Behandlung sprechen, mit der Sie rechnen können. Oft beseitigt schon ein einziger Besuch ihre Probleme.

Die Sexualtherapie ist häufig eine sehr kurze Behandlung. Das liegt daran, daß der Sexualtherapeut oft nicht mit tiefliegenden psychischen Problemen zu tun hat, sondern ausschließlich mit sexuellen Schwierigkeiten. Manchmal kommen Leute zur Behandlung zu mir und bekommen eine sehr viel entkrampftere Einstellung zum Leben, bevor sie dann zum Psychotherapeuten gehen. Manchmal ist es umgekehrt. Manchmal kann offenbar nur eine Sexualtherapie helfen.

Ein Sexualtherapeut kann nichts Unmögliches vollbringen, aber im Bereich des Möglichen kann er sehr viel tun.

Hier ein Beispiel für etwas, das unmöglich ist: Ein Mann möchte eine Frau heiraten, die 30 Jahre jünger als er ist. Er meint, durch einen Besuch bei mir könne er seine Jugend zurückgewinnen, noch einmal der Draufgänger werden, der er vor 30 Jahren war. Da kann ich ihm nicht helfen. Aber ich kann ihm ein Bild des möglichen Sexuallebens mit einer so jungen Frau vermitteln, vorausgesetzt sie nimmt gewisse Einschränkungen in Kauf – daß er sie beispielsweise durchaus sexuell befriedigt, ohne jedesmal eine Erektion zu haben oder selbst einen Erguß zu erleben. Oder ich kann ihm den vernünftigen Gedanken nahebringen, auf die Ehe mit dieser Frau zu verzichten, wenn es sie nicht zufriedenstellt. Das heißt, ich kann ihm in einigen Fällen diesen vernünftigen Gedanken unterbreiten. Nicht alle älteren Männer sind so einsichtig!

Doch sprechen wir von gesundem Sexualverhalten.

Die Menschen erzählen mir oft, daß sie von etwas beunruhigt werden, das, wie ich weiß, ein natürlicher sexueller Trieb ist, ein Trieb, den sie als das ansehen sollten, was er ist – das natürliche Zeichen dafür, daß sie leben.

Sexuelles Verlangen zu verspüren, ist ein Zeichen dafür, daß der Betreffende bei guter Gesundheit ist, körperlich und emotional. Die Erektion bei einem Mann oder die vaginale Lubrikation bei einer Frau ist nicht mehr und nicht weniger als eine gesunde Reaktion auf sexuelle Reize und sollte ebenso natürlich aufgenommen werden wie der Appetit aufs Essen, als ein Zeichen für gute Gesundheit. Und wenn Ihnen beim Anblick und dem Duft eines nicht ganz durchgebratenen Steaks oder eines Käsekuchens das Wasser im Mund zusammenläuft, brauchen Sie Ihren Heißhunger ja nicht sofort zu stillen. Vor allem dann nicht, wenn der Kuchen einem anderen gehört!

Erektionen ohne Grund

Ein gesunder Mann, insbesondere wenn er noch jung ist, kann eine Erektion bekommen, für die jeder Anlaß fehlt.

Das männliche Glied braucht keinen »Grund«. Druck auf den Penis kann bewirken, daß er steif wird, aber ein gesunder Mann braucht das nicht in jedem Fall. Einer meiner Klienten, der Mitte 40 war, bekam Schwierigkeiten mit der Erektion. Wenn er Sex mit seiner Frau hatte, bekam er anfangs eine Erektion, die jedoch nicht lange anhielt. Das beunruhigte ihn natürlich.

Während dieser Zeit hatte er andere, scheinbar widersprechende Probleme. Es passierte ihm häufig, daß er völlig unvermittelt tagsüber Erektionen bekam, ohne daß ein sexueller Anreiz vorlag, etwa beim Autofahren, beim Einkaufen im Supermarkt oder beim Telefonieren.

Er begann zu glauben, »krank«, möglicherweise in irgendeiner Form »pervers« zu sein. Diese Sorge verschärfte die Spannung im Verhältnis zu seiner Frau.

Ich erklärte ihm, daß diese willkürlichen Erektionen nicht anomal seien, sondern das Zeichen für einen starken Sexualtrieb. Zuerst glaubte er mir nicht. Aber schließlich glaubte er mir doch, und die grundlosen Erektionen ermutigten ihn am Ende, wie es bei jedem Mann sein sollte. Und die Gewißheit, daß er sexuell tatsächlich stark war, half ihm bei der Lösung seiner Erektionssorgen, die ihn geplagt hatten, als er mit seiner Frau zusammen war.

Sexualität ist etwas fürs Leben

Wir müssen begreifen, wenn wir selbst gesunde sexuelle Empfindungen haben und sie an unsere Kinder weitergeben wollen, daß die Sexualität Bestandteil unseres Lebens ist. Das Handeln aufgrund sexueller Anreize muß sich selbstverständlich in vernünftigen Grenzen halten.

Der Mensch kommt mit sexuellen Empfindungen auf die Welt. Buben haben bei der Geburt oft eine Erektion, und Mädchen können mit vaginaler Lubrikation und sogar einem erigierten Kitzler geboren werden. Der Sexualtrieb besteht in der Kindheit, der Adoleszenz, das ganze Erwachsenenalter hindurch bis in die sechziger und siebziger Jahre und darüber hinaus. Der Sexualtrieb kann mit zunehmendem Alter nachlassen, erlischt aber nie ganz.

Erektion und Altern

Das sexuelle Verlangen unterliegt je nach Alter natürlich gewissen Veränderungen. Die häufigste Veränderung beim Mann ist der Verlust der psychisch bedingten Erektion, einer Erektion, die ohne direkte körperliche Reizung wie etwa das Reiben entsteht. Der bloße Anblick einer Frau kann bei einem jüngeren Mann genügen, eine Erektion auszulösen. Das gleiche gilt für sexuelle Szenen, die sich der junge Mann vorstellt. Mit zunehmendem Alter geht diese Fähigkeit allerdings häufig verloren. Ein älterer Mann braucht vielleicht körperlichen Kontakt mit seinem Penis, um eine Erektion zu bekommen.

»Dr. Ruth, ich geniere mich, meine Frau zu bitten, das zu tun.«

»Dr. Ruth, mein Mann möchte, daß ich seinen Penis berühre, damit er hart wird. Früher habe ich das nie machen müssen, ich kann mich nicht daran gewöhnen. Ich glaube, er liebt mich nicht mehr.«

Diese Art Scham oder Scheu zwischen älteren Eheleuten existiert wirklich. Und wenn sie wüßten, daß das, was sich da ereignet, ganz natürlich und normal ist, wäre sehr viel Unglück zu vermeiden.

Man sollte meinen, daß ein älteres Ehepaar sich gut genug versteht, um sich gegenseitig den einen oder anderen kleinen Gefallen zu tun: Du berührst mich, und ich bringe ihn für dich hoch. Etwas Humor und Verspieltheit würden hier helfen. »Berühren« kann im übrigen sehr viele Formen annehmen; ein liebevolles Paar kann selbst die Möglichkeiten finden, den Penis – sozusagen das gemeinsame Eigentum – zu drücken und zu bewegen, damit er sich schön aufrecht präsentiert.

Aber Scham kommt auf. Der ältere Mann fürchtet, impotent zu sein, und hat Angst, diese Furcht zu zeigen. Die Frau denkt, ihr Prinz habe sich in ein widerliches altes Ferkel mit den verqueren Wünschen eines alten Mannes verwandelt. Das sind schädliche sexuelle Verhaltensweisen, die seelischen Schmerz hervorrufen, eine Beziehung vergiften – und die Ursache ist nur Unwissenheit.

So manche ältere Liebe kann mit etwas liebevoller Zusammenarbeit einiges ausrichten. Und wissen Sie was? Er kann seinen Penis oft länger steif halten als in jungen Jahren und den Geschlechtsverkehr damit erheblich verlängern.

Märchen über das Onanieren

Es gibt eine ganze Reihe langlebiger Legenden, die ein gesundes sexuelles Verhalten erschweren. Zu den verbreitetsten gehören die Märchen über das Onanieren. Sie hören sich unter Umständen lustig an, haben aber schon viel Schaden angerichtet.

Man hört diese Lügenmärchen über das Masturbieren heute nicht mehr so oft, aber hin und wieder schon noch – und wenn auch nur als Witze. Wenn ein Junge onaniert, wird er blind, er bekommt Pickel, ihm wachsen Haare auf den Handflächen und er wird zeugungsunfähig. Der Penis fällt ihm ab. Er wird schwachsinnig. Glücklicherweise werden die Jungen heutzutage nicht mehr so oft das Opfer dieser Ängste, aber eine sehr abträgliche und verbreitete Legende hat sich gehalten: Onanieren ist schmachvoll, denn ein Junge sollte Sex mit einem Mädchen haben. Sie hat sehr zum Anstieg der Geschlechtskrankheiten unter Teenagern und der unerwünschten Schwangerschaften beigetragen.

Bis ein Junge in der Lage ist, ein verantwortungsbewußtes Sexualleben mit einem Partner einzugehen, hält er sich besser an das Onanieren. Und auch wenn er es für sich tut, sollte er nicht dazu gebracht werden, sich dieses natürlichen Verhaltens zu schämen. Sein privater Bereich sollte geachtet werden.

Das gleiche gilt für Mädchen. Für beide Geschlechter ist Onanieren nicht nur gesund, sondern auch wichtiger Bestandteil des Lernprozesses über den Sex.

»Hallo, Dr. Ruth. Ich rufe wegen meiner Tochter an. Sie ist drei Jahre alt. Ich frage mich, ob ich Grund zur Beunruhigung haben muß. Wenn sie ins Bett geht, nimmt sie die Bettdecke zwischen die Beine und reitet wie wild darauf herum. Es sieht wirklich so aus, als würde sie sich selbst befriedigen.«

»Ja. Ich möchte Ihnen etwas erzählen. Das tun Dreijährige sehr oft. Und es ist tatsächlich so, daß sie einen richtigen Orgasmus bekommt. Es ist ein echter Orgasmus, denn Kinder sind sexuelle Lebewesen, und sie hat endlich herausgefunden, wie sie sich reizen und sich Lust verschaffen kann. Aber doch die Frage: Reitet sie lange auf der Decke herum, oder kurze Zeit, und schläft sie dann ein?«

»Ich habe nie auf die Uhr gesehen. Ich lege sie ins Bett, und dann schläft sie ein.«

»Ich würde gar nichts machen. Ich würde es übergehen. Ich würde ihr die Bettdecke lassen. Ich würde so tun, als sähe ich es gar nicht. Ich würde nicht bei ihr bleiben und sagen, ›Oh, prima! Du hast einen Orgasmus!‹«

»Ich versuche schon die ganze Zeit, es zu übergehen. Am Anfang habe ich versucht, ihr eine Puppe zu geben, habe versucht, ihre Aufmerksamkeit auf etwas anderes zu lenken, aber es scheint so, als wäre sie ganz versessen drauf.«

»Lassen Sie sich raten. Versuchen Sie das nicht. Denn wissen Sie, was nach einiger Zeit passiert...?«

»Ist es natürlich oder nicht?«

»Ja, es ist natürlich. Hundertprozentig, und es gehört zum Heranwachsen. Es gehört dazu, ein sexuelles Wesen zu werden, und dieser Mädchentyp hat später häufig keinerlei Probleme mit dem Orgasmus. Sehen Sie, wenn Sie es übergehen, ist es völlig normal. Und nach einer Weile wird sie wahrscheinlich an anderen Dingen Gefallen finden und kein Interesse mehr daran haben, es noch zu tun. Aber wenn Sie dem so viel Beachtung schenken, wenn Sie versuchen, ihr eine Puppe zu geben, um...«

»Ich hatte Angst, ein Problem daraus zu machen. Aber ich hatte gedacht, ich könnte unbemerkt ihre Aufmerksamkeit auf etwas anderes lenken. Außerdem macht sie es manchmal sehr lange – es können 20 Minuten werden. Ist das zu lange?«

»Es ist nicht zu lang. Als ich Sie gefragt habe, wie lange, dachte ich, falls sie Schwierigkeiten hat einzuschlafen – wenn es stundenlang geht –, daß sie vielleicht unter Alpträumen leidet. Aber wenn es nur 20 Minuten sind, dann seien Sie unbesorgt. Haben Sie vielen Dank für Ihren Anruf.«

»Vielen Dank.«

»Bitte sehr. Auf Wiedersehen.«

Selbst aufgeklärte Eltern, die ihren Kindern zu einem gesunden sexuellen Verhalten verhelfen wollen, sind manchmal ratlos.

Kinder berühren und erkunden ganz selbstverständlich die eigenen Genitalien. Wird dem Kind das Gefühl vermittelt, daß dies

»schmutzig« ist, entwickelt es häufig negative Empfindungen im Zusammenhang mit dem eigenen Körper. Gibt man dem Kind andererseits zu verstehen, daß das Berühren der Genitalien völlig normal und nicht zu beanstanden ist, und keineswegs schlechter oder unanständiger als das Berühren des Handgelenks oder des Ellbogens, spielt das Kind unter Umständen in der Öffentlichkeit an den Genitalien herum, was wiederum die Eltern in Verlegenheit bringt.

Hat das Kind das Alter erreicht, in dem es das verstehen kann, können Sie ihm erklären, daß es nichts Schlimmes ist, die Genitalien zu berühren, daß dies aber eines der Dinge ist, dem zuzusehen anderen Leuten keine besondere Freude macht, wie zum Beispiel das Nasebohren. Es ist nichts, was »schlecht« ist, doch es ist unmanierlich, es in aller Öffentlichkeit zu tun.

Onanieren bei Erwachsenen

Bei den Untersuchungen zu ihrem klassischen Buch *Die sexuelle Reaktion* stellten Masters und Johnson fest, daß viele der Befragten vom Erleben eines stärkeren und intensiveren Orgasmus beim Onanieren berichteten, als dem beim Geschlechtsverkehr. Das ist nichts Ungewöhnliches.

Eine der Figuren in Harold Robbins' bekanntem Roman *Träume* ist ein international geschätzter Draufgänger, der schließlich seine hetero- wie homosexuelle Betätigung zugunsten des Onanierens mit der Begründung aufgibt: »Niemand kann es so gut wie ich.«

Die eigentliche Intensität des Orgasmus mag beim Onanieren durchaus am größten sein, aber der Sex besteht schließlich nicht nur aus dem Orgasmus. Eine der wichtigen positiven Seiten einer guten sexuellen Beziehung sind die Wärme und Nähe, zu denen nur der Mensch fähig ist.

Legenden über die Menstruation

Auch über die Menstruation gibt es Legenden im Überfluß. Wenn eine Frau während der Regel einen Kuchen backt, wird er ihr mißlingen; wäscht und macht sie in dieser Zeit ihre Haare, hält die Frisur nicht; ißt sie Obst, wird sie krank. Während der Menstruation muß sie im Bett bleiben. Ein Mädchen sollte während dieser Zeit nicht lernen, denn geistige Anstrengungen fügen dem Gehirn Schaden zu und/oder machen sie unfruchtbar. Wenn ein Mann mit einer Frau schläft, die ihre Regel hat, wird er impotent oder zeugungsunfähig.

Ich hoffe, Sie lächeln jetzt, denn mehr als ein Lächeln sind all diese Vorstellungen nicht wert.

Legenden über das Schwangerwerden

Es gibt auf dem Gebiet der Sexualität einige Legenden, die gegenwärtig umlaufen und sehr viel Schaden anrichten. Hier einige dieser falschen Vorstellungen, die ich oft von Klienten höre.

Es ist ein noch immer weitverbreiteter Irrglaube, daß ein Mädchen nicht bei ihrem ersten sexuellen Erlebnis schwanger werden könne oder wenn sie beim Geschlechtsverkehr steht. Dieses Märchen ist mitverantwortlich für die hohe Rate der Schwangerschaften bei Jugendlichen in den Vereinigten Staaten, die höchste Rate der westlichen Industrienationen.

Eine andere Legende besagt, daß eine Frau nicht schwanger werden kann, wenn der Mann den *Coitus interruptus* praktiziert – der Penis wird unmittelbar vor dem Samenerguß aus der Scheide herausgezogen. Das ist eine ausgezeichnete Methode, schwanger zu werden, denn der eine Samentropfen, der vor der Ejakulation abgesondert wird, enthält Tausende von Samenzellen. Und nur eine ist nötig, eine Eizelle zu befruchten.

Die Legende, daß Frauen keinen Orgasmus brauchen

Die vielleicht schädlichste Legende überhaupt, die heute noch umläuft ist die, daß die Frau eigentlich gar keinen Orgasmus erleben müsse – und das trotz der Flut an sexueller Aufklärung. Es genüge völlig, wenn der Mann seine Partnerin errege, aber dann nicht zum Orgasmus bringe, weil die Frau keine sexuelle Entladung auf die gleiche Art wie der Mann brauche. Inzwischen wissen wir es natürlich besser.

In meiner klinischen Praxis erlebe ich es immer wieder, wie schwer es für einen Mann ist zu begreifen, wie eine Frau beim Sex und der sexuellen Befriedigung empfindet.

Ohne Frage *sollten* Frauen einen Orgasmus bekommen. Während heute noch nur 30 Prozent der Amerikanerinnen einen Orgasmus beim Geschlechtsverkehr erleben, steigt diese Zahl mit dem zunehmenden sexuellen Wissen der jüngeren Generation. 95 Prozent aller Frauen sind in irgendeiner Form zu einem Orgasmus fähig – wenn nicht während des Geschlechtsverkehrs, dann durch Reizung mit der Hand oder dem Mund. Vielleicht ist es nicht immer unbedingt nötig, daß eine Frau einen Orgasmus erlebt, aber nach der gleichen Logik müßte es für den Mann ebenso annehmbar sein, seine Partnerin zum Orgasmus zu bringen, ohne selbst zu ejakulieren.

Gefahr: so tun als ob

In den letzten Jahren hat sich eine neue Legende breitgemacht. Auch sie hat viel Unglück für Männer wie für Frauen beigebracht. Es ist die Legende, daß die Frau vorgeben sollte, den Orgasmus zur gleichen Zeit zu haben, wie ihr Partner, um den Mann zufriedenzustellen und ihn in dem Glauben zu wiegen, er sei ein guter Liebhaber. Das führt sehr oft zu einer schlechten sexuellen Beziehung.

Ein ganz typischer Fall: eine Frau hat noch nie einen Orgasmus erlebt, war aber in vielen Filmen tief beeindruckt von den Schauspielerinnen, die sich in den Wonnen der Ekstase wanden. Sie meinte nun, um ihren Mann zufriedenzustellen, müsse sie ihm das Gefühl geben, ein ganzer Kerl zu sein. Sie spielte ihre Rolle gut, denn er kam nie auf den Gedanken, daß sie ihm etwas vormachte.

Jedesmal wenn sie miteinander schliefen, achtete sie darauf, daß sie »offenbar« zur gleichen Zeit ihren Höhepunkt erreichte, wie er. Jedesmal wenn sie miteinander schliefen, bestätigte sie ihn derart, daß er ihr unmittelbar danach noch einen wonnevollen Kuß gab, sich auf die andere Seite drehte und einschlief, während sie voller Verlangen dalag.

Nach acht Jahren Ehe war sie schließlich so weit, daß sie dem Sex aus dem Weg ging. Das verwunderte ihn, denn er hatte immer angenommen, er befriedige sie ebenso wie sie ihn. In Wirklichkeit empfand sie eine tiefe Abneigung gegen ihn, und ihre Ehe war in Gefahr.

Schließlich suchte sie einen Sexualtherapeuten auf. Das beseitigt zwar nicht alle Übel dieser Welt, doch es half ihr und ihrem Mann sehr. Es ebnete den Weg zur Kommunikation, brachte ein Gespräch in Gang. Im Verlauf der Therapie gestand die Klientin schließlich die Wahrheit und gab zu, daß sie nie einen Orgasmus erlebt hatte. Die Behandlung des Problems war einfach und erfolgreich. Zunächst lernte sie, allein zu onanieren, entdeckte für sich, wo es zweckmäßig war, Druck auszuüben und wo nicht, erforschte die wirkungsvollsten Bewegungen und das richtige Tempo, sich zu reizen. Als sie die Techniken kannte, die bei ihr wirkten, konnte sie sie ihrem Mann beibringen. Sie legte ihre Hand über seine und konnte ihn auf diese Weise führen, und zum ersten Mal in ihrer Ehe brachte er sie wirklich zum Orgasmus.

Eltern, Kinder und Sex

Sex ist zwischen Eltern und Kindern ein behutsam anzufassendes Thema. Es ist gut und notwendig, daß Eltern ihren Kindern Kenntnisse auf sexuellem Gebiet vermitteln, anstatt zuzulassen, daß sie sich ihr Wissen auf der Straße holen. Wenn ein Kind die Phase der Adoleszenz erreicht, ist es natürlich neugierig auf das

Sexualleben der Eltern. Grundsätzlich ist es nicht gut, wenn die Eltern intime Einzelheiten aus ihrem Sexualleben mit den Kindern besprechen. Und es ist auch nicht gut, im Sexualleben ihrer Kinder zu forschen, wenn diese zu verantwortungsbewußten Erwachsenen herangewachsen sind. Sex ist etwas sehr Vertrauliches, über das man nur mit dem geliebten Partner spricht, oder mit einem engen Freund, zu dem eine vertrauensvolle Bindung besteht. Es ist weder notwendig noch sinnvoll, einem Kind alles zu erzählen. Manchmal kann es sehr schädlich sowohl für das Kind wie auch für die Eltern sein, wenn man dem Kind zu viele sexuelle Einzelheiten mitteilt.

Hier ein humorvolles Beispiel dafür, wie wichtig es ist, die Kinder vom Sexualleben der Eltern auszuschließen. Die Eltern – ein junges Paar von Ende 20 – kamen mit der Klage zu mir, daß ihr Sexualleben langweilig geworden sei. Sie schrieben das der geringer gewordenen Leidenschaft der Frau im Bett zu.

Erst in der zweiten Sitzung erfuhr ich, daß ihr dreijähriger Sohn im Schlafzimmer der Eltern schlief. Sie waren sehr erstaunt, als ich ihnen auseinanderlegte, daß höchstwahrscheinlich die Gegenwart des Jungen die Mutter davon abhielt, ihren Mann rückhaltlos und vielleicht auch etwas lautstark zu lieben. Sie protestierten zwar, aber ich erklärte ihnen, daß ich keine Sitzung mehr mit ihnen veranstalten würde, wenn das Kind nicht aus dem Schlafzimmer käme. Als sie mir sagten, daß er schreien würde, wenn man sein Bettchen aus dem Zimmer stelle, gab ich ihnen recht, daß er das wahrscheinlich in der ersten Nacht machen würde. Ich stellte ihnen frei, in dem Fall zu ihm zu gehen, ihn zu trösten und ihm klarzumachen, daß alles in Ordnung sei. Aber sie mußten standhaft bleiben und ihn während der Nacht nicht in ihrem Zimmer schlafen lassen.

Wie sie vorausgesagt hatten, schrie ihr Sohn tatsächlich, und sie fanden in dieser ersten Nacht wenig Schlaf. Und wie ich vorausgesagt hatte, schlief das Kind in der zweiten Nacht ganz fest. Die Frau fand ihre sexuelle »Stimme« bald wieder, und das Sexualleben der beiden gewann die alte Spannung und Leidenschaft zurück.

Ein schlechtes Gefühl bei echten Gefühlen

Ein junges 19jähriges Mädchen kam eines Tages zu mir, tieftraurig über das, was ihr vor kurzem widerfahren war. Sie kam aus einem sehr behüteten und streng religiösen Haus und hatte ein traumatisches sexuelles Erlebnis gehabt.

Sie hatte an einem Abend noch spät gearbeitet und stellte plötzlich fest, daß sie allein mit einem Jungen in der Schulbibliothek war, zu dem sie sich sehr hingezogen fühlte. Sie wußte, daß ihre Eltern diesen Jungen nie akzeptieren würden, der aus einem ganz anderen Milieu kam. Als sie beide einmal ihre Arbeit unterbrachen, unterhielten sie sich wie gewöhnlich. Eins kam zum anderen, und plötzlich küßten und umarmten sie sich. Unsere Heldin kam in äußerst beflügeltem Zustand nach Hause.

Beseelt von dem, was geschehen war, offenbarte sie sich ihrer Mutter. Obwohl der Junge nur ihre Brüste gestreichelt hatte und nicht weitergegangen war, geriet ihre Mutter außer sich. Sie schrie das Mädchen an, daß sie jetzt »besudelt« sei, daß sie ihre Unschuld so gut wie verloren habe und daß bald alle Welt wisse, was für eine abscheuliche Dirne sie sei. Die Mutter drohte, sie vom College zu nehmen.

Als das junge Mädchen zu mir kam, war sie innerlich gebrochen und sie wurde ganz verwirrt, als ich sie fragte, »Hat es Ihnen Spaß gemacht, als der Junge Ihre Brust berührt hat?«

Niemandem war es in den Sinn gekommen, dieses junge Mädchen zu fragen, was sie dabei empfunden hatte. Die einzige Sorge der Mutter war, was sie selbst empfand und was die Nachbarn sagen mochten. Das Mädchen hatte mit einem ganz eindeutigen moralischen und religiösen Kodex gebrochen. Sie hatte das Gefühl, all das Elend verdient zu haben, das sie erlitt.

Sie dachte einen Augenblick nach und gab dann zu, daß es ihr tatsächlich Spaß gemacht hatte, als der Junge ihre Brust berührte. Sie hatte ein sehr angenehmes Gefühl empfunden, ihre Brustwarzen hatten sich aufgerichtet, und sie hatte sich »innerlich warm und weich« gefühlt. All das gab sie mit einigem Zögern preis.

»Sehr gut«, sagte ich ihr. »Jetzt wissen wir wenigstens, daß Sie, wenn Sie einmal heiraten, sich wahrscheinlich keine Sorgen um Ihre eigene Sexualität zu machen brauchen. Sie sollten sich freuen, daß Sie etwas Positives aus diesem Erlebnis gelernt haben.«

Weil dieses Mädchen aus einem sehr strengen Haus kam, riet ich ihr, sich nicht mehr in Situationen zu begeben, in denen sie noch einmal unter so verlockenden Umständen mit einem jungen Mann allein wäre. Wenn sie in der Schulbibliothek arbeiten mußte, vor allem abends, sollte sie sich in den Flügel setzen, wo noch andere Schüler waren. Es war ein leichter Rat, der auch leicht zu befolgen war, und sie hatte danach keine Schwierigkeiten mehr.

Sex und Öffentlichkeit

Ein sehr viel traurigerer Vorfall führte ein 15jähriges Mädchen in meine Praxis. Sie ging mit einem 17jährigen Jungen, der ihr schon wiederholt versichert hatte, daß er sie sehr liebe. Er hatte mit ihr schlafen wollen, aber da sie noch Jungfrau gewesen war, hatte sie sich zunächst geweigert. Er drängte weiter in sie und erklärte ihr, daß sie ihn nicht wirklich liebe, wenn sie nicht einwillige. Das Mädchen merkte, wie wichtig es dem Jungen war, und um zu beweisen, daß sie ihn wirklich liebte, gab sie schließlich nach.

Sie liebten sich auf dem Rücksitz eines Autos, und es war ein unbeholfenes, schmerzhaftes und im wesentlichen unerfreuliches Erlebnis. Aber sie war überzeugt, das Richtige getan zu haben, indem sie dem Jungen gezeigt hatte, wieviel er ihr wirklich bedeutete. Am nächsten Tag erlebte sie etwas Unfaßbares.

Als sie in die Schule kam, stellte sie fest, daß der Junge vor seinen Freunden damit geprahlt hatte, daß er sie am Abend vorher »gehabt« habe. Und er hatte alles bis ins Detail erzählt. Als sie durch die Gänge der Schule lief, merkte sie, wie die anderen Schüler und Schülerinnen ihr nachstarrten. Den ganzen Tag wurde sie verfolgt von anzüglichen Bemerkungen, Kichern und Pfiffen.

Als sie den Jungen zur Rede stellte und ihn fragte, wie er so herzlos hatte sein können nach diesem so vertrauten und bedeutsamen Ereignis, lachte er ihr ins Gesicht und ließ sie stehen.

All ihre Träume zerfielen zu Staub, und sie wurde mit 15 eine verletzliche und verbitterte junge Frau.

Völlig aufgelöst kam sie nach der Schule nach Hause und schwor, diese Schule nie wieder zu betreten. Sie vertraute sich ihrer Mutter an, die sehr verständnisvoll und hilfreich war und sie davon überzeugte, daß sie versuchen solle, den Vorfall zu vergessen und wieder in die Schule zu gehen, was sie auch tat. Aber es hatte sich bei ihr ein tiefes Mißtrauen gegen die Menschen entwickelt, insbesondere gegen die Männer. Es hat sich bis zum heutigen Tag gehalten, und die Narben werden wahrscheinlich nie ganz verheilen.

Die junge Frau ist heute 26 Jahre und lebt allein. Sie hat große Schwierigkeiten, Männern in irgendeiner Form zu vertrauen. Sie hat zwar seit jenem ersten unglücklichen Erlebnis sexuelle Kontakte gehabt, die sie jedoch im wesentlichen enttäuschten und unzufrieden ließen. Sie fürchtet, vielleicht nie einem Mann zu begegnen, den sie lieben, und dem sie vertrauen kann. Doch es besteht ein wenig Hoffnung, daß sie mit etwas Hilfe den nötigen Mut findet, sich noch einmal emotional zu binden, mit all der Selbstentäußerung und Verletzlichkeit, die das mit sich bringen kann.

Die Vorstellung vom Sex als einem Spiel, bei dem Punkte für jede deflorierte Jungfrau vergeben werden, ist eins der grausamsten und schlimmsten Beispiele für ein *ungesundes* Sexualverhalten. In diesem Fall war nicht der Junge mit dieser negativen Verhaltensweise das Opfer, sondern das unglückliche Mädchen.

Fehlgeleitete Schuldgefühle

Eine meiner Klientinnen hatte als 15jährige folgendes Erlebnis: Es hatte sie sexuell erregt, als ihr Vater ihr unbeabsichtigt mit dem Arm über die Brust gefahren war. Sie hatte in jener Nacht wach im Bett gelegen, von Schuldgefühlen gequält. Sie war sicher, etwas entsetzlich Anomales an sich zu haben. Wie oft in solchen Fällen »vergrub« sie den Vorfall, bis sie als junge Frau sich seiner bei einer Therapiesitzung wieder erinnerte.

Viele Jahre litt sie unter dem Wahn, daß mit ihrer Sexualität etwas grundsätzlich nicht in Ordnung sei. Immer wenn sie etwas sexuell erregte, setzte bei ihr eine emotionale »Bremse« ein, die sie hinderte, sich ihrer sexuellen Reaktion zu überlassen, die bei ihr durchsetzt war mit Schuldgefühlen über ihr »inzestuöses Verlangen« nach dem Vater.

Sie erkannte und akzeptierte schließlich die Tatsache, daß sie wie alle Menschen in ihrem Wesen eine sexuelle Komponente hatte, was völlig natürlich war und nichts, dessen man sich schämen mußte. Als sie diesen Punkt einmal überschritten hatte, fing sie an, Fortschritte zu machen.

Wie man den sexuellen »An-Aus-Schalter« bedient

Der Sex beginnt im Kopf, nicht zwischen den Beinen. Die geistige Einstellung zum Sex ist alles, was zählt. Ein verbreitetes sexuelles Problem ist die Unfähigkeit, das sexuelle Verlangen zu steuern.

Eine Hausfrau in den Vierzigern beschrieb mir ihr Problem, auf das ich in meiner Praxis viele Male gestoßen bin. Sie erklärte, sie habe »im Kopf einen An-Aus-Schalter« für das sexuelle Verlangen, der dazu neige, »zur falschen Zeit in die Aus-Stellung zu springen«. Oft war sie den ganzen Tag in einem sexuell sehr angeregten Zustand. An solchen Tagen nahm sie ein ausgedehntes Schaumbad, richtete sich sorgfältig die Haare und befaßte sich die ganze Zeit mit sexuellen Phantasien, die sich um ihren Mann drehten. Kurz bevor er von der Arbeit nach Hause kam, zog sie ein hübsches Kleid oder einen aparten Morgenmantel an und stellte sich ganz auf einen Abend in leidenschaftlicher Liebe mit ihrem Mann ein. Kam ihr Mann dann jedoch nach Hause, stellte sie oft fest, daß sich störende Gedanken in ihre Pläne schlichen. Gedanken wie, »Er hat in letzter Zeit eine furchtbare Glatze bekommen«, oder »Er hat einen ganz schönen Schmerbauch«. Solche und ähnliche Gedanken ruinierten jedes sexuelle Verlangen nach ihm.

Und ein Mann stellt sich unter Umständen den ganzen Tag vor, wie er am Abend mit seiner Frau ins Bett geht, nur um dann alle Lust zu verlieren, wenn sie in Lockenwicklern auftaucht.

Es ist wichtig, solche Reaktionen zu erkennen und zu lernen, wie man sie beherrscht.

Sobald solche Gedanken aufkommen, ist eine nützliche Strategie die, an irgend etwas völlig anderes zu denken, das einen auf bessere Bahnen lenkt. Die Erinnerung an einen besonders liebevollen, zu Herzen gehenden Augenblick mit dem Partner kann genügen, den Einflüssen vorübergehender negativer Reaktionen zuvorzukommen.

Ehepaare ohne Sexualleben

Zunehmend treffe ich in meiner Praxis auf Ehepaare, die mir erzählen, daß sie sich schon seit Jahren in keiner Weise mehr sexuell betätigen. Vielleicht ist es so, daß nicht mehr Menschen als früher dieses Problem haben, daß aber heute mehr Menschen darüber sprechen. Wir stellen uns unseren sexuellen Schwierigkeiten sehr viel ungezwungener als in der Vergangenheit und suchen nach Wegen, sie zu lösen, und wir gehen zum Sexualtherapeuten, um uns helfen zu lassen.

Die Ursache des Problems liegt einmal bei der Frau, ein andermal beim Mann. In den meisten Fällen handelt es sich um ein grundlegendes Versagen, nicht des einzelnen, sondern der Funktion des elementaren sexuellen Triebs. Das Fehlen des Sexualtriebs ist für eine Beziehung oft tödlich.

Ein sorgenbeladenes Ehepaar war Ende 20, als es mich aufsuchte. Die Partner waren seit sieben Jahren verheiratet und hatten zum damaligen Zeitpunkt bereits vier Jahre – seit der Geburt ihres zweiten Kindes – keinen sexuellen Verkehr mehr miteinander gehabt. Für die Frau war es eine sehr schwierige und schmerzvolle Entbindung gewesen, und ihre Angst vor einer neuen Schwangerschaft hatte sehr viel mit ihrem mangelnden sexuellen Verlangen zu tun, denn die religiösen Grundsätze verboten es dem Ehepaar, Verhütungsmittel zu verwenden. Im Verlauf der Therapie wurde klar, daß die Frau absolut kein Verlangen nach ihrem Mann hatte. Er hatte sie früher sexuell nicht angezogen und tat es auch heute nicht. Sie gestand, daß sie ihn zunächst gar nicht hatte heiraten wollen, es dann aber doch getan hatte, weil er als vielversprechender

Anwalt mit Aussicht auf eine brillante Laufbahn das zu sein schien, was ihre Mutter einen »guten Fang« genannt hatte. Sie war in dem Glauben aufgezogen worden, in einer Ehe würde nur das zählen, daß der Mann für die materiellen Dinge im Leben sorgte.

Er hatte sie, als sie heirateten, sexuell sehr anziehend gefunden und tat es auch immer noch. Um seine sexuellen Spannungen abzubauen, onanierte er häufig, wobei er oft an seine Frau dachte. Aber er hatte deswegen Schuldgefühle, weil man ihm als Junge beigebracht hatte, daß es schlecht sei. Sie onanierte nicht und hatte somit keinerlei sexuelles Ventil. Beide waren und sind noch immer grenzenlos unglücklich. Leider ist keine einfache Lösung für ihr Problem in Sicht.

Der Sexualtherapeut ist kein Zauberkünstler. Er kann den meisten Menschen helfen, aber nicht allen.

In einem anderen Fall verspürte der Mann keinerlei sexuelles Verlangen nach seiner Frau. Sein Interesse ließ kurz nach der Geburt ihres Sohnes nach, und als sie zu mir kamen, hatten sie seit über fünf Jahren sexuell keinen Kontakt gehabt.

Als sich das Problem erstmals zeigte, hatte die Frau versucht, ihre sexuelle Beziehung anzuregen. Aber seine ständigen Zurückweisungen und die Angst vor weiteren Demütigungen zwangen sie schließlich, ihre Bemühungen einzustellen. Auch dieses Ehepaar war todunglücklich. Beide onanierten, wobei die Frau beim Onanieren Gefühle starker Ablehnung gegen ihren Mann empfand.

In unseren Sitzungen kam zutage, daß sein Sexualtrieb schwach ausgeprägt war und er nur geheiratet hatte, weil das von einem Mann in seinem Alter und in seiner Position erwartet wurde. Die gleiche leidenschaftslose Anpassung an die Konvention hält viele Menschen unglücklich aneinandergekettet, die sich sogar weigern, den Gedanken an eine Scheidung auch nur zu erwägen.

Es ist nicht möglich, jemandem sexuelles Verlangen einzupflanzen. Wo das Verlangen vorhanden ist, kann es angeregt und in positive Bahnen gelenkt werden. Wo es jedoch fehlt, sind die Aussichten entschieden düsterer. Bei Ehepaaren, deren Schwierigkeiten auf ein grundsätzliches Fehlen des Sexualtriebs zurückgehen, geht das Problem über den Bereich der Sexualtherapie hinaus und greift auf das Gebiet der Eheberatung über.

Lernen Sie Ihre Scheide kennen und lieben!

Das Bild, das viele Menschen sich von ihrem Körper machen, enthält auch einige abträgliche und negative Vorstellungen. Frauen leiden oft unter der fixen Idee, die Scheide sei häßlich, schmutzig und rieche unangenehm. Das stimmt einfach nicht. Ist die Vagina normal sauber, riecht sie nicht abstoßend, und viele Männer finden den Duft einer sauberen Vagina sogar sehr erregend. (Leider gibt es auch Männer, die ein schlechtes Bild von der weiblichen Scheide haben und ein wenig Aufklärung benötigen.) Die Meinung, daß die Vagina, der Bereich »da unten«, ein Sumpf ist, kann sehr nachteilige Folgen haben. Wir alle brauchen eine gesunde Aufgeschlossenheit für die natürliche Schönheit des menschlichen Körpers. Und die Vagina ist etwas Interessantes und Wichtiges für das Leben, und für viele ist sie auch schön.

Weil die Vagina sowohl urologische wie sexuelle Funktionen in sich vereint, haben viele Frauen Angst, sich beim Sex ganz zu entkrampfen aus Furcht, einige Tropfen Urin zu verlieren. Es können tatsächlich ein, zwei Tropfen Urin austreten, doch sollte man das nicht als Katastrophe betrachten. Falls sich eine Frau deswegen ernsthaft Sorgen macht, kann sie ein Handtuch unterlegen, das eventuelle Tropfen aufsaugt.

Die jüngere Generation neigt weniger zu negativen Vorstellungen über die Scheide. Die wachsende Beliebtheit empfängnisverhütender Cremes und Gelees, die in vielen Farben und Duftnoten hergestellt werden, deuten auf eine Verlagerung zu gesunderen Maßstäben hin, was nur zu begrüßen ist.

Eine Frau erzählte einem guten Bekannten von mir, einem Schauspieler, diese Geschichte. Die Frau war Schauspielerin und äußerst empfänglich für die Schönheit natürlicher, vom Menschen geschaffener Gegenstände. Sie besuchte eine Ausstellung ausgesuchter Objekte, kleiner Kunstgegenstände. Eines der Stücke war ein muschelähnliches Objekt, in das sie hineinspähte; sie sah eine herrliche Perle, die an einem feinen Faden hing. Das Objekt stand auf einem Sockel, so daß jede Erschütterung der Umgebung die Perle erzittern ließ. Der Schauspielerin kam das Kunstwerk wie eine Vagina vor und die Perle wie eine liebenswert idealisierte Klitoris.

Der Mann, der mir das erzählte, war nicht der Liebhaber der Frau; sie waren aber so eng befreundet, daß sie sich solche Dinge erzählen konnten. Mir gefällt ihr achtungsvolles Empfinden für die Vagina und auch ihr Gefühl für die Situation, das es ihr erlaubte, mit einem feinfühligen Mann so unbeschwert darüber zu sprechen. Beides, das Gefühl und die Art, wie sie es ausdrückte, ist ehrenvoll für sie.

Ich will damit nicht sagen, daß jede Frau so mit ihren Bekannten reden soll. Das ist etwas, das jeder für sich regeln muß.

Lernen Sie Ihren Penis kennen und lieben!

Viele Männer haben dem eigenen Penis gegenüber eine negative Einstellung. Ein Mann weiß nicht, wie sein Glied für andere aussieht, es sei denn, er steht vor einem Spiegel, und vielleicht ist es die Unwissenheit darüber, wie dieses Organ aussieht, die all die Besorgnisse auslöst, die die Männer über Größe und Form ihres Penis haben.

Ich höre oft Klagen von Männern, die bemängeln, daß ihr Penis zu kurz, zu klein, zu dünn oder zu dick ist oder nach links oder nach rechts hängt – ein Sammelsurium völlig bedeutungsloser Sorgen.

Wie Untersuchungen menschlichen Sexualverhaltens eindeutig gezeigt haben, hat die Größe des Penis nichts mit der Fähigkeit des Mannes zu tun, sich sexuell zu betätigen und seine Partnerin sexuell zu befriedigen. Der Orgasmus der Frau wird durch die Reizung der Klitoris durch die Peniswurzel und das Schambein verursacht. Trotz der Tatsache, daß solche Untersuchungen weiteste Veröffentlichung gefunden haben und jedem zugänglich sind, werden viele Männer nach wie vor von Zweifeln an der Leistungsfähigkeit ihres »Werkzeugs« geplagt.

Und auch die Tatsache, daß der Penis mit dem Urinieren und dem Sex zu tun hat, verwirrt die Männer häufig. Es ist jedoch physiologisch unmöglich, daß Urin aus dem Penis kommt, wenn der Mann eine Erektion hat.

Es gibt eine Methode, den Mann zu erregen, der sich viele erfahrene Frauen bedienen. Die Frau kann als Teil des Liebesspiels einen Spiegel benutzen, um ihrem Partner zu zeigen, wie der Penis für sie aussieht. Sie kann den Penis außerdem ohne Übertreibungen loben und dem Mann zu erkennen geben, wie sehr er (der Penis) sie erregt, wie vernarrt sie ist, wie sehr sie ihn liebt, wie stattlich oder schön sie ihn findet, was für ein entzückender Bursche, ein allerliebstes Spielzeug er ist, usw. Das hat erstaunliche Auswirkungen auf das Glied – es kann den Penis groß und steif werden lassen! Es ist so, als führte der Penis ein Eigenleben und könnte die netten Schmeichelein hören, die über ihn gesagt werden.

Sehr lustig ist es, wenn die Frau so tut, als spräche sie *zum* Penis, und beide Partner beobachten können, wie er reagiert!

Im Grund wird es jedem Mann gefallen, wenn sein Penis gelobt oder auf diese Weise angesprochen wird. Das kann sich sehr wohltuend auf seine sexuellen Empfindungen auswirken. Es kann ihn dazu bringen, mit Freude an jene andere wunderbare Sache zu denken – die Vagina seiner Partnerin.

4.

Die Bedeutung des Berührens

In der amerikanischen Telefonwerbung gibt es einen bekannten Slogan – »Streck die Hand aus, streck die Hand aus, und berühre jemanden« ertönt es zwischen West- und Ostküste der USA. Aber nicht alle kennen den eigentlichen, tiefen und nicht kommerziellen Wert des Berührens in einer von Liebe getragenen Beziehung, wenn man die Hand ausstreckt und den anderen berührt.

Die intensivste Berührung beschert dem anderen den Augenblick völliger Befreiung, den wir Orgasmus nennen. Doch eine echte Beziehung verlangt nach Berührungen verschiedenster Art: Umarmen, Küssen, Tätscheln, Streicheln, Antippen und scherzhafte Schubser mit der Hüfte, liebevolle, freundschaftliche, beruhigende Berührungen, nicht nur die Art Berührung, die wir Vor- und Nachspiel nennen.

Niemand erwartet, daß seine Berührung jedesmal erwidert wird. Etwa dann nicht, wenn der Partner mit einem vollen Wäschekorb an einem vorbeigeht, und man ihm liebevoll einen Klaps gibt. In einer zärtlichen und guten Beziehung gehen beide Partner großzügig mit Berührungen um.

Berühren ist eine Sprache, und man braucht zwei Personen, um ein Gespräch aufrechtzuerhalten.

Ich bekomme Hunderte von Briefen, die direkt an den Sender adressiert sind. Viele kommen also am Telefon nicht durch, weil andere die Leitungen blockieren, und einige ziehen es vor, ihre Probleme brieflich vorzutragen. Hier ein typischer Brief, der gut zum Thema paßt:

Liebe Dr. Ruth,
mein Mann und ich, wir mögen Ihre Sendung sehr. Sie ist zu einem festen Bestandteil unserer Sonntagabende geworden. Das komische ist, daß mich in unserer eigenen Ehe etwas beunruhigt, aber ich weiß nicht, wie ich es Ihnen sagen soll ... Wir sind seit acht Monaten verheiratet, und ich merke, daß sein Interesse nachläßt. Wir sind noch immer sehr oft sexuell zusammen, aber ich vermisse die Art, wie er früher war. Er konnte seine Hände überhaupt nicht von mir nehmen, und jetzt ist es nur noch der Schlafzimmersex, sonst nichts mehr. Wie kann ich es ihm sagen, oder sollte ich es nicht tun?

Ann

Es dauert manchmal einige Zeit, bis ich mit der Post nachkomme, aber am Ende beantworte ich doch die meisten Briefe:

Liebe Ann,
es passiert oft, daß ein Ehemann allmählich vergißt, Begeisterung zu zeigen. Er gewöhnt sich an die Bequemlichkeiten und das Regelmäßige einer Ehe. Das ist auch gut so, aber wenn Sie wollen, daß er seine Hände nicht von Ihnen nimmt, liegt es vielleicht auch an Ihnen. Sie möchten, daß er Sie anfaßt, aber wie oft fassen Sie ihn an? Falls Sie ihm einen Klaps auf den Hintern geben, wenn er vorbeigeht, wird ihn das daran erinnern, daß auch er das bei Ihnen gerne macht. Oder schubsen Sie ihn mit der Hüfte. Reiben Sie Ihre Brüste an seinem Rücken, wenn er nach Hause kommt und sich die Hände wäscht. Das ist eine nette Art ihm zu sagen, »Hei, wie wär's, wenn du mich etwas anfaßtest?« Wenn Sie das regelmäßig und auf nette, etwas neckische Art machen, müssen Sie unter Umständen nie ein Wort direkt sagen. Schreiben Sie mir, wie das funktioniert.
Danke für Ihren Brief und viel Glück.

Dr. Ruth

Sie müssen ein hübsches Baby gewesen sein!

Babys lieben es, wenn man sie berührt. Wenn ein Baby gebadet wird, quietscht es vor Vergnügen. Und dieses Vergnügen steigert sich noch, und das Baby biegt sich vor Lust, wenn man seine Genitalien streichelt. Und oft bekommt ein Baby eine Erektion, wenn man ihm das Glied wäscht, und beim Mädchen richtet sich entsprechend die Klitoris auf. Und es macht den Kindern nichts aus, wenn man es bemerkt.

Vieles am Erwachsenensex ist ähnlich. Die Leute legen sich keine Zügel an, sie lachen und kreischen drauflos, wenn sie mit dem Menschen zusammen sind, den sie lieben. Sex ist in vieler Hinsicht eine Rückkehr zum kindlichen Vergnügen. Und das bedeutet viele Berührungen.

Es ist eine ganz einfache und natürliche Tatsache, daß Babys Berührungen lieben. Wir alle haben schließlich einmal als Babys angefangen!

Babys macht es Spaß, sich zu berühren, den eigenen Körper zu erkunden – mit den Fingern zu spielen, an den Zehen zu lutschen. Das Berühren des eigenen Körpers, insbesondere das Lutschen an den Zehen, verliert nach dem Säuglingsalter sehr viel von seinem Reiz, doch für den Erwachsenen, der seine Sinne bewußt erlebt, sind Berühren und Berührtwerden ganz elementare lustvolle Empfindungen.

Tatsache ist auch, daß einige die Freude am Berühren verlieren – zum Teil stark, zum Teil weniger stark. Für diese Menschen ist ein großer Bereich der Sprache der Liebe verloren. Doch man kann diese Sprache wieder lernen, und das kann die sexuelle Partnerschaft ganz ungewöhnlich aufwerten.

Von den fünf Sinnen, mit denen der Mensch geboren wird, ist der Tastsinn örtlich am wenigsten festgelegt. Die Haut hat am ganzen Körper Nervenenden, die auf Berührungen ansprechen. Wer einmal ein Kind beobachtet hat, das sich an eine weiche Decke oder ein Plüschtier geschmiegt hat, weiß, wie wichtig dieser Tastsinn für die Entfaltung des Gefühls der Behaglichkeit und Sicherheit ist. Das Gefühl der Geborgenheit, das ein besonders beliebtes kuscheliges Spieltier vermittelt, bleibt manchmal lange über die Kindheitsjahre hinaus bestehen. Wir entwachsen nie dem Bedürfnis nach Freude und Geborgenheit, die wir empfinden, wenn wir etwas Molliges in den Arm nehmen. Im Idealfall ist das natürlich der geliebte Partner.

Einige Kinder haben es zwar lieber, geherzt und geküßt zu werden als andere, doch ist es für *alle* Kinder wichtig, gelegentlich von ihren Eltern berührt, in den Arm genommen und geküßt zu werden.

Übertriebenes Liebkosen kann bei einem Kind das Gefühl der Übersättigung hervorrufen, zuwenig kann bewirken, daß es sich an die Eltern klammert und nach mehr verlangt. Wie beurteilen wir, was »zuviel« beziehungsweise »zuwenig« ist? Versuchen Sie zu erkennen, wie das Kind es aufnimmt, und denken Sie daran, daß selbst das reservierteste und unabhängigste Kind von Zeit zu Zeit eine liebevolle Umarmung gebrauchen kann, aber vielleicht zu schüchtern ist, darum zu bitten.

»Es ist nur Sex!«

Das grundlegende Bedürfnis, berührt zu werden, ist nicht auf Säuglinge und Kinder begrenzt. Viele Erwachsene beklagen sich, daß sie unglücklich sind, weil der Ehepartner sie offenbar nicht mehr berührt.

Eine meiner Klientinnen, eine Frau Anfang der Vierziger, erzählte mir, daß ihr Mann nach 20 Jahren Ehe offenbar verlernt habe, *wie* er sie berühren sollte.

»Wenn wir miteinander schlafen«, berichtete sie, »gibt es immer einen Kuß auf die Wange, einen Kuß auf den Mund, eine Berührung der linken und dann der rechten Brust, und dann ist er schon auf dem Weg in meine Scheide.«

Als ihr Mann diese Schilderung ihres Sexuallebens hörte, war er völlig entgeistert und gekränkt.

»Aber wir machen es doch immer so!« war die Antwort. Weil sie nie nach mehr als diesem mechanischen Vorspiel verlangt hatte, war er dabei geblieben. Für ihn war es zu einem Ritual geworden, weil sie es immer so machten. Aber trotz der Erschütterung seines

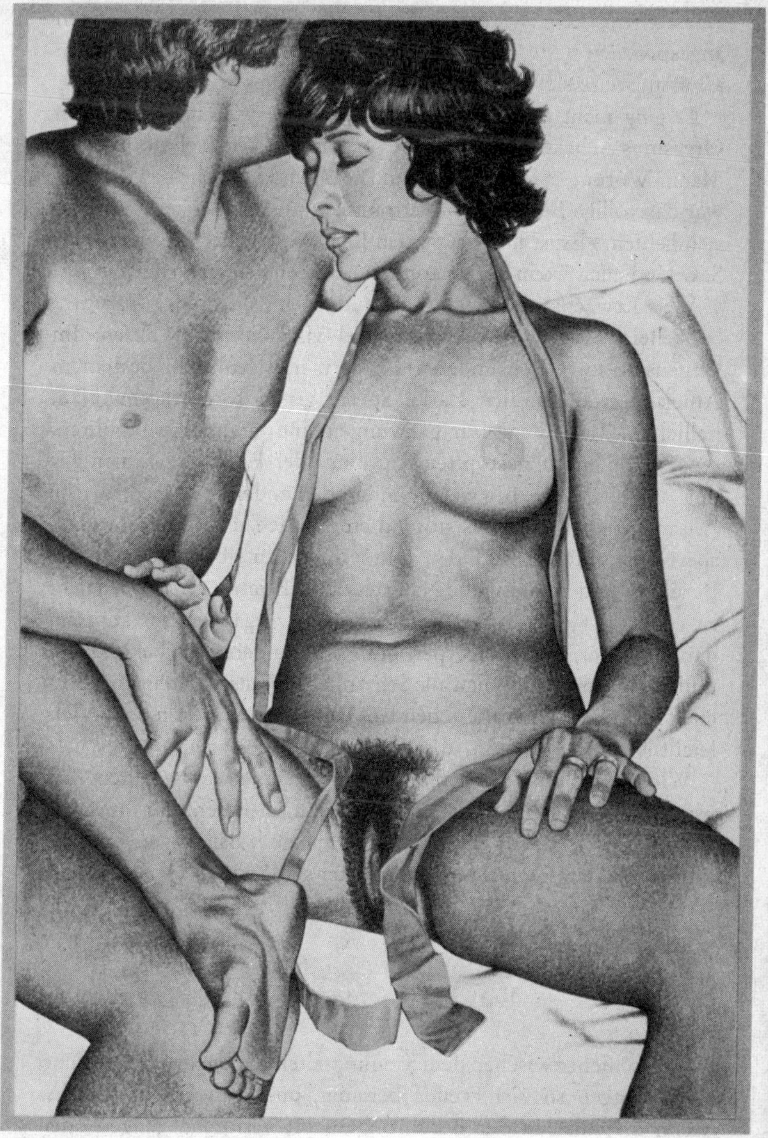

Selbstbewußtseins waren sie beide froh, daß sie das doch noch angesprochen hatte. Es hätte sehr viel mehr Leid zur Folge haben können, wenn sie weiter geschwiegen und alles ertragen hätte.

Es ging nicht um sexuelle Frustration. Sie war imstande, einen Orgasmus zu bekommen, trotz des begrenzten Vorspiels durch ihren Mann. Worum es jedoch ging, und was Linda so sehr beschäftigte, war das völlige Fehlen jeder Vertrautheit und Zärtlichkeit, wenn sie sich liebten. »Es ist überhaupt kein Lieben«, erklärte sie. »Es ist nur Sex. Und auch wenn es mir kommt, es ist einfach zu wenig.«

Viele Erwachsene sehnen sich heute nach Zuneigung. Warum?

Vielleicht ist es ein Überbleibsel viktorianischer Sitten. Im Gegensatz zu vielen anderen Ländern und Kulturen besteht in Amerika eine ziemlich starke Sperre gegen Körperkontakt am hellichten Tag. Wenn wir gezwungen sind, andere zu berühren, etwa in einem vollgestopften Autobus oder Fahrstuhl, fühlen wir uns unbehaglich. In vielen anderen Ländern werden solche Ansammlungen nicht als störend empfunden. Diese Berührungssperre ist unter Umständen sehr schwer zu überwinden, wenn Berühren und menschliche Nähe tatsächlich gefragt sind. Vielleicht ist es etwas viel verlangt, wenn jemand den ganzen Tag sorgsam darauf achtet, keinen Körperkontakt zu anderen zu bekommen, und dann abends plötzlich alle Schranken einreißen und in körperlicher Nähe zu ihm nahestehenden Menschen aufgehen soll. Vielleicht ist es viel verlangt, aber man muß es verlangen.

Wir müssen die Personen berühren, die uns etwas bedeuten. Wir müssen körperlichen Kontakt zu ihnen aufnehmen, um ihnen die Gewißheit zu geben, daß wir für sie da sind, daß wir uns um sie kümmern, daß sie unserer Liebe sicher sind.

Was ist schiefgegangen?

Was geschieht zwischen dem Säuglingsalter, in dem uns körperliche Berührungen so viel Freude bereiten, und dem Erwachsensein, wenn die Lust an der Berührung so oft verlorengegangen oder verschüttet ist? Zum Teil liegt die Antwort darin, daß in den Jahren zwischen der frühesten Kindheit und der Zeit als Erwachsener der Akt des Berührens neue Bedeutungsinhalte bekommt.

Liebe Doktor Ruth,
ich wollte Sie eigentlich in Ihrer Sendung fragen, aber meine Tochter hört bei ihrem Freund zu, und sie würde meine Stimme erkennen. Ich habe folgendes Problem mit ihr. Vor einiger Zeit bat sie meinen Mann und mich, sie nicht mehr vor ihren Freundinnen in den Arm zu nehmen und zu küssen. Meinen Mann hat das verletzt, aber er respektiert ihren Wunsch.
Kürzlich sagte mein Mann: »Sie will nicht, daß ihr Vater sie küßt, aber andere dürfen es, wie ich gesehen habe.« Er hatte sie wohl zusammen mit ihrem Freund gesehen. Ich weiß, daß ihn das bekümmert. Was soll ich da machen?

Francine

Liebe Francine,
in einem bestimmten Alter bitten Kinder ihre Eltern, sie nicht vor Freunden zu umarmen oder zu küssen, denn von den Eltern in den Arm genommen zu werden bedeutet, noch ein Baby zu sein, und sie wollen erwachsen sein. Damit ist es ihnen sehr ernst, und sie kümmern sich nicht groß darum, ob sie die Gefühle von Mutter und Vater verletzen. Die Eltern sind nach wie vor die Größten, solange es um sie geht.
Bitten Sie Ihren Mann, Geduld zu haben, und sagen Sie ihm, daß dies einfach zum Erwachsenwerden dazugehört. Und das gilt auch dafür, daß sie andere Jungen küßt. Es ist jetzt die Zeit für Ihren Mann und Ihre Tochter, sich an einige neue Dinge zu gewöhnen. Erklären Sie ihm, daß es jetzt das Beste ist, sehr liebe- und verständnisvoll zu ihr zu sein, einige Erwachsenendinge mit ihr zu unternehmen, ihr eine Kette oder ein Kleid zu kaufen, was zeigt, daß er weiß, daß sie erwachsen wird, er aber immer noch ihr Vater ist. Und Sie müssen mit ihr über die Verantwortung sprechen, die sie als Erwachsene hat, und daß sie sich des Vertrauens ihres Vaters würdig erweist. Lassen Sie mich wissen, wie es ausgeht.
Viel Glück.

Dr. Ruth

Wenn Kinder ihre Eltern bitten, sie nicht mehr im Beisein anderer in den Arm zu nehmen oder zu küssen, steht die Pubertät vor der Tür. Und plötzlich interessieren sich die Kinder für Kontakte zu Personen außerhalb des Familienkreises, was eine neue Art des Berührens ist. Daran sieht man, daß sie erwachsen werden, und daran liegt es auch, daß die menschliche Rasse nicht ausgestorben ist. Für die Eltern ist es in dieser Zeit wichtig, das Vertrauen und die Zuneigung ihrer Kinder zu bewahren und darauf zu achten, daß sie auch weiterhin unbefangen mit den Eltern über alles sprechen.

Die neue Art des Berührens läßt für den jungen Menschen eine herrliche, neue Welt entstehen, doch allzuoft hat alles, was er in dieser Wettbewerbsgesellschaft anfaßt, ein Preisschild. Die jungen Menschen, die anfangen, einander zu berühren, lernen auf vielerlei Art, daß wenn sie nichts dafür bekommen, jede Anstrengung Vergeudung ist. Kinder lernen eifrig, um gute Noten zu erhalten, treiben Sport, um Anerkennung und Preise zu gewinnen, und machen Gelegenheitsarbeiten, um sich das Geld zu verdienen, das sie für die Dinge brauchen, die sie haben wollen. »Für nichts bekommt man nichts«, führt logischerweise zu »Für nichts tut man nichts«. Es ist ein Grundsatz, den man in unserer Gesellschaft gründlich lernt, und wenn es dann an das Berühren geht, kann er sich in äußerst schädlichem Verhalten niederschlagen.

Die Jungen machen sich vielleicht den Gedanken zu eigen, daß es eine feine Sache ist, die Freundin zu berühren, zu umarmen und zu küssen – bis zu einem gewissen Punkt. Aber wenn dabei nicht der Hauptgewinn herausspringt, es »richtig zu machen«, ist es eine Anstrengung, die umsonst war. Viele junge Mädchen akzeptieren diese Auffassung und fangen vielleicht zu handeln an – so viele Küsse und Zärtlichkeiten, so viele Einheiten Zuneigung und Vertraulichkeit –, wenn dabei klare Vorteile winken: ein Sieg gegenüber anderen Mädchen, die Eroberung eines bestimmten Jungen, eine Einladung zum College-Ball oder Ansehen bei den Freundinnen.

Junge Männer und Frauen betrachten das Berühren oft als ein Tauschmittel in einer Art Tauschsystem. Es birgt für sie nicht mehr die Freude an sich, die Möglichkeit, seine Zuneigung zu zeigen.

»Kosteneffektives« Berühren

Wenn ein Paar seit mehreren Jahren verheiratet ist, kann die Gewohnheit dem Verlangen, noch am anderen herumzuspielen und ihn zu berühren, arg zusetzen. Der eine oder andere gibt es vielleicht sogar ganz auf. Das hat, soviel ich weiß, mehr Ehen zerstört als alles andere.

Viele Leute werden, wenn es um das Berühren geht, »kosteneffektiv« – sie berühren ihren Partner gerade noch so viel, daß die eigenen geringen sexuellen Bedürfnisse befriedigt werden. Bei der Produktion von Automobilen mag Kosteneffektivität etwas Gutes sein, um die Liebe lebendig zu halten, ist sie der falsche Weg.

Als sich eine Frau einmal über die Art ihres Mannes zu lieben beklagte, fragte er, warum sie mehr körperlichen Kontakt brauche. »Reicht das nicht, wenn sie einen Orgasmus bekommt?« wollte er wissen.

Die Antwort lautete nein. Einen Orgasmus zu bekommen, reichte *nicht*. Was seine Frau brauchte, war die Vertrautheit regelmäßiger Berührungen und Liebkosungen – im Bett und außerhalb.

Einige Menschen fühlen sich bedroht, wenn ein anderer sie anfaßt. Das Berühren *kann* eine Form der Aggression sein, ein Eingriff, wenn der Berührende kein »Recht« zu der Berührung hat. Der eine oder andere hat Schwierigkeiten, anderen das Recht einzuräumen, selbst dem Ehepartner oder Verwandten, weil er zu gut gelernt hat, sich gegen Aggressionen, Eingriffe, Mißachtung und rücksichtsloses Besitzdenken zu schützen. Er hat gelernt, vor jedem körperlichen Kontakt zurückzuschrecken, der nicht unbedingt erforderlich ist. Während einige Menschen sich tatsächlich sehr unwohl fühlen, wenn sie berührt werden – und niemand sollte gezwungen werden, sich berühren zu lassen, wenn er es einfach nicht ertragen kann –, brauchen Partner bei der Liebe soviel Körperkontakt wie möglich. Ein leichtes Streichen über das Haar, ein Streicheln des Arms, ein Klaps auf den Po, jede Art der Berührung, die den Partnern selbstverständlich erscheint, sollte ermuntert werden. Diese ständige Vertrautheit kann ausreichen, ein Verhältnis in jeder Beziehung zu bereichern. Merken Sie sich einfach: Berühren ist gut für Sie.

Oft macht den Menschen ein schwaches Selbstbewußtsein zu schaffen. Man kann eine ganze Menge lernen, wenn man ins Kino geht, aber wenn man manchmal sieht, wie die schönen Darsteller sich auf der Leinwand lieben, kommt man sich womöglich zu mager, zu klein, zu fett, zu flach vor. Und so schrecken wir eventuell davor zurück, daß uns jemand anfaßt. Wir müssen keine Angst haben, daß es keinen Spaß macht, uns anzurühren, wenn wir nicht Brooke Shields oder Burt Reynolds sind.

Hier ein typischer Brief: »Liebe Dr. Ruth, ... Sie meint, ihr Hintern sei zu dick und stehe zu weit vor. Für mich ist es gerade das, was ich haben möchte, doch sie zieht sich zurück, wenn ich davon anfange ...«

Das kann Ärger geben. Einigen Männern gefällt so ein Hinterteil, doch sie ist sicher, daß ihm das zuwider ist, und läßt ihn deshalb nicht dorthin fassen. Falls er immer wieder versucht, ihr zu beweisen, wie sehr er ihr Hinterteil liebt, kann das die Sache noch verschlimmern. Nun, wenn man mit dem einen kein Glück hat, sollte man es mit etwas anderem versuchen. Ihre Ansicht über ihren Allerwertesten ist eine ihrer liebenswerten kleinen Marotten, von der sie abgelenkt werden muß. Ich riet diesem Liebhaber, ihr Hinterteil für eine Weile nicht zu beachten. Befassen Sie sich mit den Merkmalen, die sie für die guten hält, und lassen Sie ihr nur solche Liebkosungen zukommen, die nicht direkt sexuell sind. Halten Sie ihr die Hand, geben Sie ihr einen Kuß auf die Stirn oder legen Sie ihr den Arm um die Taille, wenn sexuelle Absichten ausgeschlossen werden können. Geben Sie ihr zu verstehen, daß Sie sie rundum lieben, bis sie sich wirklich geliebt vorkommt, und wenn ihr Selbstvertrauen aufgerichtet ist, dürfen Sie ihr vielleicht das Hinterteil küssen, und sie wird wahrscheinlich darauf bestehen, denn wenn Sie es lieben, dann muß es auch liebenswert sein.

Und Sie, meine Damen! Die Männer haben schon alle nur denkbaren weiblichen Formen geliebt. Sollten Sie ein solches Hinterteil haben, gehen Sie einmal in ein Museum und schauen sich all die wunderbaren afrikanischen Skulpturen an. Ihr geringes Selbstvertrauen hält Ihren Partner davon ab, Ihnen zu zeigen, warum Sie für ihn eine Schönheitskönigin sind, und bringt Sie um das Erlebnis, so geliebt zu werden, wie Sie geliebt werden sollten.

Häufiges gegenseitiges Berühren zeigt den Partnern, daß sie geliebt und liebenswert, begehrt und begehrenswert sind. Überall auf der Welt lieben die Menschen, den Partner zu berühren und von ihm berührt zu werden, aber einige von uns müssen lernen, wie man den anderen berührt und auf Berührungen reagiert, Dinge, die wir seit unserer so berührungsintensiven Zeit als Baby verlernt haben.

So manche Frau entzieht sich den Annäherungen ihres Mannes, weil das nur bedeutet, er möchte Sex. Sonst faßt er sie nämlich nie an. Das führt zu der Klage, die man so häufig hört: »Er benutzt mich nur, um seine Erektionen loszuwerden.« Dem Sex sollten immer Berührungen vorausgehen, aber nicht jede Berührung sollte sagen, »Komm, Liebling, ich habe eine Erektion«.

Berührungen – wie und wann?

Es gibt nur wenige Menschen, die Gedanken lesen können. Ihr Partner hat keine Möglichkeit genau zu wissen, wo, wie oder wie oft Sie gerne berührt werden würden, wenn Sie es ihm nicht sagen. Wie sollte er auch? Dazu bedarf es der Erkundung, der Bereitschaft, den anderen zu befriedigen, und einer Menge Selbsterkenntnis. »Ich mag es, wenn man mir die Füße streichelt«, sagt ein Partner zum anderen. Und der andere fragt sich, wie er oder sie das herausgefunden hat. Beide Liebespartner müssen begreifen, daß diese Art der Selbsterkenntnis hilfreich ist, ob sie nun dadurch erreicht wurde, daß man sich selbst gestreichelt hat oder von den Eltern oder einem früheren Partner gekrault wurde.

»Oh, ich liebe es, wenn mir der Rücken massiert wird«, erzählte mir eine junge Frau. »Aber er spielt nur mit meinen Brüsten. Er könnte genauso gut mit meinen Turnschuhen im Zimmer nebenan spielen.«

Sie war vorher mit einem Mann zusammen gewesen, der ihr den Rücken so massiert hatte, daß sie immer ganz wild geworden war. Jedesmal, wenn sie ihren neuen Freund bat, das auch zu machen, fügte er sich ganz kurz, drehte sie dann aber wieder um und machte sich über ihre Brüste her. Sie erklärte ihm, daß sie es gern habe, wenn er ihr den Rücken massiere, und bat ihn, es noch etwas zu machen.

»Ich will nicht die Kopie irgendeines anderen sein«, protestierte er. »Im übrigen mögen es die meisten Frauen, wenn man mit ihren Brüsten spielt.«

Sie resignierte, und ihr Rücken blieb unmassiert, und sie wußte, daß sie den Höhepunkt sexueller Lust nicht erreichen würde. Nach einiger Zeit wurde auch ihm das klar, und er war verärgert. Beide waren sie die Verlierer. Schließlich brachte sie die Sache zur Sprache. Sie wollte keine Kopie ihres früheren Liebhabers. Es gefiel ihr einfach, wenn man ihr den Rücken rieb. Ihm ging endlich ein Licht auf, und er beschloß, ihr so phantastisch den Rücken zu massieren, daß sie alles andere vergessen würde. Er besorgte sich ein Buch über Massage und erlernte diese Kunst. Sie genoß seine Zuwendungen in vollen Zügen und lernte ihrerseits, ihn zu massieren.

Am Ende waren beide die Sieger. Aber das hatte sich nicht von selbst ergeben. Sie hatte das Problem erkennen und ihm sagen müssen, was ihr gefiel.

Ich empfehle Ehepaaren oft, das Massieren zu lernen und dazu entweder einen Kurs mitzumachen oder ein Buch zu kaufen und durchzuarbeiten.

»Vielleicht bin ich komisch?«

Es gibt die ausgefallensten und einfallsreichsten Liebkosungen. Geschicktes Kraulen, Reiben, Kitzeln, mit der Zunge, der Nase, dem großen Zeh, mit Federn, Samt und Seide – oder mit einem Vibrator.

Durch Zufall entdeckte George eines Abends, als seine Frau verspielt an seinen Brustwarzen leckte, daß er das Gefühl empfand, »als wäre ich gestorben und im Himmel«. Aber er zögerte sie zu bitten, es wieder zu tun. Wenn sie sich jetzt liebten, verspürte er immer den Wunsch, daß sie ihm die Brustwarzen leckte.

George überwand schließlich seine Hemmung und sagte es ihr. Und sie nahm es bereitwillig in ihr Repertoire auf. Dieses Eingeständnis seinerseits erleichterte es ihr, ihm von einigen kleinen Marotten zu erzählen, die ihr gefielen, die sie aber bisher nicht anzusprechen gewagt hatte.

»Ich hätte nie gedacht, daß unser Sexualleben noch toller werden konnte, als er schon war«, gestand George mir später ein. »Doch das wurde es.«

Zu müde, einen Finger zu rühren?

Den Partner zu berühren, schafft eine emotionale Vertrautheit zwischen beiden. Es fördert das Gefühl des Vertrauens und der Geborgenheit. Eine Berührung vermittelt die Botschaft: »Du bist ein guter Mensch. Ich schätze dich. Ich passe auf dich auf.« Und Sie sollten es nicht vergessen.

Liebe Dr. Ruth,
mir gefällt Ihre Sendung. Ich habe sie an einem Sonntagabend gehört, als ich von Philadelphia nach Hause fuhr und fand sie umwerfend. Ich mag Ihre Art zu sprechen, aber nicht nur wegen der Lacher. Ich finde, Sie geben großartige Ratschläge. Inzwischen habe ich angebissen und höre jeden Sonntag. Ich bin gespannt, ob Sie mir raten können, wie ich meiner Zimmergefährtin etwas erklären kann, die eine phantastische Frau ist, aber manchmal einfach zu phantastisch.
Wenn ich manchmal nach Hause komme, bin ich einfach zu kaputt, noch irgend etwas anderes zu tun, als mich vor den Fernseher zu fläzen. Ich habe keinerlei Bedürfnis nach irgendeinem körperlichen Kontakt. Ich mag nicht einmal reden. Einfach nur die Kiste anglotzen und mich einschläfern lassen. Ich habe versucht, ihr klarzumachen, daß das nicht bedeutet, daß ich sie nicht mehr liebe, aber sie versteht das nicht. Wie kann ich es ihr erklären?

Mike

Lieber Mike,
wir alle werden manchmal müde, aber selbst wenn wir müde sind, gibt es einige Dinge, die wir als heilige Pflicht betrachten müssen. Wieso sind Sie kaputt? Haben Sie Wichtigeres getan, als ihr zu zeigen, daß Sie sie lieben? Sehen Sie, wenn Eltern mitten in der Nacht durch ihr krankes Kind geweckt werden, müssen sie nach dem Kind schauen und es beruhigen, auch wenn sie müde sind. Das trifft auch auf Ihre Freundin zu. Sie müssen sich nicht von Kronleuchter zu Kronleuchter schwingen oder einen Kasatschok tanzen, um ihr zu beweisen, daß Sie sich etwas aus ihr machen, doch Sie können sie trotz aller Müdigkeit einmal fest in den Arm nehmen und ihr einen langen Kuß geben. Und wenn Sie es sich auf der Couch bequem machen, um Johnny Carson zu sehen, fordern Sie sie auf, sich neben Sie zu setzen und mit Ihnen zuzusehen. Vielleicht trinkt sie einen Schluck von Ihrem Bier mit. Vielleicht regt Sie einer der Werbespots für Hundefutter nach einiger Zeit so an, daß auf der Couch etwas Wunderbares passiert. Einige der besten Liebesszenen der Welt gingen von Männern aus, die gemeint hatten, sie seien zu müde. Aber selbst wenn Sie das nicht tun, geben Sie ihr zu erkennen, daß alles schöner ist, wenn sie bei Ihnen ist, selbst Ed McMahon.

Dr. Ruth

Ich übe keine Nachsicht mit Leuten, die mir erklären, sie seien zu müde, ihren Partner anzufassen. Lassen Sie Ihren Partner wissen: »Du bist etwas Besonderes für mich. Du bedeutest mir sehr viel, egal wie müde ich bin. Ich nehme weder dich noch das, was wir gemeinsam haben, für selbstverständlich.«

Müde oder nicht, man muß etwas für eine Beziehung tun. Was ist im übrigen so schlimm daran, müde zu sein? Würden Sie 24 Stunden am Tag schlafen, wären Sie vielleicht nie müde – nur furchtbar gelangweilt.

Das Berühren spielt eine sehr wichtige Rolle bei einer Technik, die ich in der sexuellen Verhaltenstherapie einsetze. Die Sinneskonzentrations-Übung, die von Masters und Johnson entwickelt und später von Helen Singer-Kaplan und Mildred Witkin abgeändert wurde, zeigt den Menschen, *wie* sie sich berühren und wie sie die Berührung als Teil der Sprache der Sexualität gebrauchen sollen.

Vor kurzem habe ich sie einem jungen Ehepaar verordnet. Der Mann hatte Schwierigkeiten, die Erektion zu halten. Bei mehreren Gelegenheiten, als er mit seiner Frau schlief, hatte sein »Versagen« seine Angst dermaßen gesteigert, so daß er sich bereits fragte: »Werde ich eine Erektion bekommen?« Prompte Folge davon war, daß er überhaupt keine Erektion bekam. Ich verordnete ihm die Konzentrationsübung.

In der ersten Woche der Übung sollten sie überhaupt nicht an Sex denken, sondern sich nur berühren. Sie sollten sich vom Kopf bis zu den Zehen überall streicheln und liebkosen (die Genitalien ausgenommen), gemeinsam duschen, die Kunst des Berührens wiederentdecken. Sie sollten den Körper des anderen erkunden, aber auf keinen Fall miteinander schlafen. Der Zweck dieses Übungsteils bestand darin, vor allem den Ehemann von dem Gedanken zu befreien, daß jede Berührung unbedingt zum Sex führen müsse.

Nach einer Woche kamen sie wieder zu mir, um mir zu erzählen, was sie erlebt hatten. Sie berichteten, daß ihnen das Berühren sehr gut bekommen war. Sie hatten völlig vergessen, wie sehr sie in den Körper des jeweils anderen verliebt waren. Er scherzte über ihren kleinen, runden Bauch, und sie nannte das dichte Haar auf seiner Brust einen Teppich.

Ich riet ihnen, noch zwei Wochen weiterzumachen, allerdings durften sie jetzt auch die Genitalien berühren. Aber Geschlechtsverkehr war nicht erlaubt. Sie konnten ihre Zunge gebrauchen. Sie durfte ihn bis zum Orgasmus bringen, ohne daß er allerdings selbst etwas unternahm. Selbst wenn er eine Erektion bekam, was nach seinen eigenen Angaben im Anfangsstadium der Übung bei ihm der Fall war, sollte er keinen Versuch zum Geschlechtsverkehr unternehmen. Zweck der Übung war, ihm das angenehme Gefühl zu vermitteln, daß die Erektionen kommen und gehen konnten, und die mit ihnen verbundene Angst abzubauen.

Diese zweite Phase erwies sich für den Mann als überaus schwierig. »Ich brachte es fast nicht fertig«, erklärte er. »Wenn sie mich zwei Minuten gestreichelt hatte, überkam mich das Verlangen, sie auch zu liebkosen. Und das erregte mich. Schließlich bin ich ein Mann, keine Frau, die nur passiv daliegt. Ich muß aktiv sein.«

Seit er ein Baby gewesen war, hatte man ihm nicht mehr erlaubt, sich hinzulegen und ein zärtliches Streicheln zu genießen. Ständig fragte er sich, ob es seine Frau nicht ermüden oder langweilen würde. Er sorgte sich, daß sie ihn eventuell für seltsam oder vielleicht sogar für einen Homosexuellen halten könnte.

In der nächsten Phase der Übung sollten sie sich abwechseln: An einem Tag sollte sie ihn befriedigen, während er passiv dalag, am nächsten Tag sollte es umgekehrt sein, und so fort. Er durfte sie so oft zum Orgasmus bringen, wie er wollte, aber immer noch keinen Geschlechtsverkehr mit ihr haben, wenngleich er nach seinen Worten inzwischen seine Erektionen regelmäßig hielt.

Er überwand seine Schwierigkeit schließlich, und beide erzählten mir später, daß das, was sie über ihren Körper gelernt hatten, ihr Sexualleben unendlich bereichert hat. Er fand schließlich sogar Spaß daran, sich gelegentlich hinzulegen und sich verwöhnen zu lassen, wobei er sich, wie er sagte, »wie ein Scheich in einem Ein-Frauen-Harem« vorkam.

5.

Das erste Mal

»Hei«, meldet sich eine junge Anruferin. »Ich möchte gern wissen, ob es für ein Mädchen sehr schmerzhaft ist, wenn sie das erste Mal mit einem Mann schläft. Wie sollten beide dabei vorgehen?«

»Also, erstens muß es nicht weh tun, wenn der Mann rücksichtsvoll ist. Es ist egal, ob er erfahren ist oder nicht. Wichtig ist, daß Sie sich an einem Ort befinden, wo Sie nicht gestört werden können, daß Sie gelöst sind und es sich gut überlegt haben und daß Sie beim ersten Mal ein Gleitmittel benutzen. Selbst wenn die Frau eine normale Lubrikation hat – wenn die Scheide innen feucht genug ist –, ist es ratsam, beim ersten Mal eine Gleitcreme zu nehmen, um das Eindringen zu erleichtern. Und wichtig ist auch, ein Verhütungsmittel zu nehmen, denn ich erlebe es zu oft, daß Leute zu mir kommen und sagen: ›Ich habe geglaubt, daß man beim ersten Mal nicht schwanger werden kann.‹ Sie *können* schwanger werden. Wenn es das erste Mal für die Frau ist, und sie noch keine Spirale trägt, ist das beste Verhütungsmittel ein Präservativ. Aber am allerwichtigsten ist, daß es ganz langsam geschieht, daß Sie sich lange beim Vorspiel aufhalten und darauf achten, daß der Mann sein Glied wirklich langsam einführen kann. Der Frau hilft sehr oft, wenn sie sich ein Kissen unter das Gesäß legt. Das erleichtert das Einführen ein wenig. Vielen Dank für den Anruf. Auf Wiedersehen.«

Jungfrauen machen sich sehr viele Gedanken über das erste Mal. Es soll schön sein. Und für viele ist es das auch. Es ist kaum jemals das nachhaltigste sexuelle Erlebnis des Lebens – das wäre auch kaum richtig, finden Sie nicht? Ein einziger überwältigender Augenblick der Liebe, und von da an geht es nur noch bergab?

Doch jedes erste sexuelle Erlebnis ist denkwürdig, wenn auch manchmal etwas enttäuschend. Nur zu oft kommen Menschen zu mir in die Praxis, weil sie sexuelle Probleme haben, und sie erzählen mir, daß ihr erstes sexuelles Erlebnis kein gutes war. Und oft erklären sie auch, daß es ziemlich deprimierend war.

Wenn die erste sexuelle Begegnung enttäuschend verläuft, kann sich die Erinnerung daran der oder dem Betreffenden für einige Zeit einprägen. Doch das Erlebnis muß nicht enttäuschend sein, wenn die Jungfrau oder der noch unberührte Mann einige Kenntnisse mitbringen, wenn sie vor allem wissen, daß, gleichgültig wie die Dinge laufen, es von Mal zu Mal besser wird.

Warum es beim ersten Mal unangenehm sein kann

Bei einem unerfreulichen ersten Mal war das Paar meistens einfach nicht vorbereitet. Man hatte es nicht geplant. Die beiden Partner sind plötzlich in einer Lage, in der es kein Zurück mehr gibt. Es passiert auf dem Rücksitz irgendeines Autos, im schummrigen Licht eines Zimmers auf einer Party, an einem abgelegenen öffentlichen Strand oder in der Wohnung der Eltern eines der Beteiligten. Beide haben Angst, daß jemand sie dabei erwischt, und sie versuchen daher, es schnell hinter sich zu bringen. Die Angst ist groß, es ist kaum Zeit für das Vorspiel, für Streicheln und Küssen, und so ist es für die Frau schwierig, wenn nicht gar unmöglich, entspannt und erregt genug zu sein, um eine ausreichende Lubrikation zu haben. Es besteht kaum die Chance, daß sie einen Orgasmus erlebt. Es spricht also kaum etwas für diese Art vom ersten Mal.

Unter solchen Umständen ist ein junger Mann, der aufgeputscht ist, oftmals so erregt, daß er ejakuliert, bevor er richtig eindringen kann. Und nur wenige Männer machen sich klar, daß sie es noch einmal versuchen können, wenn sie sich nur entspannen und eine Viertel- oder halbe Stunde warten. Die meisten sind zu betreten und denken nur daran, wie tölpelhaft sie sich angestellt haben.

Anstatt sich zu quälen, sollte der junge Mann sich einfach eine Zeitlang entspannen, vielleicht duschen, vielleicht etwas von dem tun, was wir im Kapitel über das Berühren angesprochen haben, und es dann noch einmal versuchen. All das braucht Zeit und darf nicht unter irgendwelchen Zwängen geschehen.

Eine andere Schwierigkeit, die ein Mann oft beim ersten sexuellen Erlebnis haben kann ist die, daß er keine Erektion bekommt oder sie nicht halten kann. Er ist zu aufgeregt. Das kann bewirken, daß er an seiner Männlichkeit und seiner sexuellen Identität zweifelt. Er fragt sich vielleicht, ob er lebenslang impotent sein wird oder latent homosexuell ist. Das Traurige ist, daß sexuelle Unwissenheit der Grund für die meisten dieser grundlosen Ängste ist. Das kann dann in der Folge dazu führen, daß sich der junge Mann bei kommenden sexuellen Erlebnissen so viele Gedanken über seine Erektion macht, daß er dann tatsächlich nicht mehr dazu in der Lage ist.

Bauern wissen, daß ein junger Bulle, der bei seinen ersten Deckversuchen versagte, impotent werden kann. Die Bauern achten daher sehr darauf, daß die ersten Male erfolgreich verlaufen. Insofern hat ein Zuchtbulle mehr Glück als der durchschnittliche junge Mann, der beim ersten Mal nicht unter der Aufsicht eines Experten steht.

Damit das sexuelle Zusammensein wirklich erfreulich ist, was es beim ersten Mal ja sein sollte, sollte das Erlebnis idealerweise mit jemandem erfolgen, für den man Zuneigung empfindet, und es sollte auch genügend Zeit vorhanden sein und eine Atmosphäre der Geborgenheit herrschen, um Vertrautheit aufkommen zu lassen.

Man hat uns beigebracht, vom ersten Mal sehr viel zu erwarten. Kino, Fernsehen, Bücher und Zeitschriften führen uns schöne, kraftvolle Männer und hübsche, sinnliche Frauen vor, die sich im

Taumel der Liebe verlieren und im Gleichklang perfekter Tänzer bewegen. So *kann* Sex sein. Aber er ist es beim ersten Mal nur selten.

Der Schlüssel zum Erfolg der ersten sexuellen Begegnung liegt im Planen und Arrangieren der Umstände, wie man es bei jedem anderen wichtigen Ereignis im Leben auch machen würde. Das Wichtigste ist, daß man sich so weit wie möglich vom Leistungsdruck befreit.

Eine Hochzeitsnacht

Eine junge Frau bat mich einmal um Rat, was sie in ihrer Hochzeitsnacht machen solle. Weder sie noch ihr Bräutigam hatten irgendwelche sexuelle Erfahrungen.

»Wird es eine große Feier?« fragte ich sie.

»Ja. Seine und meine Familie. Es kommen ungefähr 500 Personen.«

Mir war klar, wie erschöpft sie höchstwahrscheinlich nach einem so großen Fest sein würden, das sich an die ohnehin schon strapaziöse Hochzeitsfeier anschließen würde, und ich beschwor sie, daß weder sie noch ihr zukünftiger Mann sich während der Party Gedanken darüber machen sollten, wie es wohl später im Bett klappen würde.

»Sie werden genug um die Ohren haben«, prophezeite ich ihr. »Lassen Sie es ganz locker angehen und genießen Sie das Fest. Die Heirat ist das Wichtigste, was Ihnen beiden bisher im Leben widerfahren ist, und Sie brauchen nicht an mehr zu denken, als Sie ohnehin schon im Kopf haben müssen.

Wenn Sie später allein in Ihrem Zimmer sind, lassen Sie sich Zeit, die Ehe zu vollziehen. Wenn Sie müde sind, gehen Sie zusammen ins Bett, seien Sie zärtlich miteinander und streicheln und küssen Sie sich, aber versuchen Sie nicht, miteinander zu schlafen. Schlafen Sie ruhig ein. Niemand drängt Sie. Sie sind noch das ganze Leben zusammen. Wenn Sie wollen, stellen Sie den Wecker, so daß Sie ein paar Stunden schlafen und sich dann lieben können, wenn Sie aufwachen. Oder warten Sie ab, bis Sie von allein am nächsten Tag wach werden. Keiner von Ihnen muß dem anderen irgend etwas beweisen.«

Ich riet ihr, etwas Gleitcreme für den Fall bereitzuhalten, daß die Spannung des Augenblicks eine ausreichende Lubrikation verhindern würde. Außerdem empfahl ich ihr, sich ein Kissen unter das Gesäß zu legen. Das würde die Vagina etwas anheben, so daß sich ein für das Eindringen etwas günstigerer Winkel bildete.

Sie waren beide orthodoxe Juden und mußten sich nach dem strengen jüdischen Gesetz nach dem ersten Vollzug der Ehe sieben Tage jeglichen Geschlechtsverkehrs enthalten. Sie mußten also nach dem ersten Mal nochmals eine Woche warten, bis sie versuchen konnten, es besser zu machen. Damit sie nicht diese eine Woche damit verbrachten, immer wieder an ein unerfreuliches Erlebnis zu denken, und keine Angst haben mußten, daß sich das ihr ganzes Leben lang wiederholen würde, war es so wichtig, daß dieses erste Mal so schön wie möglich sein würde.

In einigen Ländern war es Sitte, daß die Hochzeitsgäste vor dem Brautgemach warteten, bis die Ehe vollzogen war und das Bettlaken gezeigt wurde, damit alle den Blutfleck sehen konnten, das Indiz für das zerrissene Jungfernhäutchen der Braut. Die Mutter der Braut hielt das Bettlaken stolz in die Höhe.

Ich habe mich immer gefragt, wie ein Paar unter solchen Umständen sich sexuell betätigen konnte. Ich nehme an, daß kluge Mütter ihre Töchter mit einer Phiole Hühnerblut in das Brautgemach geschickt haben.

Wie es gemacht wird

Im allgemeinen erleben Frauen keinen Orgasmus bei ihrer ersten sexuellen Begegnung. Eine Frau braucht mehr als die Reibung durch das Glied, um zum Orgasmus zu kommen. Ihre Klitoris muß regelmäßig gereizt werden, entweder indirekt beim Geschlechtsverkehr oder direkt mit der Hand oder dem Mund. Der Partner der Frau braucht einige Zeit, bis er ihren Rhythmus kennt. Die meisten

Paare entwickeln zwar mit der Zeit erfolgreich ihre Liebestechnik, aber am Anfang ist es oft so wie das Tanzen mit einem neuen Partner. Die ersten Runden auf dem Parkett lassen vielleicht noch ein wenig Grazie vermissen.

Verkrampfung

Oft verkrampfen sich die Scheidenmuskeln der Frau infolge der Spannung, die das erste sexuelle Erlebnis begleitet, was den Geschlechtsverkehr behindert. Wird ihre Angst hinsichtlich des Geschlechtsverkehrs nicht durch eine angenehme Erfahrung und die liebevolle Behandlung eines umsichtigen Partners abgebaut, kann dieses Problem fortbestehen.

Der Extremfall, bei dem sich die Scheide so verkrampft, daß ein Eindringen nicht mehr möglich ist, der sogenannte Vaginismus, ist relativ selten.

Lassen Sie sich nicht entmutigen!

Das erste Beisammensein mit einem noch unerfahrenen Partner sollte man mit viel Verständnis angehen und sich vor Augen halten, daß es mit dem Sex von ganz allein besser wird, wenn man einige Zeit zusammen ist. Selbst ein erfahrener Partner weiß vielleicht nicht, wie er gerade Sie befriedigen soll, hat vielleicht sexuelles Lampenfieber. Erfahrene Schauspieler haben bei einem neuen Stück manchmal einige unfertige erste Abende, und erfahrene Liebhaber erleben im Bett hin und wieder einige klägliche erste Nächte.

Es hieß immer, der Mann solle Erfahrung haben, um eine Frau richtig entjungfern zu können. In Europa glaubte man, ein junger Mann sollte sich von einer älteren Frau unterweisen lassen, bevor er eine Jungfrau einweihte. Manchmal ging das gut, manchmal auch nicht.

Mir ist der Gedanke an zwei junge Leute sehr sympathisch, die voller Zärtlichkeit und Verständnis gemeinsam den Sex erforschen und Wissen in ihre ersten Versuche einbringen, wenn auch keine Erfahrung. Die Menschen sollen sich Schritt für Schritt kennenlernen – das heißt, sich kennenlernen im biblischen Sinn und beieinanderliegen.

Das junge Paar sollte wissen, daß die Frau beim Geschlechtsverkehr anfänglich vielleicht keinen Orgasmus erlebt, und sollte sich zeigen lassen, wie sie befriedigt werden kann. Sie kann onanieren und dabei seine Hand über ihre legen.

Wenn sie sich sexuell betätigt haben, ohne daß er in sie eingedrungen ist, können sie das vor oder nach dem versuchten Geschlechtsverkehr jetzt wieder machen.

Ein junger Mann sollte begreifen, daß eine Frau, die die eigenen Fähigkeiten zur Lust kennt, ein faszinierendes Geschöpf ist, ein rätselhaftes Wesen, das erforscht werden und von dem man sich entflammen lassen sollte. Das ist eine sehr hilfreiche Einstellung.

Falls der Bräutigam nicht recht weiß, ob es ihm gefällt, daß seine Braut sich befriedigt, macht sie es besser allein. Aber es ist ein schöneres Erlebnis für sie, wenn sie dabei geborgen in seinen Armen liegt, als es in einem nüchternen Badezimmer zu tun.

Auf jeden Fall ist es für die Frau sehr viel besser zu onanieren, als angespannt dazuliegen und zu denken, dieser dumme Kerl weiß auch gar nichts, und sich Sorgen zu machen, daß ihr gemeinsames Sexualleben für sie in Zukunft nur noch Unerfreuliches bereithält.

Darüber sprechen

Sprechen Sie sich mit ihrem Partner aus, bevor Sie das erste Mal mit ihm schlafen. Sie überschreiten eine Schwelle in einen neuen Lebensabschnitt, und das Erlebnis – schön, schlimm oder belanglos – gehört zu denen, an die Sie sich immer erinnern werden. Wählen Sie die Umstände so gut Sie können. Arrangieren Sie es so, daß Sie ungestört sind und die Zeit und die Art von Frieden und Ruhe haben, die bei Ihrem Partner ein Gefühl der Vertrautheit weckt.

Das Erlebnis und Ihre Reaktionen darauf werden Ihre Empfindungen über Ihre eigene Sexualität lange Zeit beleben. Sie schulden es also sich und Ihrem Partner, vorher darüber zu sprechen.

Anfänger sollten zugeben, daß es ihr erstes sexuelles Erlebnis ist und daß sie sich beim ersten Mal vielleicht etwas tolpatschig anstellen. Im Gegensatz zur allgemeinen Ansicht nimmt das Gespräch über den Sex diesem nichts von seiner Verzauberung. Man kann trotzdem bei Kerzenlicht und leiser Musik zusammensein – es muß nicht in dumpfes Grunzen oder Grapschen im Dunkeln ausarten.

Sex *kann* all das sein, als das man ihn gepriesen hat – voller Freude und Schönheit, eine Bestätigung des Menschlichen und alles andere. Aber versuchen Sie sich klarzumachen, daß nicht jedes sexuelle Erlebnis, insbesondere nicht das erste, die Erde erzittern läßt. Und benutzen Sie das erste sexuelle Erlebnis nicht als Maßstab für alle zukünftigen. Das gilt auch für die erste sexuelle Begegnung Ihres Lebens oder die mit einem neuen Partner.

Auf einer Skala von eins bis zehn...

Vor allem beim ersten sexuellen Erlebnis fragt sich eine Frau vielleicht, ob sie es ebensogut macht wie Bo Derek in ihrem letzten Film. Macht sie es *richtig*? Stellt sie ihren Partner zufrieden? Ist sie so aufregend im Bett, wie sie gehofft hat? Oder ist sie sexuell eine völlige Niete?

Es hilft vielleicht zu wissen, daß den meisten Menschen beim ersten Mal solche Gedanken kommen, die meistens längere Zeit im Kopf herumspuken. Sowohl die Männer wie auch die Frauen machen sich Sorgen um ihre Leistung, doch es kann nichts Vernünftiges dabei herauskommen, wenn man die eigene sexuelle Leistung mit der eines unrealistischen Modells vergleicht. Angstgefühle während der ersten sexuellen Begegnung sind etwas, wovon Sie schon genug haben. Im übrigen haben auch Filmstars ihre schwarzen Tage – und Nächte.

Am Anfang einer neuen sexuellen Beziehung fragt man sich oft, wie es einem wohl ergehen wird. »Bin ich genauso gut wie seine letzte Freundin?« oder »Schaffe ich es genauso gut wie der Bursche, von dem sie mir im letzten Sommer oben am See erzählt hat?«

In der gestreßten Welt der heutigen Singles kann sich diese Art von Wettbewerb noch verschärfen. Die Menschen sorgen sich, wenn sie sexuell keine gute Leistung bringen, daß »er nicht mehr anruft« oder »sie nicht mehr mit mir ausgeht«.

Der beste Rat, den ich geben kann: »Versuchen Sie sich keine Sorgen zu machen!« Man sollte das erste sexuelle Erlebnis nicht wie ein Probespielen angehen. Fürsorge und Zärtlichkeit sind die Dinge, die in einer Beziehung zählen, im Bett und außerhalb, nicht ein auf Leistung abgestelltes Sichproduzieren. Der Sex ist kein Gebiet, auf dem es um Preise geht. Niemand vergibt Oscars!

»Beeil dich bitte, es wird Zeit!«

Oft erzählen Frauen mir: »Ich hab' mir eigentlich nicht besonders viel aus ihm gemacht, aber ich hatte das Gefühl, es wird Zeit, daß ich meine Unschuld verliere.« Das höre ich meistens mit großer Trauer. Die Haltung, daß man, wenn man seine Unschuld nicht bis zu einem bestimmten Alter verliert, für immer mit ihr leben muß, kann sehr nachteilige Folgen haben. Wenn eine 30jährige Frau sich entschließt, ihre Unschuld aufzugeben und zu erleben, wovon all ihre Freundinnen die ganzen Jahre gesprochen haben, ist das wahrscheinlich noch einigermaßen harmlos. Sie ist erwachsen, und solange sie die richtigen Verhütungsmittel nimmt und die Dinge mit offenen Augen angeht, ist die Möglichkeit, daß Schaden entsteht, gering.

Ernster wird es bei den jüngeren Mädchen, also bei Teenagern, die eigentlich gar nicht wirklich Sex wollen, aber das Gefühl haben, sich dem Druck der Gleichaltrigen beugen zu müssen. Sie meinen, sie müßten mithalten, weil ihre Freundinnen sich bereits sexuell betätigen und ihre Freunde sie nerven, mit ihnen zu schlafen.

»Was soll ich tun?« fragte mich vor kurzem eine 15jährige. »Alle machen sie's, aber ich meine, ich bin noch nicht so weit.«

Die Antwort war einfach. »Wenn du noch nicht so weit bist, bist du noch nicht so weit. Es ist kein Wettrennen, und niemand steht mit einer Stoppuhr hinter dir.«

»Es ist vielleicht komisch, wenn ein Mädchen aus der Bronx eine solche Frage stellt, aber ... mein Freund bedrängt mich, mit ihm ins Bett zu gehen, und ich frage mich, ob es irgendeine Möglichkeit gibt, wie ich das vermeiden kann. Ich meine, ich brauche diesen Druck nicht, und ich will nicht mit einem ins Bett steigen, bevor ich nicht einen Ring am Finger habe. Sehen Sie, wenn nun was passiert ... wenn wir uns verkrachen, oder ...«

»Hören Sie mir mal ganz genau zu. Lassen Sie sich unter gar keinen Umständen zum Sex zwingen. Sie sagen ihm, daß Sie in dem Augenblick, wo Sie den Ring am Finger haben, das heißeste Mädchen im Bett sind, das es gibt. Sie werden die beste Liebhaberin, die die Welt je gesehen hat, aber Sie haben sich entschlossen zu warten, bis Sie den Ehering haben, und daran ist nichts Schlechtes.«

»Gut. Und was passiert, wenn er beschließt, mich zu verlassen? Was mach' ich dann?«

»Wissen Sie was, ganz ernst gesprochen? Wenn er Sie verläßt, nur weil Sie bei Ihrer Überzeugung bleiben und bis zur Ehe warten wollen, dann, und jetzt hören Sie gut zu, dann lassen Sie ihn laufen und suchen Sie sich einen anderen.«

»Vielen Dank.«

»Vielen Dank für den Anruf.«

Die zusätzliche Gefahr der sexuellen Betätigung in diesem frühen Alter wird von der ständig steigenden Zahl der Schwangerschaften bei Teenagern untermauert – eineinhalb Millionen in den USA pro Jahr. Jeder sollte die richtigen Verhütungsmittel nehmen. Es nicht zu tun, ist absolut idiotisch, doch nur allzu oft verlassen sich Jugendliche auf die Hoffnung als das einzige Verhütungsmittel. Und die ist ein besonders schlechtes Mittel und fordert furchtbar viel menschliches Leid.

Viele junge Mädchen sind versessen auf den ersten Sex, weil sie ihn als eine Art magisches Ritual betrachten, das sie zu einem anderen Menschen macht – zu einem Erwachsenen. Sie handeln sich eine Enttäuschung ein. Jedes Mädchen muß wissen, daß sie nach dem ersten Sex *kein* anderer Mensch ist. Sie ist noch immer die gleiche, die sie auch vorher war. Und sie wird auch noch viele Jahre die gleiche bleiben. Der lange Weg des Erwachsenwerdens wird nicht über Nacht durch etwas anderes ersetzt.

Auch die Jungen sollten sich nicht drängen lassen. Denn sie sind dem gleichen Druck ausgesetzt, glauben Sie es mir.

»Dr. Ruth, ich habe einen Freund, Randy, und seine Freundin will aufs Ganze gehen, aber er will nicht.«

»Seine Freundin will aufs Ganze gehen, aber er will nicht. Sagen Sie Ihrem Freund Randy, daß Dr. Westheimer geraten hat, er soll es nicht machen. Wissen Sie, was oft passiert, wenn ein Mädchen so forsch ist und sagt, ›Ach, du bist ja kein Mann‹ oder ›Das heißt also, du kriegst keine Erektion‹ und all diese Redensarten, die wir so hören – das ist wirklich keine gute Beziehung. Wenn er nicht bis zum letzten gehen will, sollte er standhaft bleiben, sich ernst nehmen und ihr sagen, ›Nein, meine Liebe, ich habe mich entschlossen, es nicht zu tun‹. Wenn sie dann immer noch nicht locker läßt, hat sie vielleicht keinerlei Achtung vor seinen Wünschen, nicht nur vor seinen sexuellen, sondern generell, und sie sollten es sich mit ihrer Beziehung wirklich noch einmal überlegen. Okay?«

Wenn es gut ist, dann ist es unglaublich gut . . .

Ist die Beziehung gut, hat auch das erste sexuelle Erlebnis die besten Chancen, gut zu werden. Es ist nicht besonders wichtig, wie lange sich ein Paar schon kennt. Wichtig ist vielmehr, daß jeder sich etwas aus dem anderen macht, daß sie beide den Sex wollen, daß sie beide in der entsprechenden Stimmung und einer dazu einladenden Umgebung sind.

Wenn alles stimmt, kann das erste Mal wunderbar werden, auch wenn ein bißchen Angst dabei ist. Und da die Menschen die Erinnerung viele Jahre mit sich herumtragen, ist es nur recht, daß sie so herrlich wie möglich ist.

Ein Ehepaar, das mich aufsuchte, war erst seit wenigen Monaten verheiratet. Es hatte mit einer furchtbaren Hochzeitsnacht angefangen und sich dann, als sie zu mir kamen, ins Grenzenlose gesteigert.

Die Hochzeitsnacht war für beide das erste Erlebnis. Er ejakulierte, bevor er eindringen konnte. Zunächst gab sie sich die Schuld und meinte, es müsse etwas bei ihr nicht stimmen. Weder in dieser Nacht noch in den darauffolgenden Monaten hatte sie einen Orgasmus. Sie brauchten zwei Wochen, um die Ehe zu vollziehen, und da hatte sie aufgehört sich die Schuld zu geben und gab sie ihm. Er seinerseits beschuldigte sie. Aber keiner sprach darüber. Statt dessen ließen sie zu, daß ihre feindseligen Gefühle zunahmen und ihre Ehe zerstört wurde, bevor diese sich überhaupt entfalten konnte.

Keinem konnte man eine Schuld geben. Der eigentliche Schuldige war ihre sexuelle Unwissenheit. Und weil sie nicht darüber gesprochen hatten, war es immer schlimmer geworden. Es war viel Therapie und viel schmerzliche Selbstbeurteilung nötig, bevor sie in der Lage waren, die ersten Schritte zu unternehmen und den Schaden zu beseitigen, der durch ihre frühere Unwissenheit verursacht worden war.

»Hallo, Dr. Ruth, ich heiße Liz.«

»Ja. Liz?«

»Ich möchte Sie fragen ... ich bin 18 Jahre alt und noch Jungfrau und habe nie onaniert, und ich möchte gern wissen, ist der Grund, warum ich noch Jungfrau bin der, daß ich es nie getan habe?«

»Nein. Ich will Ihnen etwas sagen. Erstens, wenn Sie noch eine Jungfrau sind, machen Sie sich deswegen keine Sorgen. Es wird schon jemanden in Ihrem Leben geben, entweder nachdem Sie geheiratet haben oder vorher, und bleiben Sie Jungfrau, keine Sorge deswegen, lassen Sie sich zu nichts zwingen.«

»Ich lasse mich bestimmt von niemandem zwingen. Ich habe mich nur gefragt...«

»Lassen Sie mich Ihnen etwas über das Onanieren erzählen. Es hat nichts damit zu tun, ob jemand Jungfrau ist oder nicht. Der eine onaniert, der andere nicht. Machen Sie sich deswegen keine Gedanken. Gehen Sie noch zur Schule?«

»Ich gehe ins College.«

»Bestens. Keine Sorgen deswegen. Es kommt ganz von selbst. Es hat nichts damit zu tun, daß Sie Jungfrau sind. Es gibt Mädchen, die sind Jungfrauen und onanieren, und es gibt Mädchen, die sind keine Jungfrauen und onanieren nicht. Vielleicht sind Sie irgendwann einemal sexuell erregt und denken an einen tollen Jungen, in den Sie verliebt sind, und vielleicht ergibt es sich, daß Sie sich da unten berühren, die Klitoris berühren und sich zum Orgasmus bringen, und das ist völlig in Ordnung, aber erzwingen Sie es nicht. Wenn Sie bisher nicht onaniert haben, machen Sie sich deshalb keine Gedanken, und lassen Sie alles beim alten, ja?«

»Dann möchte ich noch gerne fragen ... ist Orgasmus dasselbe wie Kommen?«

»Ja.«

»Gut. Danke.«

Und da behaupten Leute, es gäbe zuviel Informationen über Sex! Die Fragen von Liz sind typisch für das, was in den Köpfen der jungen Leute in den 80er Jahren vor sich geht. Und wir erleben, was die Unwissenheit auf dem Gebiet der Sexualität für Folgen hat. Ein junger Mensch wie Liz braucht jemanden, zu dem sie mit all ihren Fragen gehen kann, jemanden, dem sie vertrauen kann.

Die Macht der Phantasie

Das einzige wirkliche Aphrodisiakum befindet sich zwischen Ihren Ohren – Ihr Gehirn. Unsere Vorstellungen und Phantasien und unsere Stimmungen können das sexuelle Erlebnis in etwas sehr Zartes verwandeln. Aber diese Einbildungskraft ist unter Umständen ein zweischneidiges Schwert. Sie kann schwere Enttäuschungen heraufbeschwören. Wenn eine junge Frau sich davon überzeugt hat, daß ihr Partner so charmant wie Jean-Paul Belmondo ist, kann es ein böses Erwachen für sie geben, wenn sie zusammen schlafen.

Wenn sie nur noch daran denken kann, wie schwer er auf ihr liegt, und daß er sie fast erstickt, weil er nichts vom Küssen versteht und sein Gesicht so hält, daß es ihr Mund und Nase verschließt, ist es mit der Ekstase vorbei, und sie fürchtet vielleicht eher, kurz vor dem Tod zu stehen. Und wenn sie sich vielleicht auch nicht beklagt, weil sie seine Gefühle nicht verletzen will, kann das Erlebnis doch sehr ernüchternd sein. In diesem Fall reicht Phantasie allein nicht aus. Sie wird ihm unverblümt sagen müssen, wie ihr zumute ist, oder riskieren, daß sie den Erstickungstod stirbt.

Haben Sie keine Angst zu stolpern!

Falls das erste sexuelle Erlebnis nicht ganz so ideal verläuft, wie erhofft, lassen Sie den Mut nicht sinken. Betrachten Sie es so wie ein Kind das laufen lernt.

Wenn ein Kind die ersten Schritte wagt, ist normalerweise noch eine ganze Menge Stolperei dabei. Manchmal läuft ein Kind gleich beim ersten Mal quer durchs Zimmer, doch meistens wird es mehrere Anläufe brauchen, bevor es aus dem Stolperstadium herauskommt. Aber irgendwann läuft auch dieses Kind quer durchs Zimmer. Vielleicht gehören Sie zu den Glücklichen, die es gleich beim ersten Mal schaffen. Aber nur weil Sie die ersten Male stolpern, bedeutet das nicht, daß nicht auch Sie schließlich quer durchs Zimmer laufen können, genauso wie das Kind, dem es auf Anhieb gelang. Und vielleicht können Sie es sogar noch besser!

So wie die meisten Kinder schließlich doch das Laufen lernen, lernen auch die meisten Menschen irgendwann, wie man sexuell gut miteinander auskommt.

6.

Berührungen und Worte

Eine der häufigsten Klagen, die ich von seiten der Frauen höre, ist die über ein mangelhaftes Vorspiel der Männer. Manchmal kommt diese Klage auch von Männern, doch weitaus öfter wird sie von Frauen vorgebracht.

> Liebe Dr. Ruth,
> als wir noch nicht verheiratet waren, haben wir geschmust und geküßt, daß man manchmal dachte, er könnte nicht genug bekommen. Wir fuhren mit dem Wagen irgendwohin, wo wir ungestört waren, und verbrachten Stunden dort. Wir hatten nie Geschlechtsverkehr, aber es war ungeheuer erregend, das Tasten auf und unter der Kleidung und das wilde Küssen... Vielleicht war es frustrierend, aber es war so erregend ... Aber in den zwei Jahren, seit wir verheiratet sind, ist alles so mechanisch geworden. Ein Kuß oder zwei, und dann haben wir Sex und schlafen anschließend ein. Wir erreichen beide den Höhepunkt, aber irgend etwas fehlt. Es ist so, als hätten wir vor der Hochzeit nur das Vorspiel gehabt, und jetzt haben wir nur noch Sex...

Irgend etwas fehlt. Das Vorspiel ist mehr als ein Mittel für den Mann und die Frau, sich bis zu dem Punkt zu reizen, wo sie zum Geschlechtsverkehr übergehen können. Es ist eine Form der Kommunikation zwischen zwei Partnern in einer Beziehung. Es erhebt den Geschlechtsakt zur Liebe.

Das Vorspiel sollte nicht als bloße Vorübung zum Orgasmus

gesehen werden. Selbst Frauen, die leicht zum Orgasmus kommen, erklären, daß sie sich danach sehnen. Sie wollen die beruhigende Botschaft hören, die es beinhaltet, daß der Partner sie liebt und für sie da ist und Gefallen daran findet, ihren Körper zu küssen und zu liebkosen.

Oft meint ein Mann, daß es reicht, solange er nur für ein Vorspiel sorgt, das es der Frau ermöglicht, eine normale Lubrikation zu entwickeln, um den Geschlechtsverkehr ausüben und einen Orgasmus erleben zu können. Viele Männer betrachten das Vorspiel als den Preis, den sie für den Sex zu zahlen haben. Aber diese Tauschmentalität kann verheerende Folgen für eine Beziehung haben. Und hat sich das Muster erst einmal gefestigt, ist es nur noch schwer zu verändern.

Das Vorspiel ist nicht nur eine Sache mechanischen Könnens. Es ist Teil des gesamten Liebeserlebnisses. Wenn ein Paar gut aufeinander eingespielt ist, gehört das Vorspiel wie selbstverständlich zur Liebe dazu. Beide Partner werden den Wunsch haben sich zu berühren, zu umarmen und zu küssen, und in der Freude aufzugehen, körperliche Lust zu geben und zu empfangen. Durch ein regelmäßiges Vorspiel wird ein Gefühl ständigen Verzaubertseins, der Liebe und menschlichen Verbindung lebendig gehalten, und das Band der Fürsorge, das eine gute Beziehung auszeichnet, wird jedesmal gestärkt, wenn sich ein Paar liebt.

Die Männer beklagen sich häufig, daß sie nach einem anstrengenden Tag einfach nicht mehr die Kraft für ein ausgedehntes Vorspiel aufbringen. Und jetzt, wo auch die Frauen in beachtlicher Zahl auf den Arbeitsmarkt strömen, höre ich diese Klage auch von ihnen. Sie wollen nichts weiter als sexuelle Befreiung, wie sie sagen. Während manchmal eine schnelle »Nummer« vielleicht gerade das Richtige ist, läuft die Beziehung Gefahr, einseitig und langweilig zu werden, wenn das zur vorherrschenden Art des sexuellen Beisammenseins wird. Zu viele schnelle Nummern lassen auf eine Beziehung schließen, in der sich die Partner nicht sehr viel zu sagen haben. Wenn es kaum Kommunikation zwischen ihnen gibt, muß der Sex unter Umständen nur dazu herhalten, daß sie »abladen« können, damit sie anschließend schlafen können.

Die Gefahren der Spätnachrichten im Fernsehen

Johnny Carson witzelt manchmal, daß seine Fernsehshow der amerikanische Ersatz für das Vorspiel oder dessen größte Bedrohung sei. Ich meine, die Spätnachrichten um elf Uhr sind oft noch schlimmer, weil sie so deprimierend sein können. Sie können einem den Sex für den ganzen Abend verleiden.

Es ist abträglich für das Sexualleben eines Paares, jeden Abend vor dem Fernseher zu sitzen. Wenn um elf Uhr die Spätnachrichten kommen, sind beide so benommen vom In-die-Röhre-Starren, daß sie sich auch noch die Nachrichten ansehen, die so bedrückend wirken können. Lassen Sie die Spätnachrichten aus; dafür ist am nächsten Morgen auch noch Zeit. Es hat ohnehin keinen Einfluß auf die Ereignisse in der Welt, wenn Sie Ihr Liebesleben ruinieren.

Oder versuchen Sie, den Fernseher abends überhaupt nicht einzuschalten. Verbringen Sie den Abend gemeinsam. Trinken Sie ein Glas Wein, gehen Sie zusammen spazieren, schalten Sie das Radio an oder hören Sie Platten. Essen Sie irgendwo an der nächsten Ecke einen kleinen Imbiß. Etwas abends gemeinsam zu tun, ist selbst schon Teil des Vorspiels.

Sehr oft scheint das Vorspiel nach ein oder zwei Jahren Ehe einfach im Sande zu verlaufen. Doch es sollte nicht aufhören, wenn der Reiz des Neuen nachläßt. Gerade dann wird es besonders wichtig. Man muß das ausgedehnte Vorspiel kultivieren. Es trägt wesentlich dazu bei, eine sexuelle Beziehung über die Jahre lebendig und aufregend zu halten.

Die Wochenenden und der Sport

Häufig beschweren sich Frauen darüber, daß sie Fußball-Witwen sind:

> Liebe Dr. Ruth,
> nach einem ganzen Wochenende mit Sportsendungen vor dem Fernseher fällt ihm plötzlich ein, daß er mich sich noch gar

nicht vorgenommen hat. Das ist etwa um halb zwölf am Samstagabend, wenn er die Sportnachrichten sämtlicher Spiele gehört hat, die er nicht besuchen konnte. Dann ist es an der Zeit, daß ich drankomme, oder er... Nach 48 Stunden, in denen man nichts als Grunzlaute und »Hei, mach mir noch'n Brot« hört, versucht er, sich mit etwa zehn Minuten Vorspiel aus der Affäre zu ziehen. Ich bin froh, daß wir keinen Revolver im Haus haben, sonst würde ich ihn vielleicht erschießen... Ich versuche, mir einige Spiele zusammen mit ihm anzusehen, aber aus mir wird nun mal kein Sportfreak. Ein Elfmeter bringt mich eben nicht auf Touren...

Diese Frau hat eine andere Möglichkeit, nämlich einfach mit ihm zu sprechen. Sie kann ihn bitten, auf ein Spiel aus dem ganzen Wust von Spielen und Ereignissen zu verzichten, die jede Woche übertragen werden, um etwas Zeit mit ihr zu verbringen. Er reagiert vielleicht verwundert über die ausgefallene Bitte, aber die Frau muß hart bleiben und sich den Protesten ihres Mannes widersetzen. Sie muß ihm klarmachen, daß wenn er sie auch noch nach Ende der Sportsaison bei sich haben will, er ihr am besten etwas mehr Aufmerksamkeit schenkt.

Es ist einfach wirklichkeitsfremd, von einer Frau zu erwarten, daß sie sich mit einem Mann einläßt, der sie das ganze Wochenende überhaupt nicht beachtet hat. Sie muß sich am Wochenende um ihn, die Wohnung und die Kinder kümmern, während er es sich bequem macht. Wenn ein Mann einfach nicht ohne Sport auskommen kann, sollte er sich bemühen, vor oder nach den Spielen einige Zeit mit seiner Frau zu verbringen. Aber entscheidend ist, daß er an den langen Sportwochenenden den Kontakt zu ihr aufrechterhält, wenn ihm daran liegt, ihr nach dem Wochenende anders als ein Fremder begegnen zu können. Und dann sollte er für ein sehr ausführliches und hingebungsvolles Vorspiel gerüstet sein. Sie verdient es.

Sag mir, daß du mich liebst!

Es heißt, ein Mann verliebt sich mit den Augen, eine Frau mit den Ohren. Frauen finden stärker als Männer Gefallen an Worten und Formulierungen, die darauf abzielen, ihr Feuer zu entfachen. Die alte Vorstellung, ihr verliebte Nichtigkeiten ins Ohr zu flüstern, entstammt einer Welt, in der der Mann die Worte der Liebe sprach und die Frau ihm daraufhin ihr Herz schenkte – oder etwas mehr. Hat sich die Welt verändert? In einem früher sehr beliebten Schlager hieß es, »Worte der Liebe, sanft und zart, gewinnen kein Mädchenherz mehr«. Ich bezweifle das. Auf keinen Fall aber verletzen sie sie.

Das Gespräch mit dem Partner, gleichgültig worüber, bringt Sie einander näher. Miteinander über die Tagesereignisse zu sprechen, sich zu öffnen, gemeinsam Pläne und Träume zu hegen und all die belanglosen Kleinigkeiten durchzugehen, aus denen ein Tag besteht, all das ist eine Art Vorspiel, denn es trägt zur Vertrautheit zwischen Ihnen bei.

Dr. Jekyll und Mr. Hyde

Wer morgens ins Büro geht und abends wieder nach Hause kommt, von dem wird oft erwartet, daß er mindestens zwei verschiedene Wesen am Tag ist. Vielleicht verlangt Ihre Arbeit von Ihnen, den ganzen Tag aggressiv, gerissen, skrupellos und kosteneffektiv zu sein. Wenn Sie dann zu Ihren Lieben heimkommen, sind diese Merkmale weniger gefragt. Zu Hause wird ein liebevoller Mann erwartet. Einigen kommt diese Veränderung wie die Umwandlung eines Monsters im Film vor, die nicht einfach zu bewerkstelligen ist. Und außerdem gibt es Zeiten, wo Sie eher dazu neigen, ein Monster zu werden, *nachdem* die Strapazen des Tages und der Stoßverkehr hinter Ihnen liegen. Sie haben Ihre Enttäuschungen und Ängste am Arbeitsplatz zurückgehalten, und der Trubel jetzt zu Hause läßt Herrn Kaltblütig aus dem Büro sich in ein knurrendes Untier mit bleckenden Zähnen verwandeln, es sei denn, er hat etwas Zeit,

Dampf abzulassen, oder er kann vor dem Abendessen wenigstens ein paar Minuten allein vor sich hindösen. Einigen Männern fällt es schwer, ihren Frauen das Bedürfnis danach nahezubringen. Die Frau, die den ganzen Tag allein mit dem Geplapper und den Fragen der Kinder zu Hause ist, erwartet ein bißchen angeregtes Geplauder mit einem Erwachsenen.

Oder heutzutage, wo die Frau arbeitet und vielleicht den anspruchsvolleren Beruf hat, kann die Situation umgekehrt sein. Oder beide Partner arbeiten, und einer ist am Ende eines Tages mehr mit den Nerven herunter als der andere.

Das ist die Zeit, wo die Menschen Verständnis für die Bedürfnisse des anderen aufbringen und bereit sein müssen, auf Bitten nach einem Eigenleben einzugehen. Die Partner in einer Ehe oder Freundschaft müssen eine Methode haben, wie sie das, was sie brauchen, bekommen und geben.

Über das Wort zur Berührung

Vorspiel heißt nicht, einfach an allen Knöpfen herumzuspielen und an den Scheiben zu drehen, die der Körper des Partners aufweist, um die eigene Sachkunde herauszukehren. Es sind die Worte, Gedanken, Vorstellungen und Spiele, die nur Sie beide teilen. Und Sie können sich nicht in all das hineindenken, wenn Sie nicht miteinander darüber sprechen.

Nach meiner Beobachtung sind die Ehepaare, die miteinander sprechen, auch im Vorspiel Meister.

Da ist zum Beispiel die Sache, wenn Sie sich lieben und haben noch einige Kleidungsstücke an. Das führt dazu, daß Sie mit den Kleidungsstücken kämpfen und schwer atmen müssen.

»Es ist das Gefühl, als täte man etwas Unerlaubtes«, erklärte mir ein Mann.

»Etwas Voreheliches, Schlüpfriges, *Schlechtes*! Meine Frau und ich, wir machen da manchmal etwas. Wir benehmen uns hin und wieder so wie zu der Zeit, als wir noch nicht verheiratet waren. Wir hatten immer mit Knöpfen, Strapsen, Verschlüssen und Schnallen zu kämpfen, da wir immer noch irgend etwas anhatten, wenn wir es machten... Das unterstreicht irgendwie die Tatsache, daß beide wirklich vorhaben, es zu tun, trotz der Hindernisse. Heute ziehe ich sie manchmal bis auf den BH und das Höschen aus, und sie zieht mich bis auf die Unterwäsche aus, und wir schmeißen uns aufs Bett, als ob wir es nicht erwarten könnten. Das wird immer ziemlich heiß. Manchmal werde ich ganz wild und zerreiße ihr den Schlüpfer, um an sie heranzukommen.«

Es war richtig schöner, ordinärer Spaß. Die Frau erzählte mir, sie ziehe Unterwäsche an, die sie ohnehin wegwerfen wolle, und er spiele den Reumütigen und kaufe ihr schöne, neue, erotische Sachen.

Du kratzt mir den Rücken...

Jedem also nach seinem Geschmack. Was den Leuten gefällt, was sie entweder sehr erregt oder was sie stundenweise machen, sich langsam steigernd...

Den Rücken reiben, die Innenseite der Schenkel streicheln, mit Federn die erogenen Zonen reizen, Zehen und Füße massieren...

Ein Klient war jahrelang mit einer Frau zusammengewesen, die es gern hatte, wenn er ausgiebig mit ihren Brustwarzen spielte. Als sie sich zerstritten, und er ein neues Verhältnis einging, machte er damit weiter, denn inzwischen konnte er es recht gut und es gefiel ihm selbstverständlich. Und wissen Sie was? Nachdem sie schon einige Zeit zusammen waren, gestand ihm die Frau, daß sie das kalt lasse, auch wenn es ihn auf Touren bringe. Aber sie hatte andere Vorlieben, insbesondere eine. Er nahm alles mit Humor und fragte sie zu gegebener Zeit, woran sie denn so besonderen Gefallen habe. Sie sagte nichts, sondern nahm seine Hand, führte sie an ihren Anus und fuhr mit seinem Finger ganz leicht außen um die Öffnung. Das also gefiel ihr. Später machte sie es bei ihm auch – mit durchschlagendem Erfolg!

Und manchmal lohnt es sich, die Rollen zu vertauschen. Dann ist die Frau der Aggressor, der geschickte Liebestechniker, der den Mann liebkost, kitzelt, anstachelt, der daliegt und es mit sich geschehen läßt, bis er vor Verlangen stöhnt.

Es gibt Männer, die das nicht ertragen. Vielleicht sind sie eigentlich noch kleine Jungen, die glauben, daß Cowboys ihre Pferde nur küssen. Viele Männer wissen einfach nicht, was ihnen entgeht, wenn sie sich nicht dazu bereit finden, sich hinzulegen und zu genießen, wenn sie befriedigt werden.

Jemanden zu lieben und geliebt zu werden bestärkt das Gefühl, daß der Partner einem zärtlich zugetan ist, und beide, der Mann wie die Frau, brauchen dieses Gefühl. Das verbale und nichtverbale Vorspiel vermitteln gleichermaßen die Botschaft: »Ich liebe dich zärtlich, du bist mir sehr teuer.« Es gibt kaum etwas Wichtigeres, das ein Mensch vermitteln oder aufnehmen könnte.

Etwas lauter bitte!

Wenn zwei Menschen nicht miteinander über den Sex sprechen, ist es oft auch im Schlafzimmer totenstill. In einem lebenslustigen Schlafzimmer sollte es sich nicht wie in einem Grab anhören. Welches sind die Laute der Liebe?

Hören Sie einmal!

Feuchte, saugende, schmatzende Laute, vermischt mit undeutlichen hohen Schreien und gutturalem Grunzen. Schweine an der Tränke? Nicht sehr wahrscheinlich in der stockfinsteren Nacht. Schweine werden am Tage gefüttert. Keine Schweine, die fressen, nein – zwei Menschen, die sich in einer heißen Nacht im Dunkeln lieben.

Dies ist nicht die Tonspule eines Films. Es ist echt.

Im Film lieben sich die schönen Menschen auf anmutige Art in mildem Licht und unscharf, während nicht sichtbar irgendwo ein Orchester spielt. Das ist das Bild, das viele Menschen bevorzugen, und deshalb läuft in vielen Schlafzimmern auch das Radio oder der Plattenspieler, um nämlich das Grunzen, Schreien und Schmatzen zu übertönen.

Einige Leute mögen die anstößigen oder saugpumpenartigen Laute des Sex und finden sie sehr anregend.

Andere mögen in der einen Woche die ungeschönten, feuchten Laute hören, und in der nächsten Woche das Wiegenlied von Brahms.

Ein Plattenspieler eignet sich am besten, wenn Sie die Musikauswahl ganz allein bestimmen wollen. Sie können Ihren Partner bitten, bei der Auswahl der Platten zu helfen. Sie können beide auswählen, was Ihnen gefällt – Debussy an einem Abend, einen flotten Marsch am anderen, wenn Sie beide möchten, daß die Musik im Takt einfällt!

Viele Leute ziehen das Radio vor. Wenn man nämlich Radiomusik eingestellt hat, muß man nicht im falschen Augenblick aufstehen, um die Platte zu wechseln. Aber meiden Sie Programme, die regelmäßig Nachrichten bringen! Das kann sehr ablenken. Ehepartner erzählten mir, daß sie sich gerade gegenseitig oral befriedigten, als die Nachrichten im Radio den Bericht über einen Alligator brachten, der in einer Kleinstadt im Süden der USA gewütet und mehrere Bewohner gefressen hatte. Dadurch kam es zu einer Unterbrechung, jedenfalls für einige Zeit.

Aber ob Sie nun diese sinnlichen, rauhen und natürlichen Laute lieben oder barocke Klänge oder Rock 'n' Roll vorziehen, Sie sind auf jeden Fall besser dran als diejenigen, die in erstickter und erstickender Stille ganz vorsichtig verbotene Liebe treiben.

> Liebe Dr. Ruth,
> ich bin sicher, eine ungewöhnlich große Scheide zu haben, und wenn wir zusammen schlafen, gibt es diese unschönen, schlürfenden Geräusche. Ich versuche dann, mich nicht so stark zu bewegen, aber damit erreiche ich genau das Gegenteil. Ihn stört das nicht, aber einmal fing er an zu lachen und hielt dann inne, als er merkte, daß ich nicht mitlachte. Ich spürte, wie ich im Dunkeln rot wurde. Wenn ich wenigstens nicht rot würde! Eine Kuh hat eine so große Scheide, aber sie muß wenigstens nicht rot werden. Was kann man da machen?...

Meine Liebe,
seien Sie froh, eine Scheide zu haben; sie kann eine solche Lust sein, und sie gibt soviel Lust. Ihr Gefährte scheint ein netter Mann zu sein. Er hat Humor und ist auch rücksichtsvoll – er hörte auf zu lachen, als er merkte, daß das unangebracht war. Wenn Sie ihn etwas besser kennen und ihm vertrauen, können Sie vielleicht auch einmal mit ihm über etwas Lustiges lachen. Lachen ist im Schlafzimmer nicht völlig fehl am Platz. Im Sarg vielleicht. Lassen Sie in der Zwischenzeit das Radio laufen. Wenn Sie sich genieren, diese Neuigkeit bei Ihren Liebensangewohnheiten zu erklären, erfinden Sie eine kleine Notlüge. Viele Menschen finden Musik erotisch. Sagen Sie ihm, Sie gehörten zu diesen Leuten. Vielleicht errät er den wahren Grund, aber er wird denken, daß Sie eine kluge Frau sind, sich eine so taktvolle Art auszusuchen, dieses Problem anzugehen. Wenn einer der Partner die sinnlichen Laute des Beischlafs als Ärgernis empfindet, muß Musik her. Das ist besser als der Versuch, diese Geräusche durch zögerndes Verhalten bei der Liebe unterdrücken zu wollen.

Wenn Sie sich einer Sache schämen, erledigen Sie sie so verstohlen Sie können. Körperliche Liebe ist nichts, dessen man sich schämen müßte. Als Sexualtherapeutin bin ich jedesmal bekümmert, wenn ich von sexueller Stille höre. Es gibt zwei Arten sexueller Stille – die eine, die durch das Fehlen von Geräuschen im Schlafzimmer des sich liebenden Paares entsteht, die andere, die dadurch hervorgerufen wird, daß die Leute sich nie mit ihrem Ehepartner, Liebhaber, ständigen Begleiter, Partner oder wie immer man das nennen will, über sexuelle Fragen unterhalten.

Weder die eine noch die andere Art führt zu sexueller Befriedigung.

Der starke, stille Typ

Ich höre oft von Frauen die Klage, daß ihr Mann beim Lieben keinen Ton von sich gibt. Bis auf ein Stöhnen im Augenblick der Ejakulation lieben viele Männer so, »als wären sie Einbrecher, die Angst haben, eingesperrt zu werden«, wie eine Frau es einmal ausdrückte.

Viele Männer, die zum »starken, stillen Typ« erzogen wurden und denen man beibrachte, ihre Gefühle nicht zu zeigen, haben es schwer, ihre Empfindungen während des Geschlechtsverkehrs auszudrücken.

Aber die Frau möchte Gewißheit über das, was der Mann empfindet. Wenn eine Frau ihren Partner dazu bringt, vor Wonne zu stöhnen und zu schreien, ist das letztlich auch ein Tribut an ihre eigene Sexualität.

Seien Sie jederzeit eine Dame!

Viele Frauen sind schon als kleine Mädchen dazu erzogen worden, sich wie eine Dame zu benehmen, mit Würde und Selbstbeherrschung. Offensichtlich schreit und kreischt eine Dame im Bett nicht. Was sollen die Nachbarn denken? Von den Kindern im Zimmer nebenan ganz zu schweigen. Doch es gibt Momente, wo man das Damesein übertreiben kann.

Was sollen die Kinder denken?

Ich empfehle ganz bestimmt nicht, daß die Eltern ihre Kinder in ihr Schlafzimmer lassen, um den Geschlechtsverkehr mitzuerleben. Aber wenn die Kinder gelegentlich etwas Lärm aus dem Elternschlafzimmer hören, was ist dabei? Die sexuelle Betätigung muß nicht in Grabesstille erfolgen. Wenn kleine Kinder am nächsten Morgen fragen, was das für ein Lärm war, kann man ihnen erzählen, daß Mama und Papa miteinander gescherzt haben oder daß Papa Mama gekitzelt habe. Wenn die Kinder wissen, daß Mama und Papa Spaß zusammen haben im Schlafzimmer, kann kein Schaden angerichtet werden.

»Hallo, Dr. Ruth. Ich habe folgendes Problem: Meine fünfjährige Tochter ist vor kurzem ins Zimmer gekommen, als mein Mann und ich beim Sex waren, und ich möchte gern wissen, wie ich mich verhalten soll. Was soll ich ihr sagen?«

»Hat sie irgend etwas gesagt, irgendeine Frage gestellt?«

»Sie war sehr verstört. Sie hat geweint und gemeint, mein Mann täte mir weh.«

»Wissen Sie, ich bin froh, daß Sie das fragen, weil das etwas ist, das sehr, sehr vielen Eltern passiert, die kleine Kinder haben. Zunächst einmal für die Zukunft: Bitte schließen Sie die Schlafzimmertür ab. Dann brauchen wenigstens Sie sich nicht zu sorgen.«

»Gut.«

»Und jetzt weiter. Ich würde sie zur Seite nehmen, wenn Sie mit ihr allein sind, vielleicht bei einem Eis, und würde ihr sagen: ›Hör mal, Schatz, als du vor ein paar Tagen zu uns ins Zimmer gekommen bist, hat Papa der Mama nicht weh getan. Mama und Papa haben sich liebgehabt, und das ist etwas Schönes. Du hast vielleicht gedacht, daß er mir weh tut, weil ich gestöhnt und geseufzt habe.‹ – Gebrauchen Sie Worte, die sie verstehen kann. Sie können auch ein Buch nehmen, in dem Kindern erklärt wird, wie Kinder zur Welt kommen, und ihr sagen, daß Mama und Papa sich genauso umarmt und geküßt und liebgehabt haben. Gebrauchen Sie diesen Ausdruck, und sagen Sie ihr, daß es Ihnen gut tut. Wenn Sie dabei ein bißchen stöhnen und seufzen, dann nur, weil Ihnen das gut tut.«

»Gut.«

»Und wenn du einmal groß bist, wirst du selbst einen Mann haben und wirst ihn auch liebhaben.«

»Gut, das mache ich. Vielen Dank.«

Wenn Sie Angst haben, im Schlafzimmer zuviel Lärm zu machen, beeinträchtigt das Ihr Liebesspiel, und wenn Sie Angst haben, Ihren Gefühlen freien Lauf zu lassen, werden Sie nicht mehr sagen wollen: »Drück da ein bißchen fester« oder »Mach weiter so!«

Wenn Sie außerhalb des Schlafzimmers ungezwungen über Sex sprechen können, ist es leichter, *im* Schlafzimmer um etwas zu bitten. Sich in sexuellen Dingen auszuschweigen, ist eine mißliche Angewohnheit, die nur schwer abzulegen ist, aber ergreifen Sie die Chance, tun Sie etwas dagegen!

Eine gute Zeit, über das zu sprechen, was Ihnen beim Sex besonders gefällt, sind jene köstlichen Augenblicke, wenn man nach dem Sex daliegt und vielleicht darauf wartet, daß die nächste Welle kommt. Und so kann man die Mauer des Schweigens durchbrechen. Sagen Sie, was schön an dem war, was gerade zwischen Ihnen geschehen ist. »Liebling, das war phantastisch!« Das ist ein guter Einstieg. Aber fügen Sie nicht hinzu: »Warum kann es nicht immer so sein?« Achten Sie auf die kleinen Scherze und die sogenannte liebenswerte Kritik. In diesen Dingen ist jeder äußerst empfindlich. Nur eine kleine unbedachte Äußerung zum falschen Zeitpunkt, und man greift scheinbar sein ganzes Sexualleben mit diesem Partner an.

Nun kann es sein, daß Sie etwas in Ihrem Sexualleben ansprechen müssen, das negativ ist. Machen Sie das nicht im Schlafzimmer! Das ist der Ort der Liebe, und die Atmosphäre dort ist heilig und sollte nicht gestört werden. Sprechen Sie über anstehende Rechnungen, den Besuch Ihrer Schwägerin und unerfreuliche Seiten Ihres Sexuallebens bei einer Tasse Kaffee in der Küche, und zwar mit genügendem zeitlichen Abstand zum letzten oder nächsten sexuellen Beisammensein.

Das ist der Ort, wo Sie erklären können, daß Sie das »Ei-tei-tei«-Babygeschwätz nicht ertragen. In der Küche, nicht im Schlafzimmer.

Erzählen Sie von Ihrer Lust, Ihren Wünschen und Phantasien im Schlafzimmer. Heben Sie die schlechten Nachrichten für andere Orte und einen anderen Zeitpunkt auf.

Der Seufzer, der alles veränderte

»Nicht, daß unser Sexualleben schlecht wäre«, erklärte die Frau. »Es fehlt einfach irgendwas. Wir wollen mehr, wie soll ich sagen, mehr Pfeffer.« Der Mann und seine Frau saßen in meiner Praxis. Die Frau führte das Wort. Sie hatte wirklich Pfeffer. Der Mann sagte nichts. Ich vermutete, daß er im Bett zuwenig Pfeffer hatte. Er war verschlossen. Ich merkte das, als ich mit ihnen sprach – das heißt mit ihr.

Ich erfuhr, daß es bei ihnen im Schlafzimmer still zuging. Selbst wenn sie etwas lauter wurde, konnte er das mit seinem Schweigen unterdrücken, das nicht nur das Schlafzimmer, sondern die ganze Wohnung füllte. Er sorgte ausreichend für die finanzielle Seite, er war Wirtschaftsberater, aber noch besser sorgte er für Stille. Er war nicht bösartig oder kooperationsunwillig und räumte in einsilbigen Antworten ein, daß er nicht gerade Heiterkeit in der Ehe verbreitete. Ich forderte ihn auf, er solle versuchen, zu Hause ein paar Gefühle zu zeigen, als eine Art Übung. Keine Übertreibungen, nur jeweils kleine Versuche. Er sagte, er wolle es versuchen, wußte aber nicht, wie er es anstellen sollte.

Ein paar Tage darauf lag er abends mit ihr auf dem Sofa, den Kopf an ihre Schulter gelehnt und versuchte, Empfindungen zu zeigen. Der Gedanke war ihm fremd, lähmte ihn. Und er seufzte.

Sie fuhr ihm über das Haar.

War es das? Der Austausch? Die Gefühlsäußerung?

Er seufzte erneut. Sie fuhr ihm weiter über das Haar und gab einen sanften Laut von sich, und er seufzte. Dann stöhnte er ein wenig. Und seine Frau entschied, daß sich hier etwas tat.

Am Abend im Bett ermunterte sie ihn, sich an sie zu schmiegen und wieder etwas zu seufzen, was er tat. Er seufzte und stöhnte, und kurz darauf liebten sie sich. Und wissen Sie was diese Liebesszene hatte? Pfeffer!

Danach lehnte sich dieser starke, stille Wirtschaftsprüfer, wenn er nach Hause kam, an seine Frau und stöhnte regelmäßig, und ihr gefiel das! Endlich konnte sie ihm etwas entlocken. Dieses wunderbare und inbrünstige Seufzen und Stöhnen nach all dem Schweigen!

7.

Die Legende vom phantastischen Orgasmus bei jedem Mal

»Hallo, Dr. Ruth. Ich heiße Fred. Ich habe ein kleines Problem. Man hat mir eine Frage gestellt, und deshalb wende ich mich an Sie. Meine Freundin und ich, wir sind sehr eng befreundet.«

»Mit Verhütungsmittel?«

»Ja.«

»Sehr gut.«

»Und die Frage?«

»Wir wollen in etwa zwei Jahren heiraten. Aber sie hat mich gefragt... Wie kann ich ihr erklären, ob sie einen Orgasmus gehabt hat?«

»Wie Sie erklären können...?«

»Sie hat mich gefragt, was es dann für ein Gefühl ist, und ich konnte es ihr nicht sagen.«

»Also, sie möchte wissen, was es für ein Gefühl ist, wenn *Sie* einen Orgasmus haben?«

»Wenn *sie* einen hat. Sie weiß nicht, was sie dann spürt...«

»Ah ja.«

»Ob sie einen gehabt hat oder nicht. Da ist sie sich nicht sicher.«

»Jetzt verstehe ich. Das können Sie ihr nicht erklären, denn der einzige Mensch – es ist übrigens eine interessante Frage –, der einzige Mensch, der ihr das sagen kann, ist sie selbst. Auf keinen Fall können Sie ihr sagen, ob sie einen Orgasmus gehabt hat oder nicht. Und wenn sie Ihnen sagt, daß sie nicht weiß, ob sie einen gehabt hat oder nicht, würde ich sagen... Kennen Sie das Buch, das ich sehr oft erwähne, *For Yourself* von Lonnie Barbach? Denn mir scheint es, ich bin mir natürlich nicht sicher, aber mir scheint es so, als hätte sie keinen Orgasmus gehabt. Sonst hätte sie nicht eine solche Frage gestellt. Sie würde wissen, ob sie einen Orgasmus gehabt hat.«

»Mir scheint es so, als hätte sie einen, denn sie fängt an zu zucken…«

»Ja, aber in der sexualtherapeutischen Literatur gibt es etwas, das man den verpaßten Orgasmus nennt. Es gibt Frauen, die tatsächlich einen Orgasmus haben, die alle physiologischen Empfindungen eines Orgasmus aufweisen, und doch wird er nicht als lustvolles Erlebnis, als Orgasmus erlebt. Wenn das vorliegt, kann ein Sexualtherapeut ihr helfen.«

»Gut.«

»Was ich machen würde – Ihre Beziehung ist gut, Sie nehmen Verhütungsmittel. Ich würde ihr empfehlen, wenn sie nicht wirklich weiß, ob sie einen Orgasmus gehabt hat, das Buch *For Yourself* zu lesen, und wenn sie dort keine Antwort findet, einen Termin auszumachen. Wissen Sie, manchmal genügt es, mit einem Berater zu reden, mit einem Sexualtherapeuten, nur eine Sitzung, nur um sich etwas zu informieren.«

»Gut.«

»Aber lassen Sie die Sache nicht schleifen. Ich habe den Eindruck, Sie sind ein besorgter junger Mann. Also lassen Sie es nicht schleifen, ja?«

»In Ordnung.«

»Danke schön für den Anruf.«

Viele Frauen fragen sich, wie ein Orgasmus ist, egal ob sie je einen gehabt haben oder je haben werden. Viele Frauen, die zu mir in die Privatpraxis kommen, sind auf der Suche nach dem überwältigenden Orgasmus, der nie ausbleibt.

Der Orgasmus verschafft das herrliche Gefühl der Befreiung, nachdem sich die Spannung während des sexuellen Erlebnisses aufgebaut hat. Aber ein Orgasmus ist nicht unbedingt wie der andere. Sie ähneln stark dem Niesen – manchmal gewaltig, manchmal bescheiden.

Klitoraler und vaginaler Orgasmus

Sigmund Freud hat gelehrt, daß es zwei Arten von Orgasmus gebe. Er unterschied zwischen klitoralem Orgasmus, bei dem die Klitoris direkt gereizt wird, bis die Frau einen Orgasmus erreicht, und dem vaginalen Orgasmus, bei dem die Frau ohne Reizung der Klitoris zum Orgasmus kommt. Ohne an dieser Stelle in eine physiologische Abhandlung eintreten zu wollen, genügt der Hinweis, daß wir das heute anders sehen.

Das ist wichtig, denn Freud behauptete weiter, daß der vaginale Orgasmus nur von der »reifen« Frau erlebt wird, während den klitoralen nur die »unreifen« Frauen erleben. Noch bis zum Vorliegen relativ neuer Forschungsergebnisse vor allem von Masters und Johnson, aber auch von anderen, glaubten viele Menschen an Freuds Unterteilung des Orgasmus. Und noch immer leben viele, Männer wie Frauen, mit dem Irrglauben, daß die Frau keine reife Frau ist, wenn sie beim Geschlechtsverkehr keinen Orgasmus bekommt, wenn die Empfindung des Penis in ihrer Scheide sie ohne Stimulation der Klitoris nicht zum Orgasmus bringt.

Es ist wichtig, daß die Menschen begreifen, daß die Klitoris auf die eine oder andere Weise, durch direkte oder indirekte Reizung, *immer* mit dem weiblichen Orgasmus in Verbindung steht.

Zahlenspiel

Durch Forschungsergebnisse ist belegt, daß heute etwa 30 Prozent der amerikanischen Frauen beim Geschlechtsverkehr einen Orgasmus erleben. Glücklicherweise nimmt diese Zahl offenbar zu, da die Menschen in sexuellen Dingen immer informierter werden. Aber selbst bei diesen 30 Prozent, die einen Orgasmus haben, wenn der Penis in der Scheide ist, spielt das Reizen der Klitoris eine Rolle. Die Klitoris befindet sich an der oberen Spitze der kleinen Schamlippen. Beim Geschlechtsverkehr bewegt sich die dünne Muskelhaut, die ihn bedeckt, über der »erigierten« Klitoris vor und zurück und sorgt damit für eine indirekte Reibung.

Ungefähr weitere 30 Prozent der Frauen in den Vereinigten Staaten brauchen direkte manuelle oder andere (oral, mit einem künstlichen Glied, einem Vibrator u.a.m.) Stimulation der Klitoris, um zum Orgasmus zu kommen. Einigen dieser Frauen kann man beibringen, beim Geschlechtsverkehr einen Orgasmus zu erleben. Viele Umstände sind von Bedeutung, und nicht der unwichtigste ist, wie stark das Verlangen der Frau nach diesem Erlebnis ist.

Weitere 30 Prozent haben überhaupt keinen Orgasmus. Die meisten dieser Frauen können lernen, wie sie durch direktes Reizen der Klitoris einen Orgasmus bekommen, und einigen kann man dann noch beibringen, wie sie beim Geschlechtsverkehr zum Orgasmus kommen können, wieder vorausgesetzt, sie wollen es. Auf jeden Fall sollte jede Frau, die einen Orgasmus haben möchte, lernen, wie sie ihn herbeiführen kann, oder es zumindest versuchen.

Die verbleibenden zehn Prozent der Frauen lassen sich etwa in zwei gleich große Gruppen der beiden Extreme unterteilen. Fünf Prozent erleben sehr leicht einen Orgasmus. Es sind die Frauen, die in einer langweiligen Vorlesung sitzen, am Strand ein Buch lesen oder im Kino sein können und nur die Muskeln der Oberschenkel anzuspannen und damit indirekt ihre Klitoris zu reizen brauchen, um sich bei entsprechenden erotischen Vorstellungen zum Orgasmus zu bringen.

Eine ältere Frau erzählte mir einmal, wie es in den menschenunwürdigen Fabrikhallen in New York war, wo sie als junges Mädchen arbeitete, als die Nähmaschinen noch ein Trittpedal hatten. Als sie anfing, dort zu arbeiten, fiel ihr auf, daß einige Frauen hin und wieder ganz rot im Gesicht wurden und immer schneller das Fußpedal traten, bis sie plötzlich entspannt aufseufzten, geheimnisvoll lächelten und dann in normalem Tempo weiternähten. Nach einiger Zeit kam diese Frau, die sehr leicht einen Orgasmus bekam, hinter das Geheimnis: Wenn sie das Pedal in einem bestimmten Rhythmus trat und rechtwinkelig zur Maschine saß, konnte sie sich selbst zum Orgasmus bringen. Da verstand sie, worüber diese Frauen gelegentlich lächelten.

Die restlichen fünf Prozent der Frauen gehören zu denen, die zum Orgasmus nicht fähig sind. In der Regel sind das Frauen mit tiefsitzenden psychologischen Problemen, etwa mit akuten Depressionen, oder Frauen mit schweren körperlichen Leiden. Weitere Gründe für ein völliges Fehlen orgastischer Reaktionen sind der Alkoholismus und bestimmte drogenbedingte Störungen.

Keine Frau sollte versuchen, selbst zu entscheiden, ob sie zu diesen fünf Prozent gehört. Vermutet sie es, und wünscht sich die Fähigkeit zum Orgasmus, sollte sie ärztliche Hilfe in Anspruch nehmen. Und sie sollte nicht dem ersten Arzt glauben, der sie zu diesen fünf Prozent zählt, und auch nicht dem zweiten und dem dritten. Selbst für diese Frauen gibt es Hoffnung, durch die Tiefentherapie.

Ein Orgasmus ist ein Orgasmus ist ein Orgasmus

Eine weitverbreitete Legende über den Orgasmus besagt, daß bei jedem Orgasmus der Frau die Erde beben und der Himmel sich auftun muß. So ist es aber nun einmal nicht. Oft ähnelt ein Orgasmus eher einem sanften, angenehm lösenden Gefühl als einem Erdbeben. Aber wenn eine Frau das nicht weiß, ist sie sehr schnell mit sich und ihrem Partner unzufrieden. Sie sagt ihrem Partner unter Umständen, daß er kein guter Liebhaber ist, weil andere Männer ihr zu den höchsten Höhen der Lust verholfen haben, während es bei ihm nur ein ganz schwacher Orgasmus war. Wenn sie, anstatt ihn oder sich selbst zu beschuldigen, wüßte, daß ihre Orgasmen einmal stärker einmal schwächer sind, ließe sich viel Unglück vermeiden.

Ein Phänomen in der psychosexuellen Therapie ist der sogenannte verpaßte Orgasmus, den wir schon zu Beginn dieses Kapitels erwähnt haben. Das ist ein Orgasmus, der tatsächlich eintritt, aber so wenig ausgeprägt ist, daß die Frau ihn nicht als angenehmes Gefühl empfindet. Sie meint vielleicht, daß ihre sexuelle Spannung sich etwas gelöst hat. Auch hier kann das Wissen um dieses Phänomen viele Enttäuschungen ersparen.

»Hallo, Dr. Ruth. Wie geht es Ihnen?«

»Danke, gut.«

»Also, mein Problem ist, daß ich einen ungewöhnlich kleinen Penis habe. Ich meine, ich muß ihn irgendwie größer machen. Jetzt frage ich mich, ob irgendeine dieser Vorrichtungen funktioniert.«

»Ich möchte Ihnen eine Frage stellen. Hat sich je eine Frau, mit der Sie Geschlechtsverkehr hatten, beschwert? Oder ist das alles nur in Ihrem Kopf, daß Sie so einen kleinen Penis haben?«

»Ich glaube nicht, daß sich eine beschwert hat, aber ... ich glaube, es ist überwiegend in meinem Kopf. Aber sehen Sie, wenn wir zum Beispiel zum Strand gehen mit einigen anderen Leuten, dann macht sich mein Freund meistens über mich lustig, verstehen Sie?«

»Erstens, wie kommt es, daß er Ihren Penis sieht?«

»Wie es kommt? Wir baden manchmal nackt.«

»Gut. Erstens ist er dann kein guter Freund. Das mal zum Anfang. Denn jeder Penis, auch ein kleiner, wird steif, und das verhältnismäßig stärker als ein großer. Und wenn sich nie eine Frau beklagt hat, würde ich zwei Dinge tun. Ich würde gar nicht über Vorrichtungen nachdenken. Ich würde erst einmal zu einem Arzt gehen, einem Urologen oder Internisten, und herausfinden, ob Ihre Vorstellung über die Größe Ihres Penis überhaupt zutrifft, oder ob er zwar klein ist, das aber innerhalb der Norm. Dann sagen Sie Ihrem Freund, damit aufzuhören, denn an diesen Späßen ist nichts Lustiges. Das ist so, als machte man sich über jemanden lustig, der geistig ein bißchen schwerfällig oder sehr klein ist, und das ist nicht besonders lustig. Ich würde dem Freund sagen ... er soll aufhören damit, wenn er Ihr Freund bleiben will. Und Sie, Sie sollten einen Arzt aufsuchen. Und wenn Sie das nächste Mal onanieren, da habe ich eine Idee.«

»Ja?«

»Sie nehmen ein Zentimetermaß.«

»Ja.«

»Ich möchte, daß Sie Ihren Penis messen.«

»Ja.«

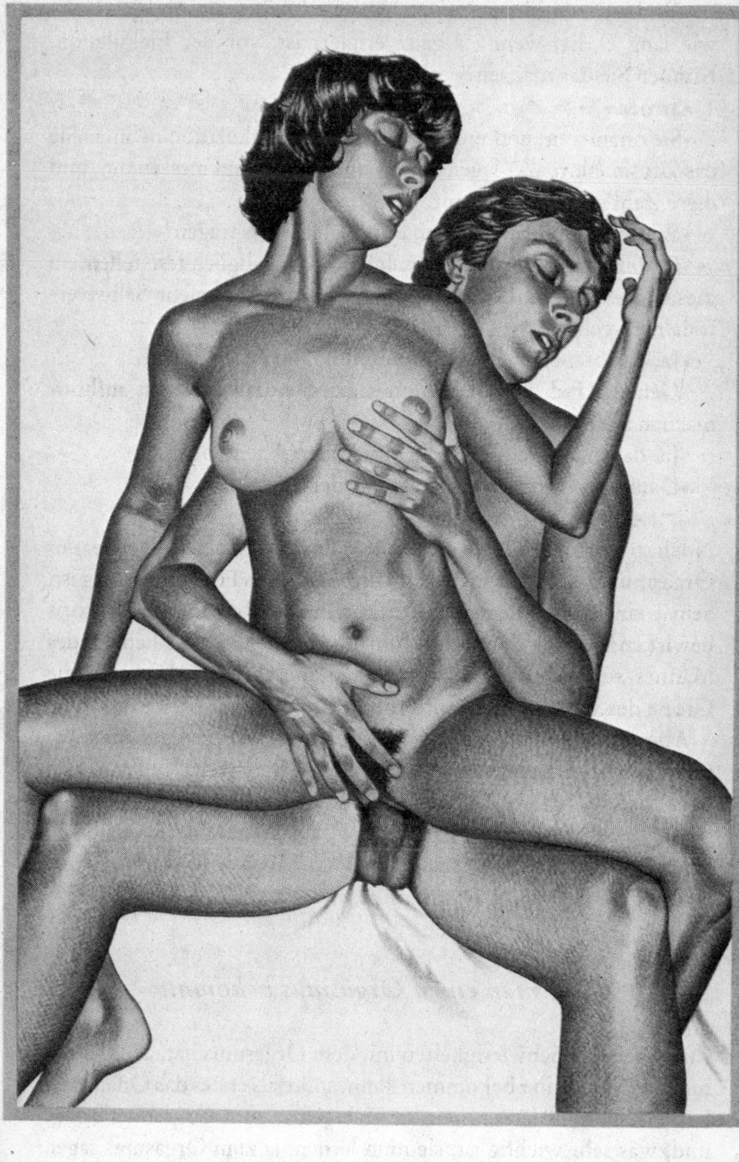

»Und wenn Sie ihn gemessen haben, schreiben Sie mir bitte kurz, wie lang er ist, wenn er ganz erigiert ist, vor der Ejakulation. Können Sie das machen?«

»Sicher.«

»Sie onanieren, und unmittelbar vor der Ejakulation nehmen Sie das Zentimetermaß – legen Sie es neben sich – und messen ihn, und diese Zahl schreiben Sie mir.«

»Wie ist die Normalgröße? Kann ich Sie das fragen?«

»Es gibt keine Normalgröße. Ich möchte lediglich feststellen, ob dieses Messen nicht dazu beiträgt, Ihnen etwas mehr Selbstvertrauen zu geben.«

»Ja, das brauche ich – Aufmunterung.«

»Genau. Und diesem Freund sagen Sie, daß er damit aufhört, machen Sie das?«

»Ja, das mache ich. Und einen schönen Abend noch.«

»Danke für Ihren Anruf. Auf Wiedersehen.«

Noch so eine Legende! Je größer der Penis, desto befriedigender der Orgasmus. Die Wahrheit ist, daß die Größe des Penis unwichtig ist. Selbst ein kleiner Penis kann die indirekte Reizung der Klitoris bewirken, die zum Orgasmus führt. Es ist die Geschicklichkeit des Mannes, seine Geduld und sein Verständnis als Liebhaber, nicht die Größe des Penis, die seine Partnerin zum Orgasmus bringt.

Aber tatsächlich hat der Orgasmus der Frau weniger mit dem Geschick des Partners als mit der eigenen Bereitschaft zu tun, sich ganz hinzugeben und sich der Lust zu überlassen, die zum Orgasmus führt. Der beste Liebhaber der Welt kann bei einer Frau keinen Orgasmus bewirken, wenn sie ihn nicht haben will.

Wie man einen Orgasmus bekommt

Eine Frau, die Schwierigkeiten mit dem Orgasmus hat, aber lernen möchte, wie sie ihn bekommen kann, sollte als erstes das Onanieren lernen. Sie muß lernen, wie sie sich selbst zum Orgasmus bringt und, was sehr wichtig ist, sie muß lernen, ja zum Orgasmus sagen zu können. Sehr oft haben Frauen aufgrund ihrer Erziehung eine starke Abneigung dagegen, ihre positiven sexuellen Empfindungen auszudrücken. Der beste Weg für eine Frau, diese Ablehnung zu überwinden, sich der sexuellen Lust hinzugeben und zu lernen, wie sie einen Orgasmus bekommen kann, besteht darin, die eigenen Genitalien zu erkunden.

Ein guter Anfang ist es, sich auf das Bett zu legen, die Beine hochzulegen und einen Spiegel zur Hand zu nehmen, damit sie die eigene Vagina gut sehen kann. Sie sollte die großen und kleinen Schamlippen erkunden und sich die Zeit nehmen, sich zu streicheln. Hilfreich ist auch, wenn sie sich in der Badewanne oder beim Duschen streichelt. Das Wichtige ist, sich die Zeit zu nehmen und zu erkunden, wie stark der Druck auf die Klitoris sein muß und welcher Rhythmus und welche Geschwindigkeit sie am wirkungsvollsten zum Orgasmus bringen.

Sie kann auch einen Finger in die Scheide einführen, oder sonst etwas Glattes aber Hartes, zum Beispiel den Griff einer Haarbürste oder ein künstliches Glied, um andeutungsweise die Empfindung eines Penis zu haben, während sie gleichzeitig ihre Klitoris streichelt und an etwas Erotisches denkt. Es ist wichtig, daß sie ganz locker ist und sich ihren sexuellen Phantasien hingibt, damit sie sich nicht wie eine Beobachterin der eigenen sexuellen Reaktionen vorkommt.

Wenn eine Frau angestrengt in sich hineinhorcht – Bin ich erregt? Bin ich jetzt schon mehr erregt? Verspüre ich irgendwelche Lust, wenn ich dies tue? –, wird sie kaum in der Lage sein, sich den Empfindungen der sexuellen Lust ganz hinzugeben. Und dieses Aufgehen in der eigenen Sinnlichkeit ist entscheidend.

Oft lassen sich Frauen, wenn sie sich selbst die Fähigkeit zum Orgasmus beizubringen versuchen, nicht genügend Zeit. Wenn sie nicht nach spätestens zehn Minuten sexuell erregt sind und einen Orgasmus gehabt haben, werden sie ungeduldig. Sie denken: Wozu das Ganze? Schließlich sind sie sehr ungehalten und frustriert. Wenn man diese Reaktion im voraus sieht, fällt es der Frau womöglich leichter, Geduld zu haben, ihren eventuellen Unwillen zu besiegen und zielstrebig ihre sexuellen Reaktionen weiter zu erkunden. Wenn sie sich nicht gehenlassen kann, ist das ein

Problem, das ein Berater im allgemeinen relativ einfach beheben kann.

Die Frau muß begreifen, daß es nichts Verwerfliches ist, sich die Zeit zu nehmen und langsam und geduldig Schritt für Schritt ihren Körper kennenzulernen, wenn sie sich beibringt, wie sie einen Orgasmus bekommt. Bei alldem ist wichtig, daß sie ganz für sich ist und sicher sein kann, nicht gestört zu werden. Im allgemeinen rate ich den Frauen, die zu mir kommen, das Telefon auszuhängen und sicherzustellen, daß sie wenigstens eine Stunde von niemandem gestört werden. Oft empfehle ich ihnen, etwas Musik zu hören, vielleicht ein Glas Wein zu trinken, und grundsätzlich alles zu tun, was sie von anderen Dingen ablenkt.

Sich selbst beizubringen, wie man einen Orgasmus bekommt, sollte nicht als eine unangenehme Aufgabe betrachtet werden. Wenn es beim ersten Mal nicht klappt, verlieren Sie nicht den Mut. Lassen Sie ein paar Tage vergehen, und versuchen Sie es noch einmal. Die meisten Frauen sind am Ende in der Lage, sich selbst zum Orgasmus zu bringen.

Hat eine Frau einmal gelernt, sich selbst zu befriedigen, kann sie auch ihrem Partner zeigen, wie er sie zu einem Orgasmus bringen kann. Wenn sie zusammen im Bett liegen, sollte sie seine Hand über ihre legen, wenn sie ihre Klitoris reizt und sich zum Orgasmus bringt. Später kann sie ihre Hand über seine legen und ihn durch die entsprechenden Bewegungen führen. All das kann unbeholfen und peinlich sein, aber bei einem liebevollen und geduldigen Mann, dem daran liegt, daß seine Partnerin sexuelle Lust empfindet, können die meisten Frauen lernen, eine wirklich erfüllte sexuelle Beziehung aufzubauen.

Angenehme Schwingungen

»Hallo, Dr. Ruth. Ich heiße Doug. Meine Verlobte und ich, wir hatten ein halbes Jahr lang phantastischen Sex, und jetzt, ganz plötzlich, kann ich sie offenbar nicht mehr befriedigen.«

»Haben Sie mit ihr darüber gesprochen?«

»Ja. Es ist so, als kämen wir bis zum Höhepunkt, aber nie darüber hinaus.«

»Aber vielleicht bildet sie sich das nur ein. Vielleicht hat es gar nichts mit Ihnen zu tun.«

»Oft sind wir zusammen, und ich ejakuliere unmittelbar, bevor sie soweit ist, und das beunruhigt sie.«

»Ejakulieren Sie sehr schnell?«

»Nein, denn ich streichle sie sehr gerne...«

»Wenn es um vorzeitige Ejakulation geht, dann ist das ohne weiteres zu beheben, wenn Sie einen Sexualtherapeuten oder eine Spezialklinik aufsuchen.«

»Okay.«

»Aber wenn sie sich das nur einbildet, würde das nichts nützen, selbst wenn Sie die Erektion halten und lange nicht ejakulieren würden. Es ist nicht klar, ob sie sich das nur einbildet, denn schließlich war, bevor das Problem aufkam, alles in Ordnung.«

»Es war wunderbar.«

»Dann muß es etwas sein, was ihr im Kopf herumgeht.«

»Gut.«

»Und vielleicht sollten Sie mit ihr sprechen.«

»Ja.«

»In Ordnung.«

»Kann ich noch etwas fragen?«

»Bitte.«

»Was halten Sie von Vibratoren?«

»Ich halte das für eine tolle Sache, möchte die Frauen aber doch davor warnen, es sich anzugewöhnen, sich nur mit einem Vibrator zum Orgasmus zu bringen, denn die Schwingungen sind so stark, daß nachher weder der Penis noch die Hand eines Mannes gleich starke Vibrationen erzeugen kann. Aber als sexuelle Belebung und als zusätzlichen Spaß halte ich das für großartig.«

»Sie meinen, es ist gut, wenn man einen hat?«

»Ja, ganz bestimmt.«

»Okay.«

»Okay.«

Wenn eine Frau Schwierigkeiten mit dem Orgasmus hat, kann ein Vibrator sehr viel Hilfe leisten. Weil die von einem Vibrator ausgehende Reizung der Klitoris so stark ist, hat die Frau in den meisten Fällen einen Orgasmus, es sei denn, sie empfindet eine massive psychologische Abneigung.

Die Gefahr bei einem Vibrator ist, daß eine Frau unter Umständen nicht mehr davon loskommt. Kein Penis und keine Hand, weder von ihr noch von ihm, kann mit der Intensität der Reizungen mithalten. Aber wenn sie tatsächlich »süchtig« wird, kann sie jederzeit wieder absetzen.

Manche Paare benutzen gemeinsam einen Vibrator. Die Frau kann ihren Partner bitten, sie damit zu befriedigen, doch sie muß aufpassen. Der eine oder andere Mann fühlt sich eventuell bedroht, empfindet den Vibrator unter Umständen als Ersatz für sich. Sie muß sowohl sich wie ihrem Partner klarmachen, daß selbst der leistungsfähigste Vibrator nie die Wärme und Erfüllung geben kann, die eine Beziehung zwischen zwei Menschen auszeichnet, die sich lieben und füreinander da sind. Ein Vibrator ist nicht mehr als eine Variante im Liebesspiel, sowohl bei Frauen, die Schwierigkeiten mit dem Orgasmus haben, wie auch bei denen, die diesbezüglich keinerlei Probleme kennen.

Die meisten Männer mögen die Empfindung eines Vibrators am Penis nicht. Vielen gefällt jedoch, mit einem Vibrator am Anus stimuliert zu werden oder sich die Rückenmuskeln und die sonstigen Körperpartien massieren zu lassen. Wie bei allen anderen Dingen auch sollte ein Paar, das sich liebt und sich vertraut, ohne Schwierigkeiten erkunden können, was beide mögen und was nicht, über seine Entdeckungen reden können und Wege finden, sich gegenseitig zu verwöhnen.

Es gibt keine falsche oder richtige Methode, einen Vibrator zu benutzen. Was Ihnen gefällt, das gefällt Ihnen. Sollten Sie sich entschließen, es mit einem Vibrator zu versuchen, so gibt es verschiedene Möglichkeiten, ein solches Gerät zu erstehen. In vielen Sexheften werden sie vom Versandhandel angeboten. In vielen Städten gibt es Läden, die einschlägige Sexartikel verkaufen. Große Apotheken und Drogerien haben Vibratoren in den verschiedensten Ausführungen und Größen am Lager. Wenn Sie jedoch in einem solchen Geschäft einen Vibrator kaufen, sollten Sie das nicht dort tun, wo Sie auch sonst einkaufen. Es ist nicht unbedingt nötig, daß Sie sich jedes Mal von einem Verkäufer wissend angrinsen lassen, wenn Sie das Geschäft betreten, um eine Tube Zahnpasta oder Pflaster zu kaufen.

Spiegeleien

Ich habe schon erwähnt, daß eine Frau, die lernen möchte, einen Orgasmus zu bekommen, damit beginnen kann, ihre Genitalien im Spiegel zu betrachten. Viele Frauen haben diesen Bereich noch nie gesehen, für den sie sich aus vielerlei Gründen interessieren sollten, und den zu erforschen sie jedes Recht haben. Als sie noch klein waren, hat man ihnen beigebracht, sich dort nicht zu berühren, hat man ihnen gesagt, daß »das da unten« schmutzig ist. Alle Frauen sollten gegen diese negative Einstellung angehen.

Kleine Jungen sind mit ihrem Penis vertrauter als die kleinen Mädchen mit ihrer Vagina, denn sie sehen ihr Glied jedesmal, wenn sie auf die Toilette gehen. Aber viele Männer haben ihren erigierten Penis noch nie aus dem Blickwinkel der Frau gesehen. So wie die Frau ihre Vagina in einem Spiegel betrachten sollte, sollte auch der Mann sein erigiertes Glied im Spiegel ansehen, um eine Vorstellung davon zu bekommen, wie es für seine Partnerin aussieht.

Zusammenfassung

Die Mehrheit der Frauen kann lernen, regelmäßig zu einem erfüllenden, und hin und wieder zu einem überwältigenden Orgasmus zu kommen.

Die Frau muß als erstes zu jenem verschwenderischen Gefühl der Sinnlichkeit ja sagen, das ihr das Erlebnis sexueller Erregung und Erfüllung ermöglicht. Sie muß lernen, sich ihres Gefühls für Berührungen bewußt zu werden, so daß sie die Unterschiede etwa der

Haut im Schambereich, an der Innenseite der Schenkel oder auf den glatten Muskeln des Rückens genießen kann.

Die Frau muß sich die Zeit nehmen, einen Orgasmus zu bekommen, und ihrem Partner klar machen, wie wichtig es ist, diese Zeit zu haben.

Die Einstellung ist ebenso wichtig. Eine gesunde Sexualität erfordert eine positive und natürliche Einstellung, damit die Tabus überwunden werden können, die hinsichtlich der »schmutzigen« Genitalien und sexuellen Beziehungen gezüchtet worden sind. Die Frau ist es sich schuldig, einen erfüllenden Orgasmus zu erleben. Sie muß sich und ihren Partner erziehen, wie sie befriedigt werden kann. Wenn sie schüchtern ist und nur ungern über solche Dinge spricht, ist das verständlich und natürlich, doch es ist in ihrem eigenen und auch im Interesse ihres Partners, daß sie Erfüllung im Orgasmus findet. Ein intaktes Sexualleben wird ihr ein Gefühl der Zufriedenheit und ihrem Partner die Überzeugung geben, ein vollendeter Liebhaber zu sein.

Es ist wichtig, sich vor Augen zu halten, daß es beim Orgasmus wirklich wie beim Niesen ist. Einmal wird die Empfindung übermächtig, ein andermal verhalten sein, und auf keinen Fall wird ein Orgasmus wie der andere sein. Und das ist gut so, denn wenn in einer sexuellen Beziehung alles stets gleich wäre, würde es sehr schnell langweilig werden.

Die meisten Frauen können einen befriedigenden Orgasmus haben, wenn sie nur genügend Geduld aufbringen, ihren eigenen Körper zu erkunden. Und das ist sich jede Frau schuldig.

8. Nachher

»Ich bin mit einem Mann zusammen, der alles, was er macht, sehr gut macht«, schrieb mir eine Frau.

> »Er hat eine gute Stellung als Techniker und spielt sehr gut Tennis. Er ist intelligent und stark. Mir gefällt das, aber gleichzeitig finde ich es bedrohend ... Wenn wir miteinander schlafen, geht er die Sache wie ein versierter Könner an; wir bekommen beide unseren Orgasmus, doch ich komme mir vor, als spielte er auf mir wie auf einer Geige. Ich will es, aber wenn er anschließend einschläft, fühle ich mich allein gelassen und finde keinen Schlaf. Er scheint in einer anderen Welt zu leben, aus der ich ausgeschlossen bin. Ich liege ganz allein neben ihm und möchte weinen, schreien oder irgend etwas zertrümmern ...«

Wir alle kennen den Begriff Vorspiel.

Aber auch *Nachspiel* ist ein Wort, und es sollte zum Wortschatz jedes einzelnen gehören.

Ich habe in meiner Privatpraxis sehr viele Leute kennengelernt, die die Unsitte angenommen haben, sich sofort nach dem Koitus umzudrehen und einzuschlafen.

Es ist ein weitverbreiteter Aberglaube, daß nur die Männer so etwas machen, daß sie, nachdem sie sich »verausgabt« haben, vor lauter Erschöpfung einfach nicht mehr wach bleiben können. Doch auch die Frauen machen das, sehr viele sogar.

Ein Mann erzählte mir, daß seine Frau nach einem Orgasmus

»weg ist, als hätte sie mit dem Vorschlaghammer eins über den Kopf bekommen«.

Sofort nach dem Sex einzuschlafen, ist lediglich eine schlechte Angewohnheit und kann, wie alle schlechten Angewohnheiten, abgelegt werden. Und sollte es auch. Das Nachspiel setzt die Vertrautheit zwischen den Liebenden fort. Es beruhigt und gibt ein Versprechen.

Das Nachspiel dient auch als Einleitung zum Vorspiel des nächsten sexuellen Beisammenseins, ob dies nun noch am gleichen Abend (oder Tag) geschieht oder erst eine Woche später.

Seien Sie ein wenig zärtlich!

Nachspiel – das sind keine stürmischen Umarmungen und feurigen Küsse. Ein liebevolles In-den-Arm-Nehmen und ein leichter Kuß auf die Stirn genügen. Das Entscheidende ist, die Botschaft *»Ich liebe dich«* zu vermitteln.

Diese Botschaft ist ungeheuer wichtig, und doch beklagen sich Frauen sehr oft bei mir, daß es nach dem Sex nichts mehr mit In-den-Arm-Nehmen und Küssen ist. Selbst wenn sie einen Orgasmus erlebt haben, kommen sie sich benutzt vor. Ohne das Nachspiel haben sie das Gefühl, nicht gebraucht, nicht geschätzt zu werden, einfach wie ein benutzter Pappbecher weggeworfen worden zu sein.

Eine Frau beschrieb das Verhalten ihres Mannes nach dem Geschlechtsverkehr und ihre Reaktion darauf mit großen Widerwillen: »Er benutzt mich, wie ich meinen Staubsauger benutze. Ich hole ihn, um eine bestimmte Aufgabe zu erfüllen, und wenn ich fertig bin, stelle ich ihn zurück in die Kammer und vergesse ihn, bis ich ihn wieder brauche.«

Es gibt eine kleine scherzhafte Geschichte von einem Ehepaar, das in getrennten Betten schlief. Der Mann lockte seine Frau eines Nachts mit Worten, bis sie aufwachte. Er ließ nicht locker, bis sie zu ihm hinüber kam. Auf dem Weg zu seinem Bett stieß sie sich den Zeh an.

»Oh, der arme kleine Zeh!« jammerte er übertrieben mitleidsvoll.

Als sie fertig waren, stand sie auf und ging zurück zu ihrem Bett, wobei sie sich den gleichen Zeh erneut anstieß. Diesmal tat es natürlich schon etwas weher.

»Kannst du nicht deine blöden Beine heben?« brummte er.

Das ist das Gegenteil von Nachspiel.

Das Nachspiel besteht nicht einfach nur darin, daß zwei Menschen darauf warten, daß die Empfindungen der sexuellen Befriedigung abklingen. Das Nachspiel bekräftigt all die gesprochenen und ungesprochenen Worte, die zwei Menschen während des Vorspiels und des Geschlechtsverkehrs austauschen – etwa »Ich liebe dich. Du bist sehr lieb. Du bist sehr warmherzig. Du bist sehr einfühlsam.«

Die Botschaft »Ich liebe dich« kann gar nicht oft genug vermittelt werden. Man kann zwar nicht den ganzen Tag herumlaufen und pausenlos »Ich liebe dich, ich liebe dich« stammeln, aber man kann das auch auf andere Art ausdrücken.

Die Flut geht zurück

Nach dem sexuellen Höhepunkt tritt eine deutliche körperliche Entspannung ein. Das Blut, das in den Penis des Mannes geströmt ist und ihn aufgerichtet hat, fließt in den Körper zurück. Der Blutdruck in den angeschwollenen Schamlippen der Frau läßt nach.

Eine Frau erzählte mir: »Es ist so, als lägen wir zusammen am Strand, genau dort, bis wohin die Wellen kommen, und wir merken, daß sie langsam zurückweichen, so wie die Flut zurückgeht.« Ein Mann beschrieb die Empfindungen danach so: »Es ist so, als ruhten wir zusammen auf einem Floß aus, das sich sanft hebt und senkt, während wir der untergehenden Sonne zusehen.«

Wie immer diese Empfindungen geschildert werden, die meisten Partner verspüren in einer guten Beziehung nach dem Geschlechtsverkehr eine herrliche, sinnliche Ruhe – und das erleben sie *gemeinsam.*

Die meisten Menschen erleben das Nachspiel jedoch nicht oft genug. Man muß ihnen beibringen, die Tatsache anzuerkennen, daß der Sex nicht mit der Ejakulation und dem Orgasmus zu Ende ist.

Manchmal kann man den Sex auf den ganzen Abend ausdehnen. Man läßt einem befriedigenden sexuellen Beisammensein eine gemächliche Phase des Nachspiels folgen und wird dann nocheinmal sexuell aktiv. Besonders gut geht das, wenn die beiden Partner miteinander schlafen, bevor sie zum Essen ausgehen, so daß die gemeinsam beim Essen verbrachte Zeit eine Erweiterung des Nachspiels der ersten sexuellen Begegnung und der Beginn des Vorspiels der nächsten ist.

Pizza, Plätzchen und Unterhaltung

Das Wichtige am Nachspiel ist die Bekräftigung der menschlichen Nähe, die die beiden Partner als Folge ihres Liebeserlebnisses spüren. Wie sich das Nachspiel gestaltet, spielt keine so große Rolle. Es kann darin bestehen, daß man aufsteht und eine Pizza holt, die man gemeinsam vor dem Fernseher ißt, noch einen kleinen Mitternachtsimbiß zubereitet, ein Glas zusammen trinkt oder heiße Schokolade macht, oder einfach nur miteinander spricht.

Wenn die Menschen über ihre sexuellen Begegnungen im Laufe der Jahre nachdenken, dann erinnern sie sich am deutlichsten an diejenigen, bei denen sie *nachher* noch etwas Gemeinsames gemacht haben und nicht sofort eingeschlafen sind. Sie erinnern sich womöglich gar nicht an das sexuelle Erlebnis selbst, sondern an jene gemeinsam erlebten Augenblicke, in denen sie sich so nahe waren.

Aber offensichtlich ist nichts von alldem möglich, wenn ein Paar immer wieder in den alten Trott verfällt. Immer nur nach den Spätnachrichten miteinander zu schlafen und sich anschließend sofort umzudrehen, ist verhängnisvoll für jedes gute Sexualleben.

Frauen, die mehrere Orgasmen erleben

Bei einer Frau, die mehrere Orgasmen erlebt, und die mehr als einen Orgasmus braucht, um sexuell befriedigt zu sein, ist das auf den ersten Orgasmus folgende Nachspiel das Vorspiel für den nächsten Orgasmus. Wenn der Partner denkt, er wiegt sie in den Schlaf, sammelt sie vielleicht gerade neue Kräfte für die nächste Runde. Wenn er dann einschläft, obwohl sie noch sexuell erregt ist, wird sie enttäuscht sein. Sie kann selbstverständlich onanieren, um sich selbst zum Orgasmus zu bringen, aber besser wäre es, sie sagt ihrem Partner, was sie möchte. Ein guter und umsichtiger Liebhaber, dem an ihr liegt, wird mit der Zeit erkennen, ob das, was sie gerade machen, das Nachspiel, das Vorspiel oder eine Kombination aus beidem ist.

Das Nachspiel verspielen

Das Nachspiel ist etwas so Schönes, es muß doch eine Möglichkeit geben, es zu ruinieren!

Nehmen wir an, ein Paar überlegt sich, was es als Nachspiel machen könnte und beschließt, nach einem Liebesspiel an einem freien Nachmittag etwas herumzubummeln. Es macht Spaß, sich die Schaufenster anzusehen. Aber eins kann zum anderen kommen, und irgendwann stellt das Paar fest, daß jedesmal nach einem solchen Nachmittag ein Stapel Rechnungen ins Haus flattert, der das Haushaltsbudget völlig durcheinanderbringt. Der eine oder andere von den beiden – wahrscheinlich wird es die Frau sein – wird zu dem Schluß kommen, daß der Nachmittagssex ein Luxus ist, den sie sich nicht leisten können. Sie müßten eben nur schauen, nicht gleich alles kaufen, anstatt ihre Liebesnachmittage aufzugeben, aber das kann sich als sehr schwer erweisen, wenn einer von beiden sich beim Kaufen nicht beherrschen kann.

Selbst wenn Geld keine Rolle spielt, kann es einem Partner zuwider werden, wenn das Nachspiel mißbraucht wird. Einmal zerrte eine Frau ihren Mann in meine Praxis, weil es ihren Klagen zufolge zuwenig Nachspiel in ihrem Leben gebe. Ihr hatte es immer sehr gefallen, aber er hatte es Schritt für Schritt eingeschränkt und schlief sofort ein, nachdem sie den Höhepunkt erreicht hatte. Es hatte den Anschein, als wäre er nicht an dem zwanglosen Plaudern und dem Miteinander nach dem Sex interessiert. Nur sie schien sich wirklich etwas daraus zu machen.

Wie sich herausstellte, hatte sie die Angewohnheit gehabt, ihn nach dem Sex zu nerven, wenn er in guter Stimmung und nachgiebig war. Ihre Mutter hatte ihr gesagt, daß dies die richtige Zeit sei, ihn um Dinge zu bitten, und so hatte sie ihn nach einem neuen Mantel gefragt, nach einem neuen Bodenbelag für die Küche, oder ihn gebeten, bei seiner nächsten Geschäftsreise mitgenommen zu werden.

Er hatte das Geld und war auch nicht knauserig, aber logischerweise kam er zu dem Schluß, daß jede angenehme Stunde im Bett ihren Preis habe. Ihr gefiel ihr Zusammensein nicht um seiner selbst willen, oder weil es mit ihm so phantastisch war. Und so gewöhnte er sich an, nach dem Sex sofort einzuschlafen und sich aus der Affäre zu ziehen, bevor ihm die Rechnung präsentiert wurde.

Sein Zynismus nahm von Mal zu Mal zu, und ihm wurde klar, daß einige Dinge mehr kosteten als andere. Wenn sie oralen Sex anbot, wußte er, daß sie einen sehr kostspieligen Wunsch hatte. Angesichts solcher Gedanken nahm seine Neigung ab, nach dem großen Schmaus noch ein Gefühl der Nähe und Vertrautheit zu ihr aufkommen zu lassen.

Es gibt genügend Dinge im Leben, die uns das Gefühl vermitteln, daß wir immer für das bezahlen, was wir bekommen. Der Sex sollte nicht dazu gehören.

Dieser Ehemann vermied nicht nur, gemeinsam mit seiner Frau das Nachher zu genießen, sondern gewöhnte sich auch bald an, nur so viel zu tun, daß er zum Orgasmus kam, und dann einzuschlafen. Er benutzte den Sex als Schlaftablette.

Warum sollte er ihn nicht so benutzen, wie es ihm gefiel? Er zahlte schließlich dafür.

Doch die Frau nahm sich meinen Rat zu Herzen und lernte, ihre Einkaufsliste zu anderer Zeit zu präsentieren, nicht im Schlafzimmer. Ihn berührte, daß sie diesen Schritt tat, und allmählich kam er von dem Gedanken ab, daß sie nur Gefälligkeiten erweise, Sex gegen für sie wichtigere schöne Dinge eintausche.

Keine schlechte Situation wird besser, wenn nicht irgend jemand etwas unternimmt.

Die Kunst, Zeh an Zeh zu liegen

Das Nachspiel kann vielerlei Formen annehmen. Sich nach dem Sex in die Arme des anderen zu schmiegen, kann eine größere Vertrautheit sein als der Sex selbst. Manch einer schwitzt zu sehr und ist zu erhitzt, daß es angenehm wäre, den Partner in die Arme zu nehmen, und er legt sich daher gerne so hin, daß sich nur seine und die Zehen seines Partners berühren.

Wenn Sie ins Bad gehen müssen oder einen Schluck Wasser trinken wollen, ist es durchaus in Ordnung, das Nachspiel ein wenig zu unterbrechen. Und es muß auch nicht jedem sexuellen Erlebnis ein Nachspiel folgen. Manchmal ist es genauso schön, einfach zusammen einzuschlafen. Es ist wichtig, Abwechslung zu haben. Doch man sollte das Nachspiel als Bestandteil der sexuellen Beziehung genießen, denn es ist ein so vorzüglicher Weg, das Gefühl der Zusammengehörigkeit zwischen zwei Menschen aufrechtzuerhalten.

Einige Leute unterhalten sich nach dem Sex gerne. Das kann eine gute Zeit sein, über zukünftige Pläne, Hoffnungen und Träume zu reden. Und es kann auch eine gute Zeit sein, darüber zu sprechen, ob man die Garage anstreichen soll, oder sich in ein philosophisches Gespräch einzulassen, oder über das zu reden, was beiden als richtig erscheint.

Wenn Sie ein ausgefülltes sexuelles Erlebnis gehabt haben, ist das so, als hätten Sie gemeinsam einen Berg erstiegen, ständen jetzt auf dem Gipfel und blickten auf all ihre Alltagssorgen hinab. Manchmal kann man die Dinge aus einem anderen Blickwinkel sehen. Die Probleme verschwinden zwar nicht, erscheinen aber doch kleiner und wiegen offenbar nicht ganz so schwer.

Diese Vertrautheit ist ein geheimer Ort der Geborgenheit für Sie und den Menschen, den Sie lieben. Ein kleiner Ort, in dem kein Platz für bestimmte unwillkommene Dinge ist. Manchmal erzählen sich die Menschen in diesen Augenblicken gegenseitigen Vertrauens Sachen, die sie besser für sich behielten. Ihr Partner weiß, wenn Sie schon einmal verheiratet waren und ob Sie früher schon einmal einen Liebhaber hatten, aber er brauchte nicht jede Einzelheit darüber zu wissen. Aus irgendeinem verrückten Grund meinen die Leute heute, sie müßten einander alles erzählen, jede frühere Begebenheit, jeden Gedanken, der ihnen durch den Kopf geht.

Auf der Suche nach einem glücklicheren Leben kommen Sie vielleicht einmal auf den Gedanken, es mit dem sogenannten *Sensitivity Training* zu versuchen. In einigen Sensitivity Training-Kursen wird jeder Teilnehmer bedrängt, alles zu erzählen, selbst Fremden. Das ist unsinnig, und nicht einmal sehr rücksichtsvoll gegenüber den Gefühlen anderer. Ihr Partner will gar nichts über bestimmte Dinge wissen, die Ihnen selbst natürlich bekannt sind.

Und wenn Sie jedem alles erzählen, wird es Ihnen irgendwann leid tun.

Ich hatte einmal einen Klienten, einen Manager. Er verbrachte ein Wochenende in einem firmeneigenen Heim, wo jeder bedrängt wurde, seine geheimsten Gedanken zu offenbaren. Als mein Klient an die Reihe kam, stand er auf und sagte: »Ich will Ihnen etwas erzählen, was ich noch keinem Menschen gesagt habe, nicht einmal meiner Frau. Es erregt mich sexuell, wenn ich eine Kuh sehe.«

Alle Anwesenden waren selbstverständlich verpflichtet worden, strengstes Stillschweigen zu wahren.

Als er am Montag wieder in die Firma kam, was hörte dieser vertrauensselige Manager da als erstes?

»Muh, muh!«

Alle Abteilungsleiter, selbst seine Sekretärin, hielten es für unheimlich lustig, ihn »anzumachen«.

Er verhielt sich so, daß die Sache bald wieder vergessen war, aber er hatte eine Lektion in Sachen Sensitivität erhalten.

In einem anderen Sensitivity Training-Kurs forderte der Leiter alle auf, sich der ihnen am nächsten stehenden Person zuzuwenden und sie zu fragen: »Was macht Sie im Bett besonders scharf?«

Es ist gut, wenn man das dem Menschen mitteilt, den man liebt, aber selbst da muß man abwägen. Man erzählt nicht jedem alles, nicht einmal dem besten Freund, nicht einmal dem, den man liebt.

Im Rahmen der Vertrautheit zwischen Ihnen und Ihrem Partner ist Spielraum genug für den privaten Bereich beider. Wir alle sind einmalig, keiner ist einem anderen in seinen Bedürfnissen, Wünschen oder Fähigkeiten vollkommen gleich.

Filet Mignon oder Salade de Chef

Ziemlich oft erlebe ich Paare, bei denen die Frau größeres Verlangen nach Sex hat als der Mann. Manchmal kommt sie zu der Überzeugung, ihr Partner habe das Interesse an ihr verloren oder habe ein Verhältnis oder »tobe sich im Büro aus«. Ich kenne natürlich auch viele Männer, die sich darüber beklagen, daß ihre Frauen nicht das gleiche Interesse am Sex haben wie sie selbst.

Es hat eine Zeit gegeben, da ging die Legende um, der Sexualtrieb des Mannes sei stärker als der der Frau. Dieses Märchen ist heute weitgehend entkräftet. Die Frauen sind heute selbstbewußter und eher bereit, ihre Bedürfnisse wahrzunehmen und durchzusetzen. Oder wie eine Frau treffend bemerkte: »Wir sind heute eher bereit, uns für unsere Rechte hinzulegen.«

Es ist wichtig, daß die Menschen begreifen, daß das sexuelle Verlangen zweier Partner nicht immer gleich groß ist. Schon vielen Frauen, die mir gesagt haben, daß sie oft sexuelles Verlangen verspüren, während es bei ihrem Partner nicht so ist, habe ich erklärt, daß es völlig in Ordnung geht, wenn sie ihm sagen: »Ich wäre heute aufgelegt.« Und es geht völlig in Ordnung, wenn er sie dann in die Arme nimmt und sie zum Orgasmus bringt, auch zu zweien oder dreien, ohne selbst eine Erektion zu haben. Es kann Sex nur für sie sein. Und es ist auch nichts dabei, wenn eine Frau einen Mann zur Ejakulation bringt, wenn sie selbst nicht zu Sex aufgelegt ist. Das ist dann Sex allein für ihn.

Eine Frau, die ihren Partner zum Sex auffordert, sei es mit Worten oder Gesten, muß sich darauf gefaßt machen, abgewiesen zu werden. Sie muß damit rechnen, daß er sagt: »Heute abend nicht, Schatz, ich habe Kopfschmerzen.« Aber verständnisvolle Partner sollten bereit sein, den anderen zu befriedigen, auch wenn sie selbst nicht in der Stimmung sind.

Das klingt vielleicht wie ein Schritt zurück in das Zeitalter der »ehelichen Pflichten«. Am besten aber sieht man die Sache vielleicht als gegenseitige Verantwortung zur sexuellen Erfüllung. Wir alle tun jeden Tag Dinge, zu denen wir nicht richtig aufgelegt sind – bei der Arbeit, im Haus, bei den Kindern. Unserem Partner schulden wir nicht weniger, und uns selbst auch nicht.

Es ist absolut in Ordnung, wenn der Mann die Frau in den Armen hält, während sie sich selbst zum Orgasmus bringt. Oder daß sie ihn hält, während er onaniert. In manchen Fällen rate ich sogar, den Fernseher laufen zu lassen, damit der nicht erregte Partner ein bißchen Beschäftigung hat und sich nicht langweilt und einschläft.

Ich habe mehrere Paare beraten, für die der Gedanke unfaßbar war, daß der Mann seine Frau zum Orgasmus bringt, ohne selbst eine Erektion zu haben. Doch wenn die Beziehung gut ist, und beide Partner füreinander da sind und über ihre sexuellen Bedürfnisse und unterschiedlichen Ansichten offen sprechen können, kann dieses Verfahren ein sehr guter Weg sein, den unterschiedlichen Interessen der Partner in einer Beziehung entgegenzukommen.

Herr (Frau) Perfekt wohnt hier nicht mehr

Es gibt da eine alte Geschichte, die mir sehr gut gefällt. Ein Mann macht sich auf und erzählte seinen Freunden, er wolle hinaus in die Welt gehen und überall nach der perfekten Frau suchen. Als er nach vielen Jahren allein zurückkam, fragten ihn seine Freunde: »Was ist los? Hast du die perfekte Frau nicht gefunden?« »O doch, ich habe sie gefunden«, antwortete er, »aber sie war auf der Suche nach dem perfekten Mann.«

Niemand kann sämtliche Bedürfnisse eines anderen erfüllen.

Selbst der Partner, der für Sie der beste ist, wird Neigungen und Abneigungen haben, die sich von Ihren unterscheiden.

Bei der Suche nach einem sexuellen Partner sollten Sie natürlich nach jemandem Ausschau halten, der Ihre sexuellen Bedürfnisse befriedigen kann. Sollte es auf diesem Gebiet unterschiedliche Meinungen zwischen Ihnen beiden geben, ist es am besten, gemeinsam darüber zu sprechen.

Der signifikant andere

Der soziologische Begriff »signifikant anderer« bezieht sich auf Menschen, die eine bedeutende Rolle im Leben einer Person spielen. Ein *signifikant anderer* kann ein Elternteil, ein Freund, ein Kind oder der Partner sein, also jemand, der einige Ihrer wichtigsten Bedürfnisse befriedigt.

Eine Frau, die ich kenne, hatte eine sehr gute, nicht sexuelle Freundschaft mit einem Mann, die schon viele Jahre bestand. Bei Gelegenheit unterhielten sie sich darüber, ob sie ein Verhältnis miteinander beginnen sollten, und waren sich einig, daß es höchstwahrscheinlich nur von kurzer Dauer wäre und daß es ihnen nachher schwerfallen würde, Freunde zu bleiben. Da beiden der Fortbestand ihrer langen Freundschaft mehr bedeutete als eine kurze Affäre, beschlossen sie, nicht miteinander zu schlafen. Sie blieben Freunde, signifikant andere in ihrer beider Leben, und befriedigten wesentliche, nicht sexuelle Bedürfnisse füreinander.

Zu Tode gelangweilt

Jeder von uns kennt Paare, deren Partner sich zusammen ganz einfach zu Tode langweilen. Das einzige, worüber der Mann sprechen möchte, sind seine Arbeit, der Sport und Bürogeschichten, und die Frau möchte nur über die Kinder und ihre Freundinnen reden.

Vertraute Gespräche zwischen zwei Partnern sollten auch das Sexualleben des Paares berühren, wenngleich der Sex selbstverständlich nicht das einzige Thema sein muß. Solche Unterhaltungen sind für zwei Menschen die Zeit, in der sie sich etwas aus ihrem Leben mitteilen können, wo sie über Hypotheken, den Rasen vor dem Haus und über die gemeinsamen Ferienpläne sprechen können.

Das allein ist der Grund, weshalb man zu einem Gespräch zusammenkommt. Gleichgültig worüber man sich unterhält, das gemeinsame Gespräch an sich wirkt sich im allgemeinen positiv auf eine Beziehung aus.

Aber viele Menschen meinen, daß sie nur über sehr wenige Dinge sprechen können, für die sich ihr Partner überhaupt interessiert. Und warum? Das Fernsehen. Viele Paare verbringen viel zuviel Zeit damit, im gleichen Zimmer zu sitzen, nicht miteinander zu sprechen und nur auf den Bildschirm zu starren. Eigentlich sollten die Menschen etwas lesen – Bücher, Zeitschriften, Zeitungen, was sie wollen –, und nach Möglichkeit nicht das gleiche, damit sie etwas haben, worüber sie sprechen können.

Sich ein Hobby zuzulegen, Kurse zu besuchen und sich für Neues zu interessieren, entweder gemeinsam oder getrennt, kann eine Möglichkeit sein, eine Beziehung neu zu beleben.

Das gemeinsame Gespräch muß keine Gipfelkonferenz oder eine Vertragsverhandlung sein, und es muß auch kein Forum sein, auf dem alle Probleme Ihres Lebens gelöst werden. Es bietet vielmehr die Möglichkeit, über grundsätzliche Fragen miteinander zu reden und das Leben des jeweils anderen besser kennenzulernen.

Die Kunst des Zuhörens

»Manchmal spreche ich mit ihm«, beklagte sich eine Frau bei mir, »und ich weiß ganz genau, daß er nicht ein Wort von dem, was ich gesagt habe, gehört hat.« Oder wie eine andere Frau bemerkt: »Ich höre ihm zu, wenn er etwas sagt, ich weiß, womit er bei seiner Arbeit zu tun hat, ich kenne die Namen der Leute aus dem Büro und alles sonst. Aber er weiß nichts von dem, was ich den ganzen Tag mache.«

Aus irgendeinem Grund scheinen Frauen grundsätzlich bessere Zuhörer zu sein als Männer. Vielleicht können sie auch nur besser den Eindruck vermitteln, als hörten sie zu und seien an dem interessiert, was sie hören. Aber sowohl die Männer wie die Frauen müssen aufmerksam zuhören, wenn der Partner etwas sagt.

Ein Zeichen dafür, daß man ein guter Zuhörer ist, besteht darin, sich etwas bestimmtes zu merken, was der andere gesagt hat, und dazu dann später eine Frage zu stellen, um zu zeigen, daß man aufmerksam war und zugehört hat. Wenn man *zeigt*, daß man zuhört, gewöhnt man sich am Ende auch tatsächlich an, wirklich zuzuhören.

Eine weitere, sehr häufige Unsitte des schlechten Zuhörens ist die, nur darauf zu warten, daß der andere aufhört zu reden, um dann selbst loszulegen. Und wenn diese dann etwas sagen, ist es klar, daß sie nichts von dem aufgenommen haben, was der andere vorgebracht hat. Das ist keine Unterhaltung, das ist so, als würden abwechselnd Reden gehalten.

Ein anderer Anhaltspunkt für einen guten Zuhörer ist es, sich die Namen der Personen zu merken, von denen der Partner regelmäßig spricht. Den meisten Menschen bereitet es keine Schwierigkeiten, sich die Namen der fiktiven Gestalten aus Büchern und Fernsehstücken zu merken. Mit nur etwas Mühe kann jeder lernen, die Namen der Menschen im eigenen Leben oder dem des Partners zu behalten, und das kann der Anfang sein, wirklich zuzuhören, was der Partner zu sagen hat.

Es gibt von Natur aus gute Zuhörer und solche, die das Zuhören erst gelernt haben. Zuhören ist die Fähigkeit eines disziplinierten Verstandes, manchmal sogar mehr als eines von Natur aus einfühlsamen.

Die leichte Unterhaltung

In Europa steht die Kunst der leichten Unterhaltung hoch im Kurs. In Deutschland gilt es als großes Kompliment, seinem Gegenüber zuzugestehen, in der Unterhaltung ebenbürtig, ein guter Gesprächspartner zu sein. In Frankreich stand seit jeher der gute Erzähler, der *raconteur*, in hohem Ansehen, der seine Zuhörer mit einer absolut nichtssagenden Geschichte in seinen Bann ziehen konnte. In den Mittelmeerländern zieht sich das Essen oft über Stunden hin, und die Unterhaltung ist dabei ebenso wichtig wie das, was man ißt.

Ein gemütliches Essen mit dem Partner in einem guten Restaurant kann gelegentlich eine sehr gute Idee sein. Selbst wenn es etwas teurer ist, die Zeit, die dem Gespräch zugute kommt, wiegt das auf.

Der eine oder andere wird vielleicht denken, ein gemütliches Essen sei Zeitverschwendung, Verschwendung von Zeit, die man besser im Kino, auf einer Party oder im Bett zubrächte. Doch die Zeit, die man mit seinem Partner verbringt ist Zeit, die man in den Partner und in die Beziehung investiert. Und wie alles andere zahlen sich auch Zeit und Mühe, die man in den Partner investiert, im allgemeinen aus.

9.

Den Appetit auf Sex anregen

»Dr. Ruth, ich heiße Connie... Ich habe folgendes Problem: Ich bin seit neun Monaten verheiratet. Unser Sexualleben war am Anfang ausgezeichnet, aber jetzt merke ich, daß es von Monat zu Monat nachläßt. Wir sind nicht mehr so richtig bei der Sache. Ich habe gedacht, daß Sie mir vielleicht ein paar Tips geben können, wie wir das wieder hinkriegen.«

»Ja, erzählen Sie mir mal ein wenig. Wie ist Ihr Leben? Arbeiten Sie beide sehr angestrengt?«

»Ja, das tun wir. Wir arbeiten beide und kommen immer ganz kaputt nach Hause.«

»Wann kommen Sie nach Hause?«

»Ich komme um fünf nach Hause, aber da ist er schon da.«

»Ah ja. Und was machen Sie dann, wenn Sie zu Hause sind?«

»Ich mache das Abendessen. Wir essen. Ich spüle ab. Er legt sich auf die Couch und schläft ein. Und das ist es dann schon.«

»Lieber Himmel... Ich habe eine Idee. Wenn Sie nach Hause kommen, zum Beispiel morgen ... Wenn Sie miteinander schlafen, geht das dann gut?«

»Ja, das tut es.«

»Und Sie sind sexuell befriedigt?«

»Ja.«

»Gut. Es ist wohl nicht nur die Wahl des richtigen Zeitpunkts. Mir scheint es eine Frage des Interesses zu sein.«

»Ja.«

»Wenn Sie miteinander schlafen, machen Sie es dann für gewöhnlich immer in der gleichen Stellung?«

»Ja, es ist immer die gleiche Stellung.«

»Ist es die Missionarstellung – der Mann oben?«

»Ja.«

»Hmm, gut. Ich rate Ihnen, sich das Buch *The Joy of Sex* von Dr. Alex Comfort zu besorgen, denn es schildert verschiedene Stellungen, die sehr gut illustriert sind. Und dann würde ich an Ihrer Stelle folgendes machen: Ich würde die Sache ein bißchen umdrehen, und wenn Sie nach Hause kommen, und er ist schon da, warum machen Sie dann nicht zuerst Sex und anschließend das Abendessen? Nehmen Sie einen kleinen Imbiß zu sich, schließen Sie die Tür und hängen Sie das Telefon aus. Sie können die Vorhänge zuziehen und sich gleich an Ort und Stelle lieben. Warten Sie nicht, bis das Essen fertig ist und Sie gespült und aufgeräumt haben. Machen Sie es sofort. Und denken Sie daran, die Stellung zu wechseln. Wollen Sie das versuchen?«

»Ja, das mache ich.«

»Ich will Ihnen noch etwas sagen. Mein Toningenieur hier im Studio, David und Susan und Rory und Howard von Princeton und Walter und Edith und Sandy, sie alle nicken. Sie alle meinen, das sollten Sie tun.«

»Gut. Und vielen Dank, Dr. Ruth.«

»Auf Wiedersehen.«

Es gibt nichts Neues unter der Sonne, aber es muß ja nicht immer alles gleich sein. Nicht *genau* gleich. Zuviel von einer Sache, selbst wenn sie gut ist, wird auf die Dauer langweilig. Aus diesem Grund haben die Menschen schon bevor wir anfingen, die Geschichte niederzuschreiben, erotische Phantasien und Spiele erfunden. Bauern haben, wenn sie sich der Liebe widmeten, so getan, als wären sie Könige und Königinnen, und Könige und Königinnen gaben vor, Schäfer und Schäferinnen zu sein. Und angesehene Mitglieder der Schulaufsichtsbehörden tun mit ihren Frauen so, als trieben sie es zusammen in einem Bordell, einem Freudenhaus. Wenn beide mitmachen und niemand gezwungen wird, verleiht dieses harmlose Vorspiegeln dem Sex-Gericht etwas Würze.

Die Leute kommen zu einem Sexualtherapeuten wie zu mir, und sehr oft rate ich ihnen, es einmal auf eine andere Art zu versuchen.

Machen Sie es anders. »*Neunundsechzig*« ist nicht jedermanns Sache. Aber hin und wieder einmal, warum nicht? Ein bißchen verrucht und französisch! (Dabei ist es keine Erfindung der Franzosen. *Escargots à la Bourgogne* vielleicht, aber nicht der orale Geschlechtsverkehr. Den kannte man schon zur Zeit der Pharaonen – und früher.) Ich rate ihnen, verschiedene Stellungen auszuprobieren. Aber ich sage ihnen das erst, wenn sie zu mir kommen und sich beklagen, daß der Sex, jener zentrale und wichtige Teil des Lebens, der unser aller Tage und Nächte verschönern kann, langweilig geworden ist.

Langweiliger Sex! Können Sie sich etwas für das Gefühlsleben Schlimmeres vorstellen?

Doch die Wahrheit ist, daß der Sex außer für Leute mit einem unersättlichen sexuellen Appetit schal werden kann.

Für Neuvermählte ist er selten langweilig. Aber wenn sie sich daran gewöhnen, sich nackt zu sehen, und die offizielle Erlaubnis haben, sich einzuschließen und es zu machen, wann immer sie wollen, kann der Reiz nachlassen.

Vielleicht wird zuviel darüber geredet, daß die Ehe oder langjährige Beziehung eintönig wird. Mir liegt daran festzustellen, daß dies nicht in der Natur der Sache liegt. Eine seit langem bestehende sexuelle Beziehung bietet Freuden, die man nirgendwo sonst bekommen kann.

Mit einem Partner zu schlafen, mit dem man seit 20 Jahren zusammen ist, der einen besser als jeder andere Mensch kennt und alle Höhen und Tiefen des Lebens gemeinsam mit uns durchgemacht hat, ist ein königliches Vergnügen.

Doch es wird für die Menschen zur Routine, hart zu arbeiten und nur noch zusammenzusein, wenn sie müde sind. Das, was am Neuen so reizvoll ist, verblaßt. Es bedarf nur weniger Veränderungen, um den Appetit wieder anzuregen: ein Wochenende, das wirklich beiden ganz allein gehört und nicht von Hausarbeiten aufgefressen wird; unter der Woche abends Gäste einladen; ins Kabarett oder zum Tanzen gehen, so wie man es früher gemacht hat; oder irgendwo eine Woche Ferien.

Die Menschen brauchen solche Dinge. Nicht nur von einer Stellung zu einer anderen übergehen, oder so etwas. Verstehen Sie mich nicht falsch. Sehr viele Menschen, die nie auf die Idee gekommen wären, eine andere Stellung auszuprobieren, bis ich den ungebührlichen Vorschlag machte, haben die Erfahrung gemacht, daß ihnen das ausgezeichnet bekommen ist. Aber das ist natürlich nicht das einzige, was zählt, ganz bestimmt nicht.

Ich wiederhole es: um das sexuelle Verlangen anzuregen, bedarf es einigen Nachdenkens und einiger Abwechslung. Und um es aufrechtzuerhalten, braucht man Phantasie und Überraschungen. Ehepaare müssen sich vor Monotonie hüten, müssen sich davor hüten, Sex immer auf die gleiche Weise, zur gleichen Zeit und in der gleichen Umgebung zu betreiben.

»Aber uns gefällt es so. Die Art, in der wir es machen, ist zu einem sich selbst erneuernden Ritual geworden«, erklärte mir einmal jemand.

Einverstanden – alles, was Sie anregt. Aber die meisten Menschen finden, daß die Monotonie der sexuellen Appetitlosigkeit Vorschub leistet.

Das einzige Aphrodisiakum

Aphrodisiaka sind Mittel, die man einnimmt, um sich sexuell aufzuputschen. Es ist eigenartig, aber wenn jemand seinen sexuellen Appetit verliert, wendet er sich nicht einfach etwas anderem zu und spielt Karten oder fängt an, Briefmarken zu sammeln. Er will wieder Erektionen haben, so sehr sie ihn auch plagen!

Da den Leuten nichts, was sie jemals gegessen oder getrunken haben, offenbar wirklich geholfen hat, gehen sie zu irgendwelchen Quacksalbern oder in die Drogerie an der Ecke oder studieren auf ihrer Suche nach anregenden Mitteln die Zeitungsanzeigen der Versandhäuser. Sie haben schon zerriebenes Horn vom Nashorn genommen, der Frau pulverisierte Perlen in die Milch gerührt, zerriebene Käfer, Vitamine, und weiß der Himmel was sonst noch alles gegessen. Manchmal scheinen diese Mittelchen irgend etwas zu bewirken, doch ist ihre Wirkung in Wahrheit zu 99 Prozent psychologischer Natur, vielleicht sogar zu 100 Prozent.

Ein Gläschen Wein ist nicht schlecht. Es kann Sie beide entkrampfen, und Entkrampfung ist gut.

Aber ich kenne kein einziges Aphrodisiakum, das Ihnen zu sexuellem Verlangen verhilft – bis auf eins: dem zwischen Ihren Ohren, Ihrem Gehirn. Alles, was Sie »anmacht«, was Ihr sexuelles Verlangen und Ihre Erregung steigert, wirkt wie ein Aufputschmittel.

Einige Männer finden beispielsweise bestimmte Parfums sehr erregend. Manche Frauen fühlen sich durch die kräftigen Muskeln und Sehnen der Hand eines Mannes erotisch angesprochen. Wieder andere Frauen reagieren nicht auf Hände, sondern haben eine Schwäche für breite Schultern oder lockiges Haar. Wir alle reagieren sexuell auf Reize, die bei uns irgendeine erotische Assoziation auslösen. Es gibt keine allgemeine Regel, die jederzeit und bei jedem wirkt.

Die magische Kraft, mit der ein Anblick, ein Duft oder ein Gedanke den Penis größer oder die Scheide feucht und erwartungsvoll werden läßt, kann nicht immer als selbstverständlich hingenommen werden. Fast alle haben wir schon einmal den Augenblick erlebt, wo der wunderbare Mechanismus zu versagen scheint. Sie müssen vielleicht Ihren Verstand zu Hilfe nehmen, um sexuell erregt zu werden, und sich auf ein aufreizendes Bild konzentrieren oder an ein erotisches Erlebnis denken, das Ihr Blut in Wallung gebracht hat. Einer meiner Klienten stellte fest, daß es ihm, nachdem seine Frau die Sechzig überschritten hatte, zunehmend schwerer fiel, auf Touren zu kommen. Er löste das Problem dadurch, daß er daran dachte, wie sie zur Zeit ihrer Hochzeit ausgesehen hatte, und sich sexuelle Erlebnisse in Erinnerung rief, die sie früher gehabt hatten. Als er mich fragte, ob er ihr sagen sollte, was er macht, riet ich ihm ab.

Wenn Cupido mit seinem Pfeil einen Mann traf, verliebte sich derjenige unsterblich in die nächste Frau, die ihm über den Weg lief. Traf Cupido eine Frau, verlor sie ihr Herz an den nächsten Mann, dem sie begegnete. Liebe auf den ersten Blick scheint es noch immer zu geben, doch wir müssen mehr Aufmerksamkeit darauf verwenden, eine dauerhafte Beziehung aufzubauen. Neun von zehn Leuten brauchen eine dauerhafte Beziehung und möchten sie auch lebendig erhalten. Um nicht mehr oder weniger geht es in diesem Kapitel.

Die Techniken, das sexuelle Verlangen anzuregen, sind von Mal zu Mal verschieden. Manchmal genügt schon ein kleiner Wink. Auch andere verhaltene sexuelle Hinweise können zum Erfolg führen, etwa wenn man den Partner leicht am Arm berührt, ihm über das Haar fährt oder sanft andeutet, daß es doch eigentlich schön wäre, sich jetzt aneinanderzukuscheln. Schon manche junge Frau hat ihrem Begleiter gesagt, daß ihr kalt sei, um ihn zu veranlassen, seinen Arm um sie zu legen. Und schon mancher junge Mann hat seine Freundin mit in einen Gruselfilm oder in die Geisterbahn genommen, damit sie Angst bekam und sich an ihn drängte. Das sind so die kleinen Tricks, ganz simpel, aber doch sehr wirkungsvoll. Aber es gibt auch noch fortgeschrittenere Schliche.

Ein Ehepaar, das ich beraten habe, hatte eine sehr direkte Methode, die auch wirkte. Wenn sie zusammen im Wohnzimmer saßen, fing er an, ihr zu erklären, wie gerne er sie ganz langsam ausziehen und dann lieben würde. Er schilderte sein Vorgehen bis in alle Einzelheiten und hielt dabei die ganze Zeit ihre Hand. Nach neun Jahren Ehe fand sie diese sehr unverblümte Annäherung äußerst aufregend.

Manchmal bat er sie, sich auszuziehen, Stück für Stück, und sah ihr dabei zu. Sie fand das so erregend, daß sie eine Variante für ihn ersann. Wenn sie mit ihm schlafen wollte, fing sie an, sich für ihn auszuziehen und beschrieb dabei, was er mit ihr machen sollte und was sie ihrerseits mit ihm machen wolle. Ihm gefiel das sehr.

Auch wenn diese Methode im vorliegenden Fall sehr gut wirkte, ist sie doch nichts für jeden. Wenn Sie etwas ausprobieren, von dem

Sie feststellen, daß es nicht hilft, versuchen Sie es mit etwas anderem.

Andere Ehepaare entdecken, daß an einem gemeinsam bei Musik oder einem Buch verbrachten Nachmittag die sanften Bewegungen der Körper und die Nähe zum anderen bei ihnen das Bedürfnis wecken, die Hand auszustrecken und den Partner zu streicheln. Das ist oft der Anfang zu einem sexuellen Erlebnis.

Positiv denken

Es hilft, wenn man sicher ist, seinen Partner auf die eine oder andere Art zu erregen und nicht zu stranden, weil nicht gleich der erste Versuch geklappt hat. Wenn sich nach dem ersten zarten Hinweis nichts rührt, denken Sie nicht sofort: »Dieser Idiot! Merkt er denn nicht, daß ich scharf bin?« oder »Ist sie denn nie dann aufgelegt, wenn ich es bin?« oder »Läßt der Sex in dieser großen Liebe nach?« Das wäre negatives Denken.

Versuchen Sie es mit etwas, das eine deutlichere Sprache spricht. Legen Sie den Arm um Ihren Partner, massieren Sie ihm unaufgefordert Nacken und Schultern, legen Sie leicht Ihre Hand auf seine Schenkel oder in seinen Schoß. Mann und Frau können selbstverständlich gleichermaßen zu solchen Anregungen greifen.

Hat der Partner die ersten Andeutungen nicht bemerkt, kann man etwas deutlicher werden, was wiederum für Mann und Frau gleichermaßen gilt. Früher hat es vielleicht gereicht, ruhig dazusitzen und telepathische Signale auszusenden. Aber vielleicht ist der Partner gerade heute abend nicht für Außersinnliches aufgelegt. Lassen Sie nicht locker. Ein etwas direkter bekundetes Interesse ist möglicherweise gerade das, was er oder sie braucht.

In den meisten Fällen tragen die Männer das Risiko. Sie nehmen es auf sich, daß ihre zarten, weniger zarten, aggressiveren und schließlich massiven Annäherungen eventuell von der Angebeteten zurückgewiesen werden. Die Frauen sollten lernen, das gleiche Risiko auf sich zu nehmen, und dabei immer daran denken, daß bei einem Mißerfolg nicht gleich die Welt untergeht oder die Beziehung zerbricht. Ihr Mann ist vielleicht, wie Sie auch manchmal, zu müde oder nicht in der richtigen Stimmung. Ein Gläschen Sherry ändert das eventuell, muß es aber nicht. Wenn Sie die Ablehnung gelassen hinnehmen, wird es Ihnen hoch angerechnet. Es ist nichts erzwungen worden und hat folglich auch keine Scherben gegeben. Aber weder dem Mann noch der Frau tut es weh, wenn sie fragen.

Kommt man mit Schmeicheleien immer ans Ziel?

Fast immer. Schmeichelnde Worte, vor allem wenn sie in erotischer Absicht vom geliebten Partner kommen, gefallen immer, und wenn der oder die Umworbene richtig aufgelegt ist, können sie sogar erregend wirken. Aber machen Sie sich nicht lächerlich! Bleiben Sie mit Ihrem Schmeichelein auf dem Teppich.

Übertriebenes Schmeicheln, das der oder die Betroffene nicht einen Augenblick ernst nimmt und das nur zum Ausdruck bringt, daß Sie Sex wollen und das offen aussprechen, kann anregend wirken. Aber wirklich gutes Schmeicheln bedeutet, sich etwas tatsächlich Nettes herauszusuchen und einen Weg zu finden, es zu sagen. Einer Frau zu sagen, die weiß, daß sie sich auf ihren Stil, ihren Typ und darauf, das Beste aus einigen guten Voraussetzungen zu machen, verlassen kann, sie sei das Hinreißendste, was es auf der Welt gibt, könnte sie verärgern. Das bringt ihr in Erinnerung, was sie *nicht* ist, nicht das, was sie ist, und sie wird Sie für einen Holzklotz halten, das nicht bemerkt zu haben. Und jemand, der weiß, daß er nicht wie ein Filmstar aussieht, hört in schmeichelnder Form gern das, was er wirklich ist.

Schmeicheln Sie einer Frau, die auf ihr Haar oder ihre makellose Haut stolz ist, oder einem Mann, der fest von etwas überzeugt ist – seine zurückweichenden Schläfen sind markant und hager ist sexy –, mit etwas, das tatsächlich nachvollzogen werden kann. Denn sonst gibt Ihr Kompliment lediglich zu erkennen, daß Sie in Wirklichkeit einen ganz anderen Typ mögen.

Ein gutes Kompliment enthält immer ein Stückchen Wahrheit. Im allgemeinen merken die Menschen, ob Sie sie lediglich verschaukeln. Eine aufrichtige, positive Bemerkung über jemanden ist weit wirkungsvoller.

Das gleiche gilt für Komplimente über die Intelligenz, das Taktgefühl oder den Humor eines Menschen. Ein glaubhaftes Kompliment bewirkt, daß wir uns in einem guten Licht sehen und denjenigen, der es gemacht hat, auch.

Die Kunst des Schmeichelns verlangt, daß Sie auf das Äußere der Person, ihre Handlungen und ihre Persönlichkeit achten. Ihre Aufmerksamkeit beweist, daß Sie an dem anderen interessiert sind. Und das ist wirkliches Schmeicheln.

Falls derjenige, dem das Kompliment gilt, nicht reagiert, sollten Sie nicht die nächsten zehn Jahre Trauer tragen. Der Versuch, bei einem anderen die Lust auf Sex zu wecken, ist immer ein wenig riskant. Aber wenn Sie sich etwas aus dem anderen machen, lohnt sich dieses Risiko.

Den Kerl (das Weib) schlag' ich mir einfach aus dem Kopf!

Wenn Sie versuchen, in einem anderen Menschen sexuelles Verlangen zu wecken, und Sie haben keinen Erfolg, muß das nicht bedeuten, daß mit Ihnen oder mit Ihrem Partner irgend etwas nicht stimmt. Es heißt lediglich, daß Sie beide von verschiedenen Dingen angesprochen werden.

Der Musical-Song »Den Kerl schlag' ich mir einfach aus dem Kopf« ist wohl als bitteres Lebewohl an einen Mann gedacht, der nicht viel getaugt hat. Aber in solchen Texten werden meistens sehr allgemeine Situationen angesprochen, wenn die Beziehung noch in den Anfängen steht, zwei Menschen nicht die gleiche Wellenlänge haben und es bei ihnen einfach nicht funkt. Wenn das der Fall ist, versuchen Sie nicht, die unvermeidliche Trennung hinauszuschieben. Suchen Sie sich jemand anderen, der/die einen ähnlichen Appetit auf Sex hat wie Sie, und zu dem/der Sie eine gute Beziehung knüpfen können.

Die Werbung will dem Verbraucher suggerieren, daß er den richtigen Partner findet, wenn er nur die richtige Zahnpasta benutzt, den richtigen Wagen fährt und die richtigen Jeans trägt. Da ist etwas dran. Der erste flüchtige Blick eines Mannes auf die wohlproportionierten, in Jeans verpackten Rundungen einer Frau oder die Reaktion einer Frau auf einen Mann, der ein teures, aufregendes Hemd trägt, können einen Funken überspringen lassen, der bald ein loderndes Feuer entfacht. Doch die Kleidung hebt nur die Selbsteinschätzung hervor, die jemand hat. Wenn man durch die Straßen geht, sieht man Menschen, die ganz deutlich die Botschaft ausstrahlen, daß sie mit sich rundum zufrieden sind. Man erkennt an ihrer Art zu gehen und sich zu geben, daß es ihnen Spaß macht so zu sein, wie sie sind. Und andere Menschen reagieren auf so eine Ausstrahlung.

Ebenso häufig kann man Leute erleben, die sich nicht mögen. Niedergedrückte Menschen legen im allgemeinen keinen großen Wert auf ihr Äußeres, gehen vornübergebeugt und halten sich an der Häuserseite des Gehwegs, nicht in der Mitte.

Wenn Sie hingegen rundum mit sich zufrieden sind und sich entsprechend dieser positiven Grundeinstellung kleiden, fällt das Ihrer Umwelt auf.

Während sich viele Männer interessanterweise nicht sonderlich um das kümmern, was sie tragen, können Frauen es im allgemeinen gar nicht glauben, daß den Männern das egal ist. Wenn ein Mann schlecht gekleidet ist, nehmen die Frauen das nicht als ein Zeichen dafür, daß Kleidung ihn nicht interessiert, sondern sie meinen, der arme Kerl wüßte nicht, wie man sich gut anzieht. Wenn Sie sich also bisher keine Gedanken über das gemacht haben, was Sie tragen, sollten Sie vielleicht anfangen, es zu tun.

Sexuelle Langeweile ist für viele Menschen ein echtes Problem. Ich erlebe das in meiner Privatpraxis immer wieder. Aber natürlich gibt es ein Mittel dagegen: Abwechslung, die Würze im Leben der Frau von Welt.

Ich hatte einmal ein sehr erfolgreiches Ehepaar als Klienten. Er war Ingenieur, sie Anwältin, und beide hatten es zu etwas gebracht. Sie waren seit zwölf Jahren verheiratet und hatten drei reizende Kinder. Sie waren gern zusammen, unternahmen viel gemeinsam und hatten viele Freunde. Weshalb kamen sie dann zu einer Sexualtherapeutin? Hatten sie keine anderen Sorgen?

Das Problem war, daß ihr der Gedanke kam, er gehe dem Sex mit ihr aus dem Weg – was er tatsächlich machte. Nun war auch ihr das langweilig, und sie war daher überaus erleichtert, als er immer öfter gute Nacht sagte und vor ihr ins Bett ging, um zu schlafen. Aber irgendwann nahm es überhand. »Gute Nacht, Liebling, ich glaube, ich verschwinde schon mal.« Und das jeden Abend. Das mußte etwas bedeuten, und sie entschied, daß es etwas Ernsthaftes sein müsse. Vielleicht war ihr Sexualleben ruiniert, ihre Ehe in Gefahr. Sie war Anwältin und kannte das aus vielen anderen Ehen.

Je mehr Gedanken sie sich machte, desto schlimmer wurde es. Und anstatt froh zu sein, daß der Sex unwichtiger wurde, kam sie sich alt, verbannt und zurückgewiesen vor, weil ihr Sexualleben praktisch nicht mehr existierte.

Sich-aus-dem-Weg-gehen kommt sehr oft vor, wenn der Sex langweilig wird. In zahlreichen Ehen gibt es nur noch Gewohnheit, nur noch Partnerschaft, keinen Sex mehr. Und wenn sich dieses Schema erst einmal einbürgert, wird es schwer, sexuell wieder aktiv zu werden.

Doch in dieser Ehe hatte sich das Schema noch nicht verhärtet, als sich beide Partner entschlossen, dagegen etwas zu unternehmen. Ich gab ihnen einige Ratschläge, und sie nahmen sich vor, sie zu befolgen.

Sexuelle Langeweile und Sich-aus-dem-Weg-gehen gibt es bei vielen Paaren, aber im vorliegenden Fall hatte vielleicht die geschäftsmäßige, erfolgsgewohnte Art, mit der sie die Dinge wie so vieles andere in ihrem Leben angingen, der Erotik den Zauber genommen. Schon früh in ihrer Ehe hatten sie eine sexuelle Routine entwickelt: Dreimal in der Woche und die drei Grundstellungen, mit denen sie angefangen hatten und die ihnen zu Beginn ihrer Ehe ungeheuer abwechslungsreich und befriedigend vorgekommen waren.

Als sie den Versuch starteten, ihr Sexleben neu zu gestalten, war es Sommer, und die Kinder waren im Zeltlager. Sie hatten die ganze Wohnung für sich. Eines Abends setzte sie sich auf seinen Schoß, bevor er müde war und sein »Gute Nacht, Liebling« aufsagen konnte. Sie band ihm die Krawatte auf. Er war verdutzt, erinnerte sich aber dann, daß sie ein neues Kapitel in ihrer Ehe beginnen wollten, und so blieb er mit einem amüsierten Lächeln sitzen, während sie seine Krawatte wegwarf, dann anfing, sein Hemd aufzuknöpfen ...

Es auf der Couch im Wohnzimmer zu machen, schien doch mehr Spaß zu machen als die Schlafzimmerroutine des »Es ist Dienstag, dann wollen wir mal wieder«.

Ein, zwei Tage später hob er sie hoch, legte sie auf den Teppich und liebte sie dort.

Es wurde zu einem Spiel, das sie beide begeisterte. Und das Spiel ließ den Wunsch entstehen, es öfter zu spielen. Solange die Kinder nicht im Haus waren, liebten sie sich in allen Zimmern, auf fast allen Möbeln und zu den verrücktesten Zeiten.

Als die Kinder zurückkamen, mußten sich die Eltern wieder mit dem Schlafzimmer begnügen. Doch dort stand ein großer Schreibtisch, auf dem sie sich liebten. Darüber hinaus nahmen sie gemeinsam Schaumbäder, kamen um Mitternacht zu »unerlaubten« Sitzungen in Hotels zusammen und stiegen an Wochenenden in Motels ab.

Sie kaufte aufreizende Unterwäsche und zeigte sich ihm in einem immer noch beliebten Aufzug: schwarze Strümpfe, Hüftgürtel und sonst nichts. Das lustige war, er fand das sehr sexy, Wunschbilder aus der Jugendzeit, die wieder hochkamen. Ein bißchen albern kam sie sich schon vor, als sie diese halbseidenen Sachen anzog, doch seine Reaktion gab ihr neuen Mut.

Wenn sie einmal anfingen, konnte sie nichts mehr bremsen. Sie probierten sämtliche Stellungen aus, die sie in einschlägigen Büchern fanden, und es waren wirklich starke Variationen dabei. Oral und anderes mehr. Sie dachten sich Dinge aus und flüsterten sie dem anderen ins Ohr. Für einen Ingenieur und eine Anwältin waren sie bald ziemlich versiert.

Nicht alles, was sie ausprobierten, war ein Erfolg, doch es war unterhaltsam, es versucht zu haben. Hin und wieder dachte sich einer von beiden etwas aus, was der andere dann jedoch verwarf. Aber niemand fühlte sich verletzt.

Einmal schlug er etwas vor, worauf sie jedoch nicht einging. Er hatte angeregt, daß es vielleicht ganz lustig wäre, wenn noch ein dritter Partner dabei wäre. Das zeigte, wie freizügig er geworden war. Aber sie hatte nur »Nein, danke« gesagt. Doch dann kaufte sie kurz darauf eine jener aufblasbaren, lebensgroßen Gummipuppen in einem Sex-Shop, brachte sie mit nach Hause und legte sie ins Bett, als er noch im Bad war. Es war ein amüsanter Gedanke, aber nach einem Versuch landete die Puppe auf Nimmerwiedersehen im Schrank. Es war offenbar nur eine kurzlebige Vorstellung gewesen.

Die Frau stellte fest, daß sie sehr oft über ihr neues Liebesleben nachdachte und daß ihre Phantasie beflügelt wurde. Als sie einmal ein Geburtstagsgeschenk für eine Freundin besorgen mußte, ging sie in einen Sex-Shop und kaufte einen Hüftgürtel und Strümpfe. Die Freundin fand das sehr lustig und zog es für ihren Mann an. Und schon bald tauschten diese beiden Frauen Ideen darüber aus, wie sie ihr Sexualleben noch prickelnder gestalten könnten, wie zwei Frauen, die sich ihre Backrezepte verraten.

So profitierten zwei Ehen von meiner Beratung, wenngleich das zweite Ehepaar mir nie etwas gezahlt hat! Man kann schließlich nicht alle Möglichkeiten des Geldeintreibens in die Tat umsetzen.

Die Beschäftigung mit Kleinigkeiten, die das Sexualleben aufheitern konnten, belebte ihre Phantasie. Das einzige wirksame Aphrodisiakum ist die Phantasie.

Daß jemand dem Sex ausweicht, kommt überraschend oft vor. Viele Ehepaare leben jahrelang in einer Ehe ohne Sex. Eines dieser Paare kam nach 20 Jahren zu mir!

Irgendwann im zweiten oder dritten Jahr ihrer Ehe hatte sie sich wahnsinnig über etwas geärgert, was er gemacht hatte. Beide erinnerten sich nicht einmal mehr genau, wann oder was es gewesen war, aber damals hatte sie beschlossen, sich ihm zu verweigern. Das wurde schließlich zur Gewohnheit. Gelegentlich durchbrachen sie diese Gewohnheit und verkehrten einen oder zwei Monate mehr oder weniger regelmäßig sexuell miteinander, aber dann fand sie immer wieder einen neuen Grund, ihm böse zu sein. In den zurückliegenden Jahren war ihr Liebesleben mehr behindert als gefördert worden und hatte schließlich ganz aufgehört.

Bei der Therapie stellte sich heraus, daß der eigentliche Grund für ihr erloschenes Sexualleben nicht seine damalige Verfehlung war. Es lag vielmehr daran, daß sie den Sex mit ihm so trist fand, aber auch er war ebenso gelangweilt wie sie. Ihr unabänderliches Ritual bestand aus einem Kuß, einer Umarmung, und dann drang er in sie ein, was insgesamt etwa sechs oder sieben Minuten dauerte.

Für beide stand eine Scheidung wegen der Kinder außerhalb jeder Diskussion. Als sie mich aufsuchten, war meine erste Frage an sie, ob sie sich all die Jahre der Enttäuschung und des Zorns verzeihen könnten.

Es kann für zwei Partner sehr schwer sein, sich von einem bestimmten Muster zu befreien, das über viele Jahre hinweg aufgebaut worden ist. Es erfordert sehr viel Entschlossenheit und gewaltige seelische Kraft, sich aus einem solchen Sumpf zu ziehen. Nicht jeder bringt das fertig.

Dieses Ehepaar schaffte es am Ende doch nicht. Zu viele Jahre waren vergangen, zu sehr hatten sie sich daran gewöhnt, dem Sex aus dem Weg zu gehen. Und, was das Entscheidende war, sie waren nicht imstande, sich das Unglück zu verzeihen, das sie sich zugefügt hatten. Nach intensiver und schmerzlicher Selbsterforschung beschlossen sie, zusammenzubleiben und auf sexuelle Betätigung zu verzichten, bis die Kinder groß wären. Dann würden sie sich wahrscheinlich scheiden lassen.

Eigenartigerweise nahm diese Entscheidung viel von der Spannung, die zwischen ihnen herrschte, und verbesserte ihre Beziehung. Sie hatten sich gemeinsam einem Problem gestellt und eine Lösung gefunden. Wenn sie sich am Ende tatsächlich scheiden lassen, können sie vielleicht zukünftig mit einem anderen Partner ein besseres Verhältnis eingehen.

Etwas Phantasie: Spielen wir Vergewaltigung!

Einige Klienten lassen sich auf sehr ausgefallene Sexspiele ein. In den meisten Fällen erkläre ich ihnen, daß jedes Sexspiel, das ihnen einfällt, in Ordnung ist, solange niemand verletzt wird und beide Spaß daran haben.

Ein Paar liebte es, einander seine Wunschvorstellungen zu erzählen. An einem Abend erzählte er ihr von seinen Phantasien, die sie dann ausführten. Am nächsten Abend erzählte sie ihm, was ihre Phantasie beschäftigte, und sie spielten das nach. Eines seiner bevorzugten Phantasiebilder war »Vergewaltigung spielen«, wobei sie vorgab, eine Fremde zu sein, die von ihm zur Liebe gezwungen wurde. Ihr Widerstand war nie zu stark, und manchmal mußten sie sogar derart kichern, daß sie gar nicht weitermachen konnten. Dann wieder kam es zum anderen Extrem, daß er ihr die Hände auf den Rücken band und sie »zwang«, sich ihm hinzugeben. Seine Vorstellung löste bei ihr den Wunsch aus, ihn zu vergewaltigen, und so band sie ihm die Hände auf den Rücken und »zwang« ihn, Sex mit ihr zu treiben. Wie er selbst sagte, wußte er nicht, welche Rolle ihm mehr Spaß machte, die des Täters oder die des Opfers. Sie erklärte, daß dies von ihrer Stimmung abhänge.

Liebe Dr. Ruth,
wir sind seit vier Jahren verheiratet, und ich meine, unser Sexualleben war bisher recht gut. Ich bekomme sehr oft einen Orgasmus und finde selbst dann Gefallen am Sex, wenn ich nicht jedesmal einen Orgasmus erlebe. Mein Problem ist, daß mein Mann seit neuestem Dinge von mir verlangt, die ich nicht über mich bringe. Vor einigen Monaten schlug er vor, zusammen einen Pornofilm anzusehen. Ich sagte ihm, daß mir das zuwider sei, und er reagierte zu meiner Überraschung sehr verärgert und beschuldigte mich, lieblos und kalt gegenüber seinen Wünschen zu sein. Ich stellte fest, daß er in Pornofilme geht, seit wir verheiratet sind. Ich hatte immer den Eindruck, daß er das einige Male aus Neugier gemacht habe oder um einmal zu lachen, als er noch Junggeselle war. Ich habe den Schock überwunden, daß er sich heimlich diese Filme angesehen hat und glaube nicht mehr, daß dies bedeutet, daß er sexuell unbefriedigt oder abnormal ist, aber ich selbst möchte keinen solchen Film sehen. Ich glaube, daß mich bestimmt jemand sieht, und aus irgendeinem Grund würde ich mich deswegen schämen. Es wäre so, als würde mich jemand beim Onanieren überraschen. Und ich habe Angst vor dem, was ich auf der Leinwand sehen würde. Aber ich möchte das mit meinem Mann klären. Nachdem ich es abgelehnt hatte, mit ihm in einen Pornofilm zu gehen, hat er vorgeschlagen, Filme oder Kassetten zu mieten. Ich möchte so etwas nicht, bevor ich mit meinem Mann ins Bett gehe. Was kann ich tun?

Della

Liebe Della,
zunächst einmal glaube ich, daß Sie sich Vorwürfe machen, weil Sie sich für lieblos halten und nicht bereit sind, mit Ihrem Mann ins Kino zu gehen. Sie sollten sich das aus dem Kopf schlagen, denn es trifft nicht zu. Das Problem, das Sie zu lösen versuchen, liegt auf einem anderen Gebiet.

Wenn Sie keine Pornofilme sehen wollen (die ich lieber

sexuell eindeutige Filme nennen möchte), gibt es keinen Grund, warum Sie es sollten – und sehr gute Gründe, warum Sie es nicht sollten. Und reden Sie sich andererseits nicht ein, daß etwas mit Ihrem Mann nicht stimmt, weil er sie sich ansieht, oder daß dies bedeutet, er liebt Sie nicht wirklich oder findet Sie nicht anziehend genug. Diese Filme sind harmlos, wobei ich die wenigen ausnehme, die für ein »besonderes Publikum« gemacht werden und in denen Folterungen, körperliche Verletzungen oder Kinder vorkommen. Sie sind harmlos und erfüllen einen guten Zweck – sie beflügeln die sexuellen Phantasien der Menschen und verbessern deren Liebesleben. Wenn also Ihr Mann geht, machen Sie sich keine Sorgen.

Aber Sie müssen nicht hingehen und müssen sie sich zu Hause auch nicht ansehen, bevor Sie mit Ihrem Mann schlafen. Wenn Sie es vorher tun wollten, wäre es auch nicht schlimm. Aber das wollen Sie nicht, weil das keinen Platz in Ihren eigenen sexuellen Phantasien hat. Tun Sie es also nicht, wenn Sie so empfinden – und tun Sie auch sonst nichts in Ihrem Sexualleben, wogegen Sie eine starke Abneigung empfinden. Versuchen Sie, nicht zu unbeweglich zu sein. Versuchen Sie, Bereitschaft zu zeigen, ihm in anderen Dingen Ihres Sexuallebens zu folgen oder gelegentlich selbst etwas anzukurbeln. Versuchen Sie, Ihr Sexualleben lebendig, phantasievoll, humorvoll und abwechslungsreich zu gestalten. Aber tun Sie nichts, was Sie nicht tun wollen.

Ihr Mann fühlt sich wahrscheinlich etwas zurückgewiesen und enttäuscht. Vielleicht sehen Sie auf ihn hinunter. Sagen Sie ihm, daß es etwas ist, was Sie nicht gerne machen möchten, er aber tun kann. Ich glaube, ich habe eine gute Anregung, die Sie ihm machen können. Fragen Sie ihn einmal, warum er nicht hin und wieder in einen Sexfilm geht und sich dann hinterher mit Ihnen in einem Hotel trifft. Oder sofort nach Hause kommt, wo Sie auf ihn warten, warten auf ein stürmisches Liebesfest mit ihm, nur in einem Negligé oder erotischer Unterwäsche.

Sagen Sie ihm, daß Sie Ihre eigenen Phantasien haben, die ein Pornofilm zerstören würde, und daß Sie nicht möchten, daß Ihr gemeinsames Sexleben zerstört wird.

Es gibt manchmal Dinge, die wir im Moment ablehnen, in ein paar Jahren aber als selbstverständlich empfinden. Wir sind in den verschiedenen Lebensabschnitten verschiedene Menschen. Denken Sie einmal darüber nach. Und noch etwas: Sie können von Zeit zu Zeit mit Ihrem Mann ins Kino gehen, selbst wenn es Ihnen nicht besonders gefällt, denn es macht ihn glücklich, wenn Sie dabei sind. Eine Frau kann mit ihrem Mann zu einem Fußballspiel gehen, und vielleicht erwidert er ihre Geste und begleitet sie in ein Konzert oder eine Ballettvorführung. Einige Ehefrauen gehen aus dem gleichen Grund mit ihrem Mann in sexuell eindeutige Filme. Aber tun Sie es nicht, weder jetzt noch später, wenn es Ihnen wirklich zuwider ist.

Alles Gute. Dr. Ruth

Verkleidungskünste

Einer meiner Klienten erzählte seiner Frau, daß er schon immer einmal eine Frau habe lieben wollen, die keine Schamhaare habe. Daraufhin rasierte seine Frau ihre Schamhaare. Als sie sich beschwerte, seine Schamhaare würden kratzen, rasierte auch er seine Scham. Einige Zeit später vertraute sie ihm an, daß sie ganz verrückt auf Tätowierungen sei. Er kaufte in einem Scherzartikelgeschäft einen Tätowierungskasten, dessen Farben man hinterher wieder abwaschen konnte, und sie verbrachten einen ganzen Abend damit, sich gegenseitig zu »tätowieren«. Was sie gemacht haben, war vielleicht albern, aber die Spielchen waren harmlos und haben Spaß gemacht.

Ein anderer Ehemann schlief immer im Pyjama. Wenn er seine Frau liebte, ließ er die Pyjamahose an und knöpfte nur den Schlitz auf. Seine Frau regte das schon seit Jahren auf (was ich verstehen kann). Und so bat sie ihn eines Abends, nackt zu kommen. Nur einmal, ihr zu Gefallen. Ihm war das gar nicht recht, doch er willigte ein. Er zog sich aus und kam sich plötzlich komisch so nackt vor. Er blieb einen Moment am Schrank stehen, bevor er ins

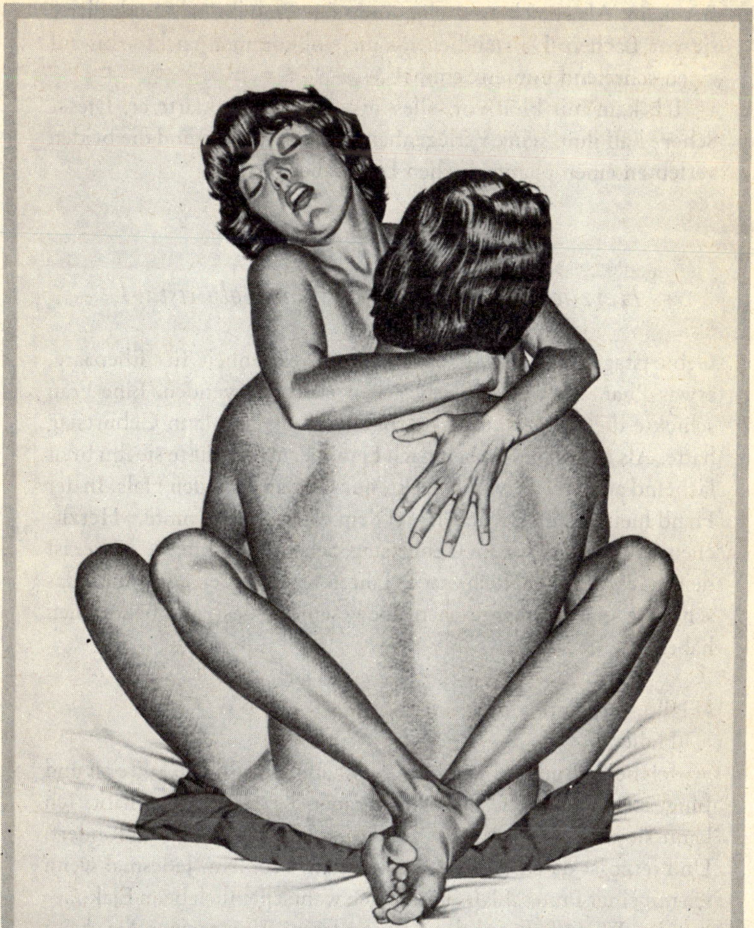

Bett kam. Als er sich umdrehte und seine Frau ihn sah, explodierte sie vor Lachen. Da stand er vor ihr, vollkommen nackt – bis auf einen schreiend bunten Schlips!

»Ich kam mir blöd vor, alles auszuziehen«, erklärte er. Dieser Scherz half ihm, seine Verlegenheit zu überwinden, und die beiden verlebten einen phantastischen Liebesabend.

Herzlichen Glückwunsch zum Geburtstag!

Geburtstage sind offenbar eine gute Gelegenheit für Ehepaare, etwas Phantasie auf ihr Liebesleben zu verschwenden. Eine Frau schickte die Kinder zu den Großeltern, als ihr Mann Geburtstag hatte. Als er von der Arbeit nach Hause kam, begrüßte sie ihn breit lächelnd an der Tür, völlig nackt, nur ein Band um den Hals. In der Hand hielt sie einen Kuchen, auf dem eine Kerze brannte. »Herzlichen Glückwunsch zum Geburtstag, Schatz«, strahlte sie. »Hier ist dein Geschenk.« Noch nach Jahren erzählte er, daß dies das schönste Geburtstagsgeschenk gewesen sei, das er je bekommen habe.

»Hallo, Dr. Ruth.«

»Hallo.«

»Ich heiße Bud und wohne in Manhattan. Ich bin 36 Jahre alt und Junggeselle. Ich habe zu vielen Frauen Beziehungen gehabt. Ich kann sie nicht einmal mehr zählen – vielleicht ein paar Hundert. Und jetzt ist da eine Sache. Ich habe ein Problem. Jedesmal wenn ich mit einer Frau schlafe, könnte ich wahrscheinlich beim Ejakulieren den Wirtschaftsteil der Zeitung lesen. Was, meinen Sie, kann der Grund für so etwas sein?«

»Wie lange braucht man, um den Wirtschaftsteil der Zeitung zu lesen?«

»Das ist nur übertragen gemeint. Ich will sagen, daß ich ganz bewußt erlebe, wenn der Höhepunkt kommt, und ich bin nicht ausgefüllt. Als ich 24 war, war ich verlobt, und ich war noch jünger und gefühlsmäßig gerade bei dieser einen Frau stärker engagiert, und ich erinnere mich noch speziell an einige Orgasmen, die habe ich erlebt, da war ich ausgefüllt.«

»Also, meinen Sie, daß Sie nicht diese Art Orgasmus haben, wenn Sie ejakulieren, daß Sie nicht diese große Erleichterung verspüren? Meinen Sie das? Oder wollen Sie sagen, daß Sie sehr früh ejakulieren?«

»Nein, nicht sehr früh. Ich kann die Ejakulation hinauszögern, und das mögen wohl auch die Frauen so an mir. Ich halte es eine halbe oder dreiviertel Stunde aus. Ich habe keine Schwierigkeiten, mich zurückzuhalten.«

»Aber wenn Sie ejakulieren, kommt es dann nur langsam raus, oder in einem kräftigen Schwall?«

»Nein, nein. Manchmal kommt es nur ganz langsam raus, manchmal ist es ein kräftiger Schwall, aber worum es geht, ist, ich bekomme alles genau mit, was sich abspielt. Es ist nicht so, wie es mit 24 war, als ich ausgefüllt war. Ich frage mich, ob es daran liegt, daß ich gefühlsmäßig nicht engagiert bin.«

»Das ist so am Telefon nicht einfach zu beantworten, Bud, denn rein technisch, was das Erregtwerden und so angeht, scheint alles in Ordnung zu sein.«

»Ja, ich bin völlig gesund und in guter Verfassung.«

»Vielleicht liegt es daran, daß Ihnen so sehr bewußt ist, mit wem Sie zusammen sind, und daß dies wieder ein Partner ist, an dem Sie vielleicht nicht wirklich interessiert sind, denn wenn Sie mir sagen, daß es mehrere Hundert gewesen sind, dann ist vielleicht ...«

»Es waren schon ziemlich viele. Mit anderen Worten, ich lasse mich vielleicht auf Dauer mit den falschen Frauen ein. Meinen Sie das?«

»Ja. Woran ich denke ist, daß Sie einfach mit den falschen Frauen zusammen sind, und Sie sind sich dessen so bewußt, daß Sie sich nicht richtig an eine wirklich tiefempfundene Phantasie verlieren. Ich meine, Sie sollten sich zurückhalten, bevor Sie die nächste sexuelle Bindung eingehen. Versuchen Sie, eine Frau zu finden, für die Sie wirklich etwas empfinden.«

»Sie meinen, eine, von der ich wirklich glaube, daß sie mir entspricht? Ist es das?«

»Ja, genau. Versuchen Sie das. Und bis dahin onanieren Sie

einfach und denken Sie an etwas Schönes, aber bemühen Sie sich ernsthaft, eine Frau zu finden, die Ihnen eher zusagt. Denken Sie nicht zurück an die Zeit, als Sie 24 waren, denn niemand kann genau die gleichen Empfindungen zurückrufen, die er früher einmal gehabt hat.«

»Mit anderen Worten, nicht einfach festlegen – jemanden suchen, mit dem ich wirklich gerne zusammen wäre.«

»Genau. Legen Sie sich nicht fest.«

»Dr. Ruth, vielen herzlichen Dank.«

»Danke für Ihren Anruf.«

Ein Fall, wie ich ihn schon früher erwähnt habe. Ein starkes sexuelles Verlangen. Doch er langweilt sich. Seine Erektion ist gut. Rein körperlich ist nichts an ihm auszusetzen. Seine Langeweile hat eine andere Ursache. Es sieht so aus, als wäre eine dauerhafte Beziehung zu einer Frau, die er achtet und die ihn interessiert, das Mittel dagegen.

Das sexuelle Verlangen anzuregen und aufrechtzuerhalten, erfordert einige Mühen und etwas Phantasie. Man kann nicht immer darauf warten, bis man in der richtigen Stimmung ist und die sexuelle Inspiration wie Manna vom Himmel fällt. Doch mit etwas gutem Willen können zwei Menschen ihr sexuelles Verlangen über alle Jahre ihres Zusammenseins lebendig erhalten.

10.

Sex und ältere Menschen

Von allen, die während meiner Sendung im Radio angerufen haben, um Fragen zu ihrem Sexualleben zu stellen, ist Martha ganz sicher einer meiner Lieblinge. Im Verlauf der 60 Minuten erkläre ich immer wieder, daß dies eine Sendung für reife Zuhörer ist. Und das trifft auf Martha zu, eine lebhafte, intelligente Frau von 73.

»Hallo, Dr. Ruth, ich heiße Martha. Ich rufe aus New Jersey an. Ich höre Ihre Sendung jedes Wochenende. Es ist hinreißend. Ich meine, es ist eine der besten Sendungen im Radio.«

»Das höre ich gerne. Sie machen das Programm.«

»Ja, ich habe folgendes Problem. Ich bin schon eine ältere Frau. Ich bin 73 Jahre alt, und es fällt mir schwer, Männer meines Alters zu finden, die sexuell noch aktiv sind wie ich. Gelegentlich bin ich mit jüngeren Männern zusammen, doch zu jüngeren Männern habe ich nicht das gleiche Verhältnis wie zu Männern, die mehr in meinem Alter sind. Aber sie sind im allgemeinen sexuell nicht so aktiv wie ich.«

»Ich freue mich wirklich außerordentlich, daß Sie anrufen, denn mein besonderes Interesse gilt unter anderem der Sexualität und den älteren Menschen.«

»Das ist sehr schön.«

»Ich habe gerade einen Artikel in einem medizinischen Lehrbuch gelesen, und wenn Sie mir einen Brief schreiben, hierher an den Sender, schicke ich Ihnen – Sie brauchen mich nur zu erinnern –, schicke ich Ihnen diesen Artikel. Denn er ist speziell abgestellt auf die älteren Menschen und die Sexualität.«

»Das mache ich.«

»Wie Sie und ich wissen, Martha, gibt es mehr ältere Frauen als Männer.«

»Ja, das ist ganz sicher so. Ich bin selbst Witwe.«

»Ja. Da gibt es keine Lösung. Theoretisch könnten wir sagen, daß es schön wäre, wenn wir in einer Gesellschaft lebten, in der ein Mann mehr als eine Frau begatten dürfte. Aber wir leben nun einmal nicht in einer solchen Gesellschaft. Was ich empfehlen würde, ist folgendes: Verlieren Sie nicht den Mut und gehen Sie weiterhin in Clubs oder dorthin, wo Sie unter Menschen sind. Aber lassen Sie mich Ihnen das Beispiel nennen, was ich einer anderen älteren Frau genannt habe, die mich in meiner Praxis aufsuchte und genau das gleiche Problem hatte wie Sie. Sie ging regelmäßig mit ihrem Mann zum Volkstanz. Als ihr Mann starb, war sie sehr unglücklich, und nach einer angemessenen Trauerzeit kam sie zu mir, nicht wegen eines sexuellen Problems, sie kam zu mir, weil es ein Problem mit ihrer Schwiegertochter gab. Wir unterhielten uns, was sie so am Samstagabend macht und so, und sie sagte mir, daß sie nicht mehr zum Volkstanz gehe. Ich schickte sie wieder zum Volkstanz und erklärte ihr kurzerhand, daß dies eine Beschäftigung sei, bei der nicht auf jede Frau ein Mann kommen muß. Doch sie war sehr aufgebracht, als sie nach dem Tanzen nach Hause ging, denn sie war sexuell sehr aufgewühlt. Denn genau das hatten sie und ihr Mann immer gemacht, und anschließend waren sie nach Hause gegangen und noch sehr schön sexuell zusammen gewesen. Ich riet ihr daher zu onanieren. Nun hatte sie aber als Erwachsene noch nie onaniert, und ob sie es als junges Mädchen getan hatte, wußte sie nicht mehr.«

»Das ist ein guter Gedanke.«

»Als Erwachsene hatte sie noch nie onaniert, und ich ermunterte sie dazu. Wenn ich Ihnen etwas raten darf, Martha, möchte ich Ihnen raten zu onanieren, anstatt mit der sexuellen Anspannung zu leben und sich irgendwie unglücklich zu fühlen. Ich würde Ihnen empfehlen, Martha, onanieren Sie!«

»Ja, ich verstehe. Ich könnte es versuchen.«

»Und ganz wichtig, Martha, nehmen Sie eine Gleitcreme. Berühren Sie die Klitoris nicht direkt, nur die Umgebung der Klitoris.

Vielleicht stecken Sie einen Finger in die Scheide, oder auch eine Gurke, oder eine Banane, es ist egal, und denken an etwas Aufregendes.«

»Hui, ja, das könnte ich versuchen.«

»All die gutaussehenden älteren Männer, die Ihnen einfallen, lassen Sie sie in Ihrer Phantasie alle der Reihe nach aufmarschieren.«

»Das ist ein interessanter Gedanke. Muß ich mir mal durch den Kopf gehen lassen.«

»Geben Sie mir bitte Bescheid. Und wenn Sie mir schreiben, schicke ich Ihnen diesen Artikel über Sexualität und ältere Menschen. Und gehen Sie in der Zwischenzeit weiter unter Menschen ... Es gibt eine Menge älterer Männer dort.«

»Es geht weniger darum, ältere Männer zu finden, wie ich schon gesagt habe. Aber sie sind im allgemeinen ...«

»Sexuell nicht so aktiv. Ich möchte Ihnen noch etwas vorschlagen. Ich bin so froh, daß Sie angerufen haben. Wenn Sie einen Mann kennenlernen, den Sie mögen, und wenn er offenbar sexuell nicht so aktiv ist, wie Sie es zu sein scheinen, reden Sie ganz offen mit ihm, denn Männer in dem Alter machen sich manchmal ein bißchen Sorgen wegen der Erektion. Sie machen sich Gedanken, ob sie eine Erektion bekommen, und wenn sie sie dann haben, ob sie sie halten können, ob sie imstande sind, das Glied einzuführen und so weiter. Ich möchte Ihnen empfehlen, daß Sie mit dem Mann sprechen, zu dem Sie eine Beziehung haben. Sagen Sie ihm, daß Sie mit Dr. Westheimer im Rundfunk gesprochen haben und daß es völlig in Ordnung geht, wenn er Sie bis zum Orgasmus masturbiert, auch wenn er selbst sexuell nicht erregt ist.«

»Ja, gut.«

»Wollen Sie das versuchen?«

»Das mache ich ganz bestimmt. Und vielen herzlichen Dank. Ich werde all Ihre Anregungen beherzigen.«

»Und geben Sie mir Bescheid.«

»Ja, ich gebe Ihnen Bescheid und schreibe Ihnen.«

»Alles Gute, und danke für den Anruf. Auf Wiedersehen.«

»Auf Wiedersehen.«

Dann kam eine Werbeeinblendung. Als ich wieder auf Sendung war, erzählte ich noch immer ganz begeistert von Marthas Anruf.

»Ich möchte meine Produzentin Susan von Herzen beglückwünschen, daß sie dieses letzte Telefonat auf meinen Apparat gelegt hat, denn solche Anrufer wie Martha geht diese Sendung an. Nicht nur junge Leute, sondern auch Menschen mittleren Alters, ältere Menschen, Behinderte, und sie alle haben das Recht, das Glück zu suchen, das die Sexualität vermittelt.«

In der Woche nach dieser Sendung kam eine Reihe von Briefen älterer Menschen, die offenbar alle durch den Anruf Marthas ermutigt worden waren. Das hatte ich mir erträumt, seit es die Sendung gibt – daß sich die älteren Zuhörer aktiv an unserer Diskussion über Sex beteiligen. Und zwei Monate nach Marthas Anruf bekam ich einen Brief von ihr, in dem sie mir mitteilte, daß sie einen Mann in den Siebzigern kennengelernt habe, und daß es phantastisch klappe.

> Liebe Dr. Ruth,
> ich bin besorgt und verstört. Bitte antworten Sie so bald wie möglich.
> Nachdem ich 47 Jahre mit meiner Frau sexuell verkehrt habe, bereitet es mir seit einiger Zeit Schwierigkeiten, eine Erektion zu halten. Ich bin 65 Jahre alt und bei guter Gesundheit. Ich bin Diabetiker, was aber bisher kein Problem für meinen Gesundheitszustand war. Vielen Dank.
>
> Stanley

Zunächst einmal muß ich Stanley gratulieren, dieses Alter erreicht zu haben, ohne daß ihn sein Penis im Stich gelassen hat. Ich bin glücklich, wenn ich daran denke, und wünsche es jedem Mann.

Dann sein ernsthafter Wunsch, weiterhin ein guter Ehemann zu sein, der nicht die Absicht hat aufzugeben – bravo!

Was kann er tun?

Die Menschen meinen, das Vorspiel sei etwas für die Frau. Sie müsse ohne Hast eingestimmt werden. Man müsse zärtlich mit ihr reden, sie streicheln, küssen, liebkosen, so wie sie es gerne hat. Es ist liebevoll und klug, das zu tun, damit auch sie Spaß bei der Sache hat.

Das ganze Lebenstempo verändert sich, lange bevor das Leben vorbei ist, und das gilt auch für das Geschlechtsleben. Ab einem gewissen Alter braucht die Mehrheit der Männer diese Art Aufmerksamkeit ebenso wie die Frauen. Man muß mit dem Penis spielen, damit er sich aufrichtet. Er braucht die Berührungen und körperlichen Zuwendungen, welche die Klitoris fast das ganze Leben benötigt.

Im Alter müssen sich die Ehepartner unter Umständen mehr oral oder manuell befriedigen. Es ist nicht nötig, daß beide jedesmal einen Orgasmus erleben. Und der Penis steht noch immer seinen Mann, nachdem er längst keine psychogenen Erektionen mehr bekommt – wenn ihm vor dem Versuch ihn einzuführen, genügend liebevolle Zuwendung zuteil wird.

> Liebe Dr. Ruth,
> sind Sie so nett und nennen mir den Verlag des Buches von Dr. Zilbergeld?
> Ich bin 71 Jahre alt. Sagen Sie mir, wie ich mein Leben bereichern kann. Ich bin bei bester Gesundheit und stets bereit, zu lernen und es besser zu machen...
>
> Ralph

Das ist die richtige Einstellung. Das höre ich gern. Ich nannte ihm den Namen des Verlages und erklärte ihm, daß ich ihm gern sagen würde, wie er sein Leben bereichern könne, wenn er mir schriebe und etwas genauer angeben würde, welche Probleme er habe.

Ich bin beglückt über diese Briefe, denn sie beweisen, daß immer mehr ältere Menschen sich vorwagen und an dieser Sendung beteiligen, wodurch sie der Sexualität im Leben der älteren Menschen zu mehr Anerkennung verhelfen.

Noch bis in jüngste Zeit galt die Vorstellung, daß ältere Menschen irgendein Sexualleben hätten als lächerlich und unziemlich. Ab einem bestimmten Alter – Teenager glauben noch immer, es beginne mit etwa 35! – erwartete man von den Menschen, daß sie würdevoll dem Sex entsagten. Das Dumme ist nur, und ich mit meinen 53 Jahren bin froh darüber, daß der Sexualtrieb sich noch rührt, nachdem man längst die ersten Rentenzahlungen erhalten hat.

Ich habe nicht im Kopf, welches das Rekordalter für eine Erektion oder einen weiblichen Orgasmus ist. Im *Guiness-Buch der Rekorde* steht es sicher nicht. Aber falls demnächst jemand 110 Jahre angibt, wäre ich nicht überrascht, denn die medizinische Wissenschaft hat für die sexuelle Betätigung keine Altersobergrenze festgesetzt – und für die sexuellen Probleme natürlich auch nicht.

Der ältere Mann – zweiter Frühling

Vor einiger Zeit suchte ein Ehepaar meinen Rat als Sexualtherapeutin, weil sein Sexualleben ganz abrupt aufgehört hatte – und beide Partner wollten es fortsetzen. Wie sich herausstellte, hätte es überhaupt nicht zu dieser Unterbrechung kommen müssen. Doch sie war eingetreten, und das nur, weil beide Eheleute nichts von einer Veränderung wußten, die beim Mann in einem bestimmten Alter einsetzt.

Howard und Paula waren Ende Fünfzig und hatten in den 35 gemeinsam verbrachten Jahren ein sehr lebhaftes Sexualleben gehabt. Aber eines Abends blieb bei Howard trotz vieler Küsse und Umarmungen die Erektion aus. Als Paula nach Howards Penis griff, stellte sie erstaunt fest, daß er noch schlaff war. Sie kamen zu dem Schluß, daß Howard einfach zu müde sei, und begaben sich ohne weiteres Liebesspiel zur Ruhe.

Aber als das gleiche bei den nächsten Malen wieder passierte, fingen sie an, sich Sorgen zu machen. Paula quälte sich mit dem Gedanken, für ihren Mann nicht mehr sexuell attraktiv zu sein, oder daß er vielleicht ein Verhältnis mit einer anderen Frau hätte, und Howard meinte bekümmert, zu alt für den Sex geworden zu sein. Als Paula ihm von ihren Vermutungen erzählte, schwor er Stein und Bein, daß er keine andere Frau anschaue und sie noch immer sehr anziehend finde. Er konnte nicht begreifen, was geschehen war.

Paula und Howard sprachen nicht mehr über die Angelegenheit, aber sie fingen an, den Gelegenheiten, die zum Sex hätten führen können, aus dem Weg zu gehen. Wenn Howard gähnte und sagte, daß er reif fürs Bett wäre, entdeckte Paula plötzlich, daß sie noch wahnsinnig interessiert an dem Spätfilm im Fernsehen sei. Und wenn sie das Schlafengehen erwähnte, vertiefte er sich plötzlich noch in einen Artikel der Abendzeitung. Sie entwickelten ein erstaunliches Talent, wenn es darum ging, das Bett zu meiden.

Bald waren sie überzeugt, daß Howard zu alt, und ihr Sexualleben vorüber sei. Howards Selbsteinschätzung bekam einen schweren Dämpfer. Paula entwickelte Schuldgefühle, weil sie immer noch starkes sexuelles Verlangen empfand, und sagte sich immer öfter, ob bei ihr irgend etwas nicht stimme. Sie war außerdem beunruhigt, wenn sie an die Jahre sexueller Frustration dachte, die noch vor ihr lagen. Beide fühlten sich elend.

Als sie schließlich einen Familienberater aufsuchten, erfuhren sie, was der Grund für ihre Seelenqualen war und was sie unternehmen konnten. Auf jeden Fall hörten diese netten und aufgeklärten Eheleute zum ersten Mal etwas von *psychogener Erektion.* Als Howard noch jünger gewesen war, hatte er oft eine Erektion bekommen, wenn er nur an Sex dachte. Hin und wieder war ihm das peinlich gewesen. Als er einmal mit dem Bus nach Hause fuhr und an Paula dachte, bekam er eine Erektion, die so stark und auffällig war, daß er es nicht wagte aufzustehen. Er mußte weiter fahren, als er eigentlich wollte, und dachte die ganze Zeit an seine Einkommensteuer, das Rasenmähen und andere nicht sexuelle Dinge, die ihm einfielen, bis sich die Lage wieder normalisierte. Inzwischen war der Bus vier Stationen über Howards Ziel hinausgefahren, so daß er einen ausgedehnten Heimweg hatte.

Er erzählte Paula, was passiert war, und sie mußte lachen. Beide waren sexuell angeregt. Sie gingen auf der Stelle ins Bett und liebten sich leidenschaftlich.

Mit zunehmendem Alter büßt der Mann die Fähigkeit zur psychogenen Erektion ein, das heißt zur Erektion, die allein durch Gedanken bewirkt wird.

Erotische Gedanken allein genügen nicht mehr. Der Mann braucht eine körperliche Reizung des Penis. Wäre Paula und Howard diese Tatsache bewußt gewesen, hätte sie sein Glied streicheln und massieren können, bis er eine Erektion gehabt hätte, und dann hätten sie miteinander schlafen können. Aber da sie beide nichts vom Nachlassen der psychogenen Erektion wußten, hatten sie angenommen, ihr Sexualleben sei zu Ende.

Nachdem sie zu dem Schluß gekommen waren, daß der Sex nun der Vergangenheit angehöre, wurde dieser Gedanke zu einer sich selbst erfüllenden Voraussage und setzte einen Teufelskreis in Gang. Sie schliefen nicht mehr miteinander, weil sie glaubten, Howard wäre nicht mehr dazu in der Lage. Der Unglückstag war da, lange bevor sie dazu bereit waren.

Es wäre gut gewesen, wenn dieses Ehepaar von einer Phase seines Sexuallebens zur nächsten hätte übergehen können, wenn sie schon früher immer etwas unbeschwerter in den vertrautesten Augenblicken miteinander umgegangen wären. Aber ein gewisses sexualfeindliches Verhalten, das selbst bei sexuell aktiven Paaren oft anzutreffen ist, stand dem entgegen. Selbst wenn viele Menschen den Sex sehr schätzen, halten sie die Fortpflanzungsorgane für häßlich, übelriechend und abstoßend – es sind die Pudenda, die Teile, derer man sich schämen muß.

Der Bereich zwischen den Beinen ist nicht anders als der übrige Körper auch. Wenn er ungepflegt und ungewaschen ist, dann ist er ungepflegt und ungewaschen, und wenn er sauber und frisch ist, ist er sauber und frisch. Der männliche Samen riecht angenehm frisch, es sei denn, Sie haben sich das Gegenteil eingeredet. Die von der Scheide abgesonderte Flüssigkeit hat für viele Männer einen angenehmen Duft. Warum auch nicht? Es ist eine frische Absonderung des gesunden Körpers, harmlos wie Tränen und sicher nicht so traurig.

Verspielte Liebende mögen die Geschlechtsteile. Eine Frau, die in einen Mann verliebt ist, spielt gerne mit seinen Geschlechtsteilen. Eine Frau sagte mir einmal: »Es ist wie bei diesem Mädchen in *On a Clear Day You Can See Forever*, die mit ihren Pflanzen sprach. Er wächst, wenn man mit ihm spricht oder ihm etwas vorsingt.« Frauen streicheln das männliche Glied gern und beobachten, wie es sich aufrichtet, wenn sie mit ihm vertraut sind.

Wenn Paula einfach weiter mit dem Penis ihres Mannes gespielt hätte, ihrem alten Freund und Stehaufmännchen, hätten die beiden verliebt von der Ära der psychogenen Erektionen zu der der stimulationsbedingten überwechseln können.

Oder es hätte ihnen geholfen, wenn bei alldem, was sie gehört oder in Büchern oder Zeitschriften in ihrem Leben gelesen hatten, sie auf die Information gestoßen wären, nämlich daß der Penis mit den Jahren vielleicht all die Botschaften des Gehirns satt hat und sagt: »Jetzt komm, hör auf mit dem vielen Reden und zeig mir, wie sehr du mich liebst. Verwöhne mich, spiel mit mir.«

Häufig ist der ältere Penis auf seine Art verläßlicher. Ist die Zeit der psychogenen Erektionen vorbei, kann er, wenn er einmal erigiert ist, sehr viel länger steif bleiben.

Doch zurück zu meinen Klienten Howard und Paula, die nun wußten, daß sie sich noch sexuell betätigen konnten. Wenn sie im Bett lagen, rieb sich Paula jetzt an Howards Glied, nahm es in die Hand und streichelte es. Am Anfang beobachteten sie in ängstlicher Erwartung, ob »sich etwas täte«, was prompt bewirkte, daß Howard keine Erektion bekam. Nicht nur er selbst belauerte seine Erektion, sondern auch Paula, und beide fragten sich insgeheim: Bekommt Howard nun eine Erektion oder nicht?

Als sie an einem Nachmittag nach einem schönen Tag am Strand nach Hause kamen und sich so richtig wohl fühlten, gingen sie zusammen unter die Dusche. Sie seiften sich gegenseitig ein und vergaßen darüber völlig, sich ängstlich zu beobachten, und waren ganz gelöst in der Freude an ihren Körpern. Howard bekam eine Erektion, und sie konnten miteinander schlafen. Und nachdem sie einmal glaubten, daß es wieder möglich wäre, ein Sexualleben zu führen, wurde es auch möglich.

Sie ist nicht mehr, was sie einmal war

Das Verlangen nach Sex ist auch noch nach der Pensionierung da, wenngleich der Sex mit 60 nicht mehr der gleiche ist wie der mit 20. Nach dem Einsetzen der Wechseljahre verlieren die Scheidenwände der Frau etwas von ihrer Elastizität und werden dünner. Die Frau neigt außerdem zu geringerer Lubrikation und empfindet den Geschlechtsverkehr unter Umständen gelegentlich als schmerzhaft, insbesondere wenn es etwas ungestümer zugeht. So manche Frau nimmt das als ein Zeichen, daß die Tage der sexuellen Betätigung vorüber sind, und sie geht dem Sex mehr und mehr aus dem Weg. Aber ihr Sexualleben muß nicht aufhören. Wenn sie eine Gleitcreme nimmt, damit der Penis leichter in die Scheide eindringen kann, kann sie im allgemeinen noch ohne Schmerzen den Geschlechtsverkehr genießen.

Die Intensität des weiblichen Orgasmus kann nach der Menopause nachlassen. Doch auch ein schwächerer Orgasmus ist noch immer ein Orgasmus, der viel Befriedigung und Befreiung bringt. Ein Orgasmus kann keinen Schaden anrichten. Er hat im Gegenteil sehr viele gute Folgen körperlicher und psychologischer Art, denn das Bild, das die Frau von sich als gesundem und zur Sexualität fähigem Menschen gewinnt, kann sehr zu ihrer Zufriedenheit und Vitalität beitragen.

Die Frau kann manchmal Schmerzen verspüren, wenn sich der Uterus beim Orgasmus zusammenzieht. Wenn sie das merkt, sollte sie mit ihrem Arzt sprechen. Doch selbst diese Schmerzen braucht sie nicht als Signal ihres Körpers anzusehen, sexuell nicht mehr aktiv zu sein.

Auch er ist nicht mehr, was er einmal war

Auch für den Mann ist der Sex in fortgeschrittenem Alter nicht mehr wie in jungen Jahren. Aber er kann immer noch sehr viel geben. Ab einem bestimmten Alter – dies ist von Fall zu Fall schwankend – bekommt der Mann unter Umständen keine richtige Erektion mehr. Aber er kann selbst bei einer nicht vollständigen Erektion Geschlechtsverkehr ausüben. Sehr oft wird der Penis durch die Reizung beim Geschlechtsverkehr ganz erigiert.

»Ich habe so lange mit einem geschmeidigen Glied geliebt«, erzählte mir ein älterer Mann, »daß ich mit einem Seil rudern könnte.«

Die Erektionen des Mannes und die Ejakulation sind vielleicht nicht mehr so stark wie früher, doch wenn beide Partner sich über die Veränderungen im klaren sind, die das Alter mit sich bringt, können sie noch bis ins hohe Alter Freude am Sex haben.

Ein mit etwas Bitterkeit durchsetzter Witz berichtet von einem älteren Mann, der die Straße entlang ging und am Rinnstein einen kleinen Jungen sitzen sah, der weinte.

»Warum weinst du denn, mein Junge?« fragte ihn der Mann.

»Ich weine, weil ich nicht kann, was die großen Jungen können«, erwiderte der Junge.

Da setzte sich der Mann zu ihm und fing ebenfalls an zu weinen, weil auch er nicht konnte, was die großen Jungen können.

Das Tragische ist, daß viele ältere Menschen dem Märchen glauben, daß der Sex mit einem bestimmten Alter zu Ende ist.

So wie ein älterer Mensch sich etwas langsamer bewegt, ändert sich auch das Tempo des Sexuallebens mit den Jahren. Aber auch wenn ein Mann die Meile nicht mehr in vier Minuten laufen kann, ist er doch noch imstande, recht gut zu gehen. Und auch wenn er vielleicht nicht mehr der Tausendsassa im Bett ist, der er einmal war, kann er doch immer noch ein ziemlich aktives Sexualleben führen. Und diese kleinere Flamme am Leben zu erhalten, bringt viel menschliche Wärme in die Beziehung zweier älterer Menschen.

Veränderte Erwartungen

Weil auch der Muskeltonus und die Knochenzusammensetzung älterer Menschen nicht mehr so ist wie früher, müssen sie beim Geschlechtsverkehr vielleicht etwas gemäßigtere und nicht so anspruchsvolle Stellungen einnehmen. Vielleicht haben die Partner mehr Freude am Geschlechtsverkehr, wenn sie nebeneinander liegen und sich das Gesicht zuwenden oder gemeinsam in einem Sessel sitzen.

Nachdem die Kinder groß und aus dem Haus waren, hatte ein Ehepaar endlich genügend Zeit und Muße, sich ganz einander zu widmen und völlig gelöst sexuell miteinander zu verkehren.

Sie entdeckten, daß ihnen der Geschlechtsverkehr sehr viel Spaß in einem Schaukelstuhl machte, wenn sie auf seinem Schoß saß, und sie langsam hin- und herschaukelten. Sie waren überzeugt, daß die Wirksamkeit dieser Technik der Grund für die große Beliebtheit der Schaukelstühle in Amerika sei. Damit es ihnen nicht zu kalt wurde, wenn sie sich liebten, ließ sich die Frau etwas für ihr Nachthemd einfallen. Sie brachte hinten eine Klappe an, so daß sie, wenn er den Schlitz an seinem Pyjama aufknöpfte und sie die Klappe zurückschlug, ganz bequem miteinander verkehren konnten; sie saß dabei auf seinem Schoß im Schaukelstuhl, beide hatten es warm und sahen manchmal gleichzeitig ihre Lieblingssendungen im Fernsehen.

Es stimmt, daß der Körper älterer Menschen nicht mehr das ist, was er früher einmal war, doch das bedeutet nicht, daß sie den Sex aufgeben müßten. Sexuelle Betätigung ist keine Frage des alles oder nichts. Die Menschen können ihr Verhalten anpassen, um auf die Veränderungen einzugehen, welche die Natur mit sich bringt.

Ältere Menschen entdecken vielleicht, daß sie nicht mehr so oft Sex haben wie zu der Zeit, als sie noch jünger waren. Doch nur weil es jetzt weniger geworden ist, muß der Sex nicht völlig verschwinden.

Ein aktives Sexualleben kann allerdings erfordern, daß sich bisher Gewohntes ändert. So ist es beispielsweise nicht gut, sich sexuell zu betätigen, wenn man müde ist oder sich krank fühlt. Die Partner sind womöglich nicht mehr so lebhaft wie früher, und keiner sollte enttäuscht sein, wenn der Geschlechtsverkehr nicht immer ein stundenlanges Herumtoben ist.

Niemand bleibt ewig 19. Der Mann wie die Frau setzt Pfunde an und bekommt Falten. Das Haar verliert von seinem Glanz und die Haut etwas Feuchtigkeit. Es ist töricht, die Zeit mit Lamentieren über die verlorene Jugend zu vergeuden, Kraft auf die Erinnerung zu verwenden, wie schön Sie oder Ihr Partner vor 20 oder 30 Jahren waren. Aber wenn auch die Tage vorbei sind, als sie noch einen Bikini tragen konnte, und Sie nicht mehr so blendend aussehen mit Ihrer Badehose wie einst, können Sie doch weiter ein aktives Sexualleben führen.

Daran glauben, sonst verliert man es

Ältere Menschen, die in relativ guter Gesundheit leben, vergeben sich eines Geschenks der Natur, wenn sie es versäumen, die eigene Sexualität zu nutzen. Es ist möglich, das aktive Sexualleben unbegrenzt auszudehnen. Und es ist auch möglich, ein neues Sexualleben zu beginnen, wenn seit dem letzten Mal einige Zeit vergangen ist, auch wenn es Jahre waren. Man kann älteren Menschen neue Wege zeigen.

Für ältere Menschen ist der Sex tatsächlich eine Frage des »probier's oder verlier's«. Wenn ältere Menschen glauben, sexuell nicht mehr aktiv sein zu können, werden sie auch unfähig, sexuell aktiv zu sein. Das erste Gebot lautet zu glauben, daß das eigene Sexualleben noch nicht beendet ist.

Die sattsam bekannte Verehrung alles Jugendlichen in der westlichen Industriegesellschaft läßt, wenn man nicht mehr jung ist, den Gedanken aufkommen, daß man sich eigentlich hinlegen und sterben könnte. Dieser Kult mit der Jugend ist eine der verhängnisvollen Verhaltensweisen, der sich die älteren Menschen gegenübersehen, zu der sie tragischerweise eventuell sogar selbst beitragen.

Solange der Mensch lebt, sollte er daran glauben, daß gelegentlicher Sex besser ist als gar keiner. Die Erde muß sich nicht jedesmal auftun. Sex kann auch ein stilles Vergnügen sein. Wie ein einfühlsamer Mann einmal sagte: »Selbst wenn es nicht perfekt ist, ist es doch gut.«

Auch wenn die Musik langsamer geworden ist, ist sie immer noch schön

Mit fortschreitendem Alter lassen die Leistungen der meisten Sinnesorgane nach. Die Menschen müssen daher vieles, was ihnen Freude macht, aufgeben, doch die sexuelle Betätigung muß nicht dazugehören.

Die Augen und Ohren sind vielleicht nicht mehr so gut, wie sie einmal waren, doch man kann seinen Partner immer noch sehen und hören. Geruchs- und Geschmackssinne werden vielleicht schwächer, aber das muß sich nicht auf die Empfänglichkeit für die eigene Sexualität auswirken. Der letzte der fünf Sinne, der Tastsinn, bekommt im Alter oft eine größere Bedeutung. Die Empfindungen, wenn man von einem anderen Menschen umarmt wird oder ihn selbst umarmt, können ein hohes Maß an Freude und Befriedigung verschaffen, wie es vor allem ältere Menschen schätzen.

Geriatrisches Love-in

Die Benutzer geriatrischer Einrichtungen berichten, daß sich ältere Paare häufig diskret verabreden und dann die Zeit bei einem gemeinsamen Tête-à-tête verbringen. Es ist nichts falsch, und sehr vieles richtig, wenn ältere Menschen sexuell aktiv sind. In einigen etwas fortschrittlicheren geriatrischen Anstalten gibt es sogar »Love-in-Zimmer«. Und wenngleich einige Mitglieder des Personals und Angehörige der Insassen solche Einrichtungen vielleicht für »unpassend« halten, begrüßen die meisten älteren Menschen selbst diese Anerkennung ihrer sexuellen Bedürfnisse.

Manchmal, wenn jemand aus einem allein bewohnten Appartement in ein Altersheim umzieht, gibt es eine Veränderung zum Besseren. Die Einsamkeit ist dann nicht mehr der ständige Begleiter. Es sind Menschen da, mit denen man reden kann. Und mit Leuten des eigenen Alters zusammen zu sein, ist so, als ginge man wieder in die Schule oder mache noch einmal jemandem den Hof.

Eine Großmutter hat vielleicht die Großmutter gespielt, als sie bei ihren Kindern und Enkelkindern wohnte. Aber in einer Umgebung, in der die meisten Menschen in ihrem Alter sind, kann sie wieder »leben«. Es ist ein neuer Lebensabschnitt, wenn es gut geht.

Ein Mann, dessen Mutter in einem Pflegeheim war, besuchte sie öfter und machte mit ihr kleinere Spaziergänge auf dem Anstaltsgelände. Eines Tages kamen sie an zwei alten Damen vorbei, die zusammen umherschlenderten. Die Mutter stieß ihren Sohn an und flüsterte: »Das sind Emanzen.« In einem Altenheim merkt man schnell, daß das Leben dem Ende zugeht.

Sam suchte mich etwa ein Jahr nach dem Tod seiner Frau auf. Er hatte sich in den letzten zwei Jahren ihres Lebens fürsorglich um sie bemüht. Nach einiger Zeit der Trauer ging er einige Male mit einer alten Freundin der Familie aus, einer Frau, die er und seine Frau seit vielen Jahren gekannt hatten. Sie trafen sich mehrere Male zum Mittag- oder Abendessen, und es entwickelte sich zwischen beiden ein herzliches Verhältnis. Als Sam sie eines Tages bat, mit ihm zur Premiere eines neuen Stücks zu gehen, spürten beide, daß dieser Abend den Beginn ihrer sexuellen Beziehung bedeuten würde, der sie beide voll freudiger Erwartung entgegensahen.

Sam traf sich mit Betty nach der Arbeit, ging mit ihr essen, dann ins Theater und anschließend noch in einige Nachtclubs. Als sie in den frühen Morgenstunden zu ihrer Wohnung zurückkehrten, waren sie sich sehr nah und beide bereit, miteinander zu schlafen. Doch als sie im Bett lagen, bekam Sam keine Erektion. Er war betreten und erschrocken und suchte am nächsten Tag sofort seinen Arzt auf, der ihn sorgfältig untersuchte und ihm mitteilte, daß bei ihm alles in Ordnung sei.

Sam erzählte ihm, was ihm in der Nacht zuvor passiert war, aber der Arzt lachte nur.

»Was erwarten Sie noch, Sam? Sie sind 63. Ich habe es schon lange aufgegeben.«

Sam befürchtete, daß Sex für ihn jetzt der Vergangenheit angehören würde. Er verzagte und kam zu dem Schluß, daß es zwischen Betty und ihm aus sei, noch bevor es richtig angefangen hatte. Als er zu mir kam, versuchte ich, den Schaden wiedergutzumachen, den der wohlmeinende, aber uninformierte Ratschlag des Arztes angerichtet hatte.

Ich erklärte ihm, daß er zwar nicht sein ganzes Leben lang in der Lage sein werde, den ganzen Tag zu arbeiten, sich die Nacht um die Ohren zu schlagen und dann auch noch mit einer Frau zu schlafen, wie er es vielleicht früher gemacht hatte, daß sein Sexualleben aber in keiner Weise vorüber sei. Aufgrund meiner Empfehlung verbrachten Sam und Betty ein Wochenende zusammen. Sie schliefen die erste Nacht zusammen und küßten und liebkosten sich, versuchten aber nicht, Geschlechtsverkehr auszuüben. Nach einer guten Nachtruhe, nach der sie sich sehr gelöst und unbeschwert fühlten, erlebten sie eine beide befriedigende sexuelle Begegnung.

Sam rief mich im Anschluß an das Wochenende an, und aus seiner Stimme klang Zuversicht. Er erzählte, daß er und Betty ein herrliches Wochenende zusammen verbracht und sich »wie Kinder benommen« hätten. Einige Monate später heirateten Sam und Betty. Sie machten zwar nie Andeutungen über ihr Sexualleben, doch das Funkeln in ihren Augen sagte mehr als viele Worte.

Einsamkeit

Es ist eine Tatsache, daß Frauen im Durchschnitt länger leben als Männer. Die Folge ist, daß es in der Bevölkerung mehr ältere Frauen als Männer gibt. Vielen droht in ihren letzten Jahren ein Leben in Einsamkeit.

Der Verlust des Ehepartners ist ein großes Trauma, mit dem sich die Menschen im Leben auseinandersetzen müssen. Nach einer angemessenen Trauerzeit ist es jedoch wichtig, daß der zurückgebliebene Partner etwas unternimmt, um die Einsamkeit zu überwinden.

Es sind zahlreiche Bücher auf dem Markt, die Rat geben, wie man wieder unter Menschen kommt, wie man neue Interessen, neue Freunde, neue Partner findet. Es ist ein guter Gedanke, eine Beziehung zu einem neuen Partner aufzunehmen, doch bis dieser neue Partner gefunden ist, muß der Geschlechtsapparat intakt bleiben. Die Selbstbefriedigung ist ein guter Weg für einen Mann oder eine Frau, der bzw. die allein steht, die sexuelle Reaktion rein physiologisch funktionfähig zu halten.

Die Männer sind eher geneigt zu onanieren als die Frauen, so daß es für erstere relativ leicht sein müßte, alles einsatzbereit zu halten. Viele Frauen dagegen weinen beim ersten Versuch zu onanieren. »Ich fühlte mich so verdammt allein!« erklärte eine Frau. Doch solche Vorbehalte müssen überwunden werden.

Selbst wenn jemand noch nie onaniert hat, kann er es lernen.

Bücher wie dieses sind hilfreich, und der oder die Betreffende kann auch einen fachkundigen Sexualtherapeuten aufsuchen. Mit etwas Üben kann jeder sich das Onanieren selbst beibringen. Sexuelle Befriedigung, sogar die Selbstbefriedigung, ermöglicht einen glücklicheren Lebensabend.

Die Onanie galt lange als beschämend, selbst bei einsichtigen Leuten, die sie weder für eine Sünde noch für ein Verbrechen oder gar für gesundheitsschädlich hielten. »Sie ist kein Verbrechen, denn sie ist nichts Vollendetes«, erklärte ein Mann. Er hatte unrecht; sie ist etwas Vollendetes und eine große Hilfe bei vielen Sexualtherapien.

Bei den Arabern ist der Begriff für die Onanie das Geheimnis. Mir wäre es lieber, sie wäre ein offenes Geheimnis. Ich möchte zwar auch nicht, daß die Leute es auf der Parkbank machen, doch ich rate oft dazu: Tut's zu Hause!

Eine Gefahr für die Gesundheit und den Anstand

Es versteht sich von selbst, daß übermäßige Betätigung oder Erregung in jedem Alter gelegentlich schädlich sein kann, beispielsweise bei Krankheit. Vor allem Herzkranke müssen aufpassen. Doch sind in der Vergangenheit viele unnötige Verbote gegenüber dem Sex verhängt worden. Heute verordnen die Ärzte vernünftige körperliche Betätigung, die Teil der Behandlung Herzkranker geworden ist. Und wenn man seinen Arzt fragt, erklärt er eventuell sogar, daß gemäßigte sexuelle Betätigung möglich oder sogar nützlich ist. Entscheidend ist, der Patient hat ein Recht, es zu erfahren.

Was den Anstand oder die Würde betrifft, sollten ältere Menschen über ihr Privatleben und ihre Handlungen selbst bestimmen, wie andere erwachsene Menschen auch. Die Enkel brauchen nicht zu »wissen«, was die Großmutter und ihr netter männlicher Freund »tun«, wenn sie allein sind. Ob die Großmutter ein Verhältnis mit einem Mann hat oder nicht, die Enkelkinder werden der Würde ihrer Großmutter mit einer Achtung begegnen, die sich daran orientiert, wie würdevoll sie sich tatsächlich benimmt.

Jede Generation hat die sexuellen Gewohnheiten der Generation vor und nach ihr zu akzeptieren. Ein reifer Mensch hat das Recht auf sein eigenes Sexualleben. Wer würdevoll ist, wird sein Sexualleben auch auf würdevolle Weise meistern.

Diejenigen, die in der Blüte des Lebens stehen, werden sich immer um die Sicherheit ihrer Kinder und ihrer älteren Verwandten sorgen. Der beste Rat für jeden, der ein sexuelles Erlebnis sucht, ist, unabhängig von seinem Alter: »Benutze deinen Kopf, bevor du ins Bett gehst.«

Bis in alle Ewigkeit

Es ist wichtig zu erkennen, daß die Sexualität eine Gabe ist, mit der der Mensch geboren wird. Aber es ist eine Gabe, die gepflegt werden muß, wie die Freude an einem guten Essen oder einem besonderen Tropfen.

Der Mensch muß in jedem Alter an seine Sexualität denken. Wenn man als älterer Mensch etwas über sein Sexualleben nachdenkt, kann das jene Jahre des Lebens für beide Partner angenehmer machen.

Sex kann sehr schön sein, auch noch im hohen Alter. Es ist töricht, sich selbst und seinem Partner ein elementares menschliches Vergnügen zu versagen. Übergeht man die sexuellen Bedürfnisse oder tut so, als existierten sie nicht, beraubt man sich eines großen Geschenks, eines Teils des Wunders, das Leben heißt.

11.

Lob auf die »schnelle Nummer«

»Hallo, Dr. Ruth. Ich höre Ihre Sendung regelmäßig und habe jetzt zum ersten Mal selbst ein Problem. Ich heiße Hy und wohne in Queens. Ich werde in einigen Monaten heiraten.«

»Herzlichen Glückwunsch!«

»Danke schön. Ich hab' da jetzt ein Problem. Letztes Wochenende mußte meine zukünftige Frau arbeiten, und ich war drüben bei meiner zukünftigen Schwiegermutter, ja, und da ist es passiert, ich hatte Sex mit ihr. Jetzt weiß ich nicht, ob mich das nicht mein ganzes Leben verfolgt und ob ich mit dieser Situation leben kann.«

»Zunächst einmal, erzählen Sie nichts Ihrer zukünftigen Frau, oder haben Sie ihr schon etwas gesagt?«

»Nein, noch nicht.«

»Sagen Sie ihr nichts. Wenn Sie möchten, daß die Beziehung zu Ihrer zukünftigen Frau bestehen bleibt, dann tun Sie so, als hätte es diesen einen Zwischenfall – es war doch nur einmal, oder?«

»Ja, es war das erste Mal.«

»Gut. Tun Sie so, als hätte es diesen einen Zwischenfall nie gegeben. Kapiert?«

»Was ist, wenn es demnächst wieder passiert?«

»Lassen Sie sich auf keine, hören Sie, auf keine sexuelle Beziehung mit der Mutter Ihrer Frau ein. Hätten Sie mich gefragt, bevor es passierte, hätte ich Ihnen geraten: ›Laufen Sie! Ziehen Sie Ihre Spikes an und laufen Sie, so schnell Sie können!‹ Aber jetzt ist es passiert. Das Wichtigste ist jetzt, Ihrer zukünftigen Schwiegermutter unmißverständlich klarzumachen, daß das, was geschehen ist, geschehen ist und nicht wieder passieren darf. Aber ich würde es nicht Ihrer zukünftigen Frau erzählen, es sei denn, Sie wollen die bevorstehende Hochzeit platzen lassen. Wollen Sie heiraten?«

»Unbedingt. Aber die Schwierigkeit ist: Glauben Sie, das kommt jemals raus mit dieser Geschichte, weil ich das immer im Hinterkopf habe?«

»Nein, ich hoffe nicht. Ich hoffe, Sie betrachten es als etwas, das geschehen und vorbei ist und das nie wieder geschehen wird. Vielleicht möchten Sie eins tun und Ihrer Schwiegermutter sagen, daß Sie sich entschlossen haben, nichts ihrer Tochter zu erzählen, aber wenn es je wieder passieren sollte, daß Sie es dann ihrer Tochter erzählen.«

»Was wäre, wenn sie es ihrer Tochter erzählte?«

»Ich hoffe, das macht sie nicht.«

»Was, wenn sie es doch tut?«

»Wenn sie es tut, dann stehen Sie vor einem sehr ernsten Problem. Denn wenn sie es tut, will sie aus irgendeinem Grund nicht, daß ihre Tochter heiratet. Vielleicht will sie Sie für sich. Mir ist egal, was sie denkt. Ich finde, es ist sehr ernst, daß es passiert ist, aber wenn sie es ihr wirklich sagt ... Hat sie irgendwie angedeutet, daß sie es ihrer Tochter sagen will?«

»Nein, aber man weiß ja nie. Aber sie möchte unbedingt, daß ich ihre Tochter heirate. Es ist nicht so, daß sie uns auseinanderbringen will.«

»Aber dann würde ich doch folgendes machen, ich würde ihr in ganz unzweideutiger Form klarmachen, würde ihr sagen: ›Vergiß es, und erzähle nie etwas deiner Tochter, und laß nie wieder eine solche Situation entstehen!‹ Und auch Sie müssen wissen, daß Sie aufpassen müssen. Alles klar?«

»Ja.«

»Viel Glück für Ihre Ehe.«

»Einen schönen Abend noch.«

»Danke gleichfalls. Auf Wiedersehen.«

In dieser unrühmlichen Geschichte, die Hy erzählt hat, stößt man auf einen der erregendsten Umstände bei sexuellen Erlebnissen – die verbotene Lust. Wir alle kennen das Verlockende des Verbotenen und den Anreiz, sich bestimmten Gefahren bewußt auszusetzen. Es ist verrückt, aber wir tun es mit Leidenschaft und wir tun es spontan.

Nicht eine Sekunde rate ich zu solchen Dingen. In einem einzigen Augenblick zweifelhafter Befriedigung kann ein Mann seine Hoffnungen auf eine Ehe ruinieren, an der ihm sehr liegt. Und die Angst, daß seine Frau dahinterkommt, eine Angst, die er vielleicht jahrelang mit sich herumschleppt, wird ihn sein Tun wahrscheinlich bereuen lassen, selbst wenn das Schlimmste nie eintritt.

Aber so oft sind solche Dinge die Grundlage harmloser Phantasien, die selbst der gesittetste Partner unter Umständen köstlich findet. Eheleute und Partner einer ernsthaften Verbindung haben gern ihre »kleinen Geheimnisse«, ihre Augenblicke, in denen beide bockig sind, tun, wonach ihnen gerade der Sinn steht, pfeifen auf den Anstand, und das alles in einer voll und ganz akzeptablen, vernünftigen Partnerschaft.

Das macht den besonderen Reiz jener hastigen, verstohlenen und leichtsinnigen sexuellen Begegnung aus, die man das schnelle, flüchtige Abenteuer oder salopp die *»schnelle Nummer«* nennen kann.

So, und nun mache ich eine Wende um 180 Grad und sage das genaue Gegenteil von dem, was ich bisher immer und immer wieder gepredigt habe. Ich wiederhole es in meinen Sendungen ein ums andere Mal, und habe es auch in diesem Buch gesagt: Keine Hektik, nehmen Sie sich Zeit und gehen Sie an einen ruhigen Ort, nehmen Sie sich Zeit für ein vertrautes Gespräch und das Vorspiel, viel, viel Zeit. Lernen Sie, Ihr sexuelles Zusammensein so auszudehnen, bis beide Partner ganz befriedigt sind, und dann ein schönes, langes Nachspiel. Wenn Sie in anderen Büchern etwas über Sex lesen, finden Sie dort im wesentlichen das gleiche.

Sie bekommen den Bus doch nicht mehr, glauben Sie es mir, und bringen den Brief doch nicht mehr zum Nachtbriefkasten. Warum also diese dumme Hast bei diesem Vergnügen, über das wir im Leben so viel nachdenken und das wir als eines der großen Geschenke des Lebens betrachten? Machen Sie es richtig: Gedämpftes Licht, leise Musik, eine nette Umgebung, ein Glas Wein. Machen Sie eine Kunst daraus!

Das sage ich, und dazu stehe ich auch, und trotzdem muß ein

Wort zum gelegentlichen, flüchtigen Abenteuer gesagt werden: Im Widerspruch zu dem, was bisher gesagt wurde, nämlich wie wichtig die völlige Hingabe in der sexuellen Begegnung ist, muß festgestellt werden, daß es Augenblicke gibt, in denen die »schnelle Nummer« genau das richtige ist.

Wissen Sie noch, die Schürze?

Oft ist ein Augenblick großer Leidenschaft das Vorspiel zu einem weniger hektischen sexuellen Beisammensein.

Ich möchte Ihnen von einem Ehepaar erzählen, das sich auf die schnelle zwischen Tür und Angel liebte und sein ganzes Leben gern daran zurückdachte. Sie waren erst einige Monate verheiratet. An einem Werktag wachten sie sehr spät auf. Er sprang hastig unter die Dusche, sie zog sich nur eine Schürze über und bereitete ihm schnell ein Paar Rühreier zu. Er zog sich in aller Eile an, schlang dazwischen die Eier hinunter, gab ihr einen flüchtigen Kuß und war schon unterwegs zur Tür, als er auf dem Absatz kehrtmachte. Der Anblick seiner jungen Frau, die nur mit einer Schürze bekleidet in der Küche stand, war das Aufregendste, was er je gesehen hatte. Dann kam er eben zu spät zur Arbeit! In Gottes Namen! Er ging zurück in die Küche, nahm sie in die Arme und trug sie zurück aufs Bett, wo er sie leidenschaftlich liebte. Seine Erregung riß sie mit, und auch wenn sie keinen Orgasmus hatte, war sie innerlich doch sehr aufgewühlt. Als er fertig war, gab er ihr einen Kuß und rannte zur Tür hinaus, und sie blieb noch genüßlich im Bett liegen, dachte wieder und wieder an das, was geschehen war, und onanierte, bis sie einen Orgasmus bekam. Unerhört! Beide schwebten den ganzen Tag wie auf Wolken.

Noch Jahre danach machten die beiden ihre nur ihnen verständlichen Andeutungen über diesen Morgen, der ihnen in steter Erinnerung an ihre frühe Leidenschaft blieb. Keiner ihrer Freunde erfuhr je, warum sie zu jedem Hochzeitstag neben einem »richtigen« Geschenk immer auch eine lustige neue Schürze bekam.

An der Liebe zwischen Tür und Angel ist unter anderem so

schön, daß sie so spontan ist, ein Weg aus der üblichen sexuellen Routine eines Paares hinaus. Es kann wunderbar sein, den Partner in einem Sturm der Lust fortzureißen – oder selbst fortgerissen zu werden.

Weil diese Art des Liebens ihrem ganzen Wesen nach so erotisch ist, kann die Erinnerung an das Erlebnis sehr gut als Grundlage für Phantasien bei zukünftigen Liebeserlebnissen dienen.

»Darf ich dir beim Rasieren zusehen?«

Ein junger Ehemann stand eines Morgens im Bad und rasierte sich, als sich seine Frau zu ihm gesellte, um mit ihm zu besprechen, daß der Wagen zur Reparatur müsse. Er stand nackt vor dem Spiegel, die eine Hälfte des Gesichts eingeseift, während sie sich darüber unterhielten, ob es sinnvoll wäre, die Stoßdämpfer zu erneuern. Es war alles andere als eine romantische Situation, und doch wurde sie plötzlich unruhig. Sie griff nach seinem Penis und spielte damit während sie sprach, und er fand diese Ablenkung äußerst angenehm. Sie spielte weiter mit dem Glied, bis er schließlich den Rasierapparat hinlegte. »Zum Teufel damit«, schimpfte er und liebte sie auf dem Badevorleger.

Diese schnelle morgendliche Nummer war für beide eine unvorhergesehene und unerwartete Freude. Sie lächelte den ganzen Tag still vor sich hin, fühlte sich ausgelassen, erotisch und war glücklich in dem Wissen, sehr aufregend zu wirken und ihren Mann – wann immer sie wollte – auf Touren zu bringen. Er stolzierte umher wie ein Hahn und dankte seiner Glücksfee, die ihn ein so sexy Kätzchen hatte heiraten lassen.

Dieses glückliche Paar blieb bei dieser Neuerung, sich aus heiterem Himmel zu lieben. Beide hatten das Gefühl, daß dieser Umstand, niemals vorherzusehen, wann sie sich das nächste Mal eines dieser unerwarteten Geschenke machen würden, sehr viel dazu beitrug, den Sex in ihrer Ehe lebendig zu erhalten. Ein Glücksfall für beide!

Ich habe von Frauen oft die Klage gehört, ihre Partner wären nur daran interessiert, die eigenen Bedürfnisse zu befriedigen, und sie hätten sich nicht um die ihrer Partnerinnen gekümmert. »Er will immer nur eine schnelle Nummer«, erklärten sie. Wenn dieses *Lieben im Vorübergehen* an die Stelle des intensiven sexuellen Erlebnisses tritt, kann das sehr viel Unglück für den Partner bedeuten, der unbefriedigt bleibt.

Die Liebe zwischen Tür und Angel soll natürlich nicht den Geschlechtsverkehr mit Vor- und Nachspiel ersetzen, sie kann jedoch eine willkommene Erweiterung des Liebeslebens der Partner sein. Würde man die intensive sexuelle Begegnung mit einem 12-Gänge-Essen vergleichen, dann entspräche der flüchtige sexuelle Akt einem köstlichen, unvorhergesehenem Imbiß um Mitternacht.

Die schnelle Liebe ist nichts für das erste sexuelle Erlebnis eines Menschen. Wenn sich jemand das erste Mal sexuell hingibt, sollte dieses Erlebnis von Wärme und Zärtlichkeit geprägt sein. Dem Vorspiel und der liebevollen Nähe beim besinnlichen, ungestörten Nachspiel sollte viel Zeit gewidmet werden.

Aber wenn man erst einmal etwas Erfahrung hat, und wenn die Umstände danach sind, kann die erotische Spontaneität eines schnellen Geschlechtsaktes eine der kleinen Freuden einer engen und von Liebe bestimmten Beziehung sein.

12.

Nicht immer die Missionarsstellung!

Wenn beim Geschlechtsakt der Mann oben und die Frau unten liegt, nennt man das Missionarsstellung. Diese Bezeichnung wurde von den Polynesiern, den Eingeborenen der Südseeinseln, geprägt. Als die christlichen Missionare in die Südsee kamen, trafen sie auf halbnackte, glückliche Menschen, die keinerlei Scham empfanden, ihre Blöße zu zeigen und den Liebesakt offen zu vollziehen. Doch offenbar waren die heiligen Männer nicht nur davon geschockt, sondern auch von der ungehemmten und abwechslungsreichen Art und Weise, in der sich die Eingeborenen liebten. Sie veranlaßten, daß die Frauen weite, lose Kleider trugen, und sie predigten, daß es nur eine gottgewollte Art des Beischlafs gäbe: der Mann oben, die Frau unten, und dies auch nur, wenn sich beide im heiligen Stand der Ehe befänden. So kam es zur Bezeichnung Missionarsstellung, die zwischenzeitlich in der ganzen Welt und in allen Sprachen gebräuchlich ist.

Noch bis vor kurzem galt es für den Durchschnittsbürger als falsch, abstoßend und pervers, sich auf eine andere Art als diese zu lieben. Doch Verunsicherung und Unwissenheit müssen noch immer weitverbreitet sein, sonst würde ich in meiner Sendung keine Anrufe wie diesen bekommen:

»Dr. Ruth, ich bin das zweite Mal verheiratet. Mein Mann bevorzugt im Augenblick oralen Sex, und ich mache mir nichts daraus.«

»Bevorzugt er den oralen Sex aktiv oder passiv?«

»Passiv. Und ich komme mir anomal vor. Ich meine, daß mit mir etwas nicht in Ordnung ist, weil ich es nicht mag.«

»Lieben Sie ihn?«

»Ja.«

»Gut. Es ist so. Nicht jeder muß oralen Sex treiben. Da es Ihrem Mann nun offenbar sehr gefällt und er sich danach sehnt, könnten Sie eins versuchen. Ich bin nicht sicher, ob es gut geht, aber Sie können es versuchen: Essen Sie ein Eis in der Waffel. Essen Sie es ganz, ganz langsam, fahren Sie mit der Zunge außen um die Kugel, und wenn Sie nun oralen Sex treiben, denken Sie an dieses Eis. Sagen Sie Ihrem Mann nichts davon. Denken Sie einfach an diese Eiswaffel... Aber eins würde ich gern wissen, was wichtig ist. Beunruhigt es Sie, daß er sich eventuell in Ihren Mund ergießt?«

»Nein, nein. Es ist einfach etwas, mit dem ich nie in Berührung gekommen bin.«

»Fein, aber es ist nichts Abnormales.«

»Nein, ich glaube nicht.«

»Ich sage keineswegs, daß jeder oralen Sex ausübt, aber wenn Ihrem Mann soviel daran liegt, sollten Sie es wenigstens versuchen. Mit Gewißheit kann ich sagen, daß nichts Abnormales daran ist. Nun ist es manchmal die Technik, die man braucht. Einige Frauen sind da sehr ängstlich, denn sie spüren, verstehen Sie, wie groß er in ihrem Mund ist. Es gibt eine Technik. Daher habe ich Ihnen von der Eiswaffel erzählt, einfach rundherum lecken, um den Wulst herumlecken. Halten Sie den Penis mit der Hand, mit einer oder beiden, weil das sehr angenehm für den Mann ist, und das bedeutet ja noch nicht, daß Sie den Penis ganz in den Mund nehmen müssen. Was ihm vielleicht auch gefällt ist, wenn Sie den Penis mit einer Hand halten und die Hoden etwas berühren. Versuchen Sie es einfach mal. Wenn ihm so viel daran liegt, vielleicht wollen Sie sich dann einmal einen Ruck geben und es nur einmal versuchen. Aber sagen Sie Ihrem Mann nicht, daß Sie dabei an eine Eiswaffel denken, ja?«

Eine Zeit des Übergangs

Es ist eine Tatsache, daß die nach dem Zweiten Weltkrieg Geborenen im allgemeinen ein weit vielfältigeres sexuelles Repertoire haben als ihre Eltern. Dennoch haben auch sie einiges, das sie mögen und das sie nicht mögen. Daher rufen mich viele Leute an und fragen, ob etwas richtig, anständig, gesund oder normal ist, und ob sie es tun müssen, wenn sie es nicht wollen.

Wir befinden uns also in einem Übergangsstadium, was die Übernahme sexueller Verhaltensweisen angeht, die so alt sind wie die Menschheit. In älteren Ländern ist ein abwechslungsreiches Sexualleben selbstverständlich.

Die Mauern des Sonnentempels im indischen Konarak, der seit Generationen ein besonderer Leckerbissen für Touristen ist – weder in New York oder London ist etwas Vergleichbares zu finden –, sind mit riesigen Reliefs von Männern und Frauen bedeckt, die alle nur denkbaren Arten der Liebe praktizieren.

In Japan gibt es einen schönen Brauch. Die Braut und der Bräutigam erhalten ein großzügig illustriertes Buch, das zeigt, auf wie viele verschiedene Arten man es machen kann. Es ist eine Ehre, wenn man derjenige sein darf, der dieses Buch den Neuvermählten schenkt, die es in der Hochzeitsnacht unter ihr Kopfkissen legen.

Fast überall in der Welt gilt Vielfalt seit jeher als belebend für das Liebesleben. Wenn ein Partner dem anderen sagt, »Du bist gut in der Liebe«, dann heißt das, er oder sie hat Phantasie und ist vielseitig.

In den Vereinigten Staaten galt bis zum Erscheinen des Kinsey-Reports 1948 und dem Werk von Masters und Johnson in den 60er Jahren nur die Missionarsstellung als normaler Sex. Alle anderen Stellungen machten nur die perversen Ausländer.

Die neue Generation hat ein recht umfangreiches sexuelles Repertoire, was ich als Sexualtherapeutin für eine sehr gesunde Entwicklung betrachte. Vielseitigkeit beim Sex steht für ein langes und glückliches Liebesleben.

Von der Missionarsstellung redet man also, wenn sich der Mann oben befindet, die Frau unten auf dem Rücken liegt, und beide sich das Gesicht zuwenden. Es ist eine sehr beliebte Stellung. Wenn man sich das sexuelle Repertoire als etwas vorstellt, das mit Kochkunst zu tun hat, so wäre diese Stellung das Fleisch und die Kartoffeln. Sie hat ihre Vorzüge. Sie ermöglicht, daß der Bereich der Klitoris vom Schambein gereizt wird. Sie führt die beiden Körper in einer Art zusammen, die den Menschen zusagt: Mund gegen Mund, Brust gegen Brust, Bauch gegen Bauch und Lenden gegen Lenden. Die Hände sind zwar nicht so frei, wie bei anderen Stellungen, aber trotzdem ist es eine gute Stellung. Ich verteidige sie deswegen, weil viele Leute glauben, sie sei aus der Mode gekommen, und man dürfe nicht zugeben, daß man sie gut findet.

Eine kluge Frau, die gerne einen guten Scotch trank, erklärte einmal: »Die Missionarsstellung ist der Scotch unter den Stellungen. Man kommt immer wieder darauf zurück.«

Der Mann sollte sein Gewicht auf die Ellbogen verlagern, wenn er nicht sehr leicht ist. Einfache Variationen der Missionarsstellung sind, wenn die Frau ihre Beine bis zu den Hüften des Mannes anzieht, oder bis über die Hüften, oder sie über seine Schultern legt. Das ermöglicht dem Mann, den Penis tiefer einzuführen, was für beide Partner gleichermaßen lustvoll ist.

Es ist also eine gute Stellung, doch wie eine Ernährung, die nur aus Fleisch und Kartoffeln besteht, kann sie zur Routine und langweilig werden. Es ist gut, auf sie zurückzukommen, doch Leute mit einem größeren Repertoire kommen mit weniger Beschwerden über die Runden.

Im Urlaub können Sie versuchen, Seite an Seite zu liegen und sich dabei anzusehen. Oder Sie probieren eine in Filmen sehr beliebte Stellung aus, die deshalb so oft genommen wird, weil man die Frau dabei in Bewegung sehen kann: die Frau über dem Mann. Das heißt, die Frau liegt mit dem Gesicht nach unten auf dem Mann oder sitzt rittlings auf ihm.

Dann gibt es die Stellung a tergo. Die Frau stützt sich dabei auf Hände und Knie, und der Mann dringt von hinten in die Scheide ein. Ich spreche hier nicht von Analverkehr. Weiter kann man es in einem Sessel machen (der Mann bekommt ein gemustertes Hinterteil, wenn er nichts unterlegt!) – die Frau sitzt dabei auf dem Schoß des Mannes, entweder rittlings und das Gesicht ihm zugewandt, oder mit dem Rücken zu ihm.

Welche Stellung im Einzelfall sinnvoll ist, hängt vom Partner ab. Bei einigen Stellungen kann der Mann die Klitoris der Frau mit den Fingern reizen, während er den Penis in ihrer Scheide hat. Bei anderen kann er die Klitoris mit dem Penis reizen, wenn er sich rhythmisch hin und her bewegt, oder wenn die Frau über ihm sich auf und ab bewegt.

Andere Stellungen sind der Missionarsstellung überlegen, wenn die Frau schwanger ist. Schließlich will man ja nicht das Baby erdrücken.

Sehr viele kräftige, große Männer haben eine Vorliebe für kleine Frauen. Sie gleichen kleinen Puppen oder Kindfrauen und verleihen, wie manche sagen, dem Mann das Gefühl, noch größer und beherrschender zu sein. In einer solchen Partnerschaft ist die Missionarsstellung nicht gerade empfehlenswert. Früher jedoch mußten viele Frauen sie hinnehmen, weil sie nach ihrer Überzeugung die einzige gottgewollte Stellung war. Diese Frauen träumten manchmal, zwei Meter große Walküren zu sein, die mit Zwergen verheiratet sind.

»Ich hasse es, unten zu liegen«, bekannte eine kleine Frau nach vielen Ehejahren. »Ich bekomme keine Luft und werde zu Tode gequetscht. Es ist so dunkel, traurig und einsam.« Ich bin froh, berichten zu können, daß sie ihren Mann schließlich dahin brachte, sie nach oben zu lassen. Zuerst machte er es nur aus Gutmütigkeit, aber nach einiger Zeit lernte er es schätzen.

Die Stellung, bei der die Frau sich oben befindet, ist gut, wenn die Frau lebhaft und wild ist und der Mann müde. »Du legst dich einfach auf den Rücken, mein Bärchen, und ich mache alles andere. Und rühre keinen Finger!« Manchmal kann sie das, wenn sie es möchte, noch einmal machen.

Während meiner Radiosendungen habe ich schon öfters mit Anrufern gesprochen, die mir Fragen über oralen oder analen Sex stellten. Häufig möchte der eine Partner es, der andere jedoch nicht.

Ich hoffe immer, daß Menschen die sich lieben, Wege finden, zueinander zu kommen. Ich bemühe mich zu erklären, daß derjenige, der es möchte, kein lasterhaftes Ungeheuer mit perversen Gelüsten ist, denn wenn Sie so über Ihren Ehepartner denken, bringt das nichts; es beeinflußt Ihr Verhalten gegenüber dem Menschen, den Sie lieben. Dennoch müssen Sie entscheiden, ob Sie es tun wollen oder nicht. Zwang wäre eine Verletzung Ihrer Rechte als Mensch und als Liebende(r).

Entscheidend ist, daß nichts dagegen einzuwenden ist, wenn das Land der Liebe mit dem Partner erkundet wird. Sie müssen ja nicht all Ihre kleinen Geheimnisse in die Welt hinausposaunen! Gehen Sie mit dem Gedanken an die Sache heran, daß Sie etwas ein- oder zweimal ausprobieren können, und wenn Sie beide Schwierigkeiten haben, wenn es unbefriedigend oder unbequem ist, oder Sie wie ein Akrobat herumturnen müssen, Sie aber kein Akrobat sind, dann machen Sie es nicht mehr. Lehnen Sie nicht rundweg etwas ab, nur weil es Ihnen albern vorkommt. Sie machen es nicht wie Fred Astaire für irgendein Publikum. Das Schlafzimmer ist nicht der Platz, auf seine Würde zu pochen.

Warum den Erfolg aufs Spiel setzen?

Wenn ich einem Ehepaar empfehle, ein paar neue Stellungen auszuprobieren, sehen mich die Partner sehr oft erstaunt an und erklären, daß sie nie daran gedacht haben, es so und so zu machen. Der springende Punkt dabei ist, daß man über den Sex nachdenken *muß*. Die Partner müssen sich ernsthaft um ihr sexuelles Verhältnis bemühen, wenn sie sexuelle Langeweile vermeiden wollen.

Oft gewöhnt sich ein Paar daran, beim Geschlechtsverkehr immer nur eine Stellung einzunehmen, und die Frau lernt, bei dieser Stellung einen Orgasmus zu bekommen. Probiert das Paar dann andere Stellungen aus, erlebt sie zunächst vielleicht keinen Orgasmus und will womöglich aufstecken und zur alten Stellung zurückkehren. Aber wenn eine Frau sich etwas mehr Zeit läßt, um andere

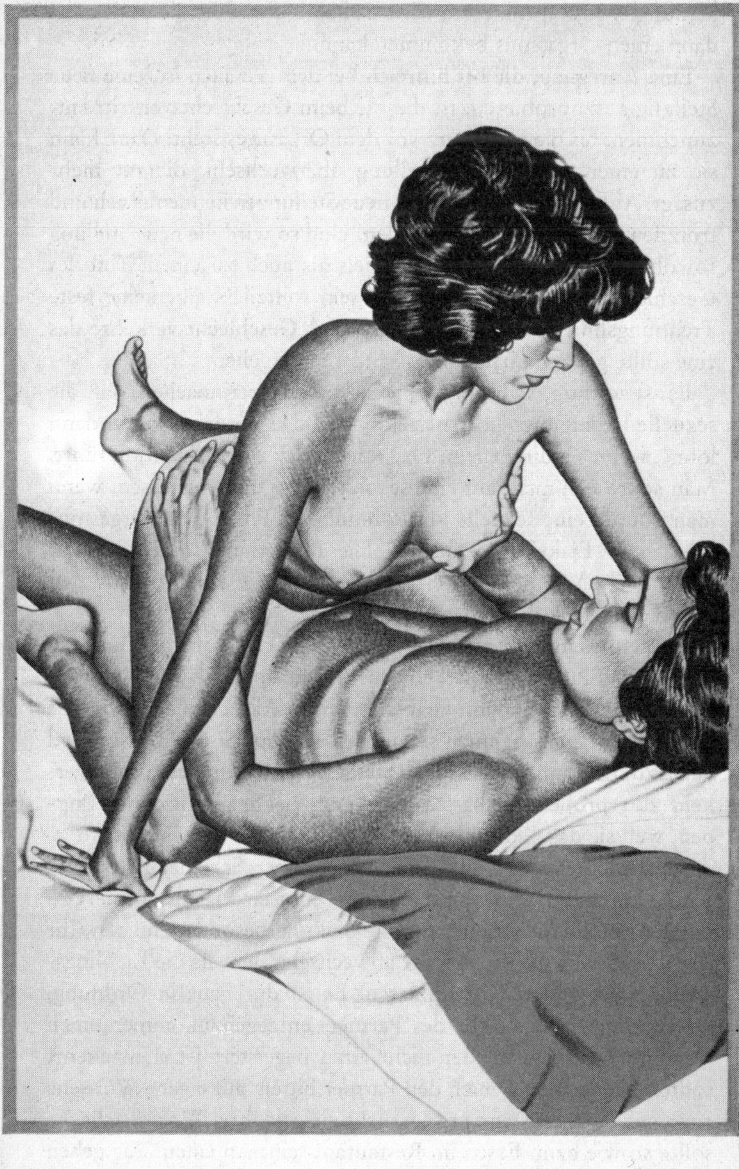

Stellungen auszuprobieren, wird sie häufig feststellen, daß sie auch dann einen Orgasmus bekommen kann.

Eine Anregung, die oft hilfreich bei dem Versuch ist, eine neue Stellung auszuprobieren, ist die, sie beim Geschlechtsverkehr einzunehmen, bis die Frau kurz vor dem Orgasmus steht. Dann kann sie zu einer vertrauteren Stellung überwechseln, die ihr mehr zusagt. Auf diese Weise kann sie neue Stellungen kennenlernen und trotzdem sexuell befriedigt werden. Und so wird die neue Stellung sowohl zu einem Teil des Vorspiels als auch zu einem Teil des Geschlechtsverkehrs, wie es auch sein sollte. Es gibt keine feste Trennungslinie zwischen Vorspiel und Geschlechtsverkehr; das eine sollte ganz natürlich in das andere übergehen.

Es ist wichtig, sich von dem Gedanken freizumachen, daß die sexuelle Betätigung »kosteneffektiv« ist, daß sie sich also nur dann lohnt, wenn sie direkt zum Orgasmus oder zur Ejakulation führt. Man sollte sich nicht auf eine sexuelle Begegnung einlassen, wenn man nur auf eine sexuelle »Entlohnung« in Form eines Orgasmus oder einer Ejakulation aus ist. Die Begegnung sollte vielmehr menschliche Wärme und Vertrautheit und das Gefühl fördern, daß einem am Glück des anderen etwas liegt.

Ich kenne ein Ehepaar, das sich in einem Geschäft für Künstlerbedarf zwei Puppen kaufte, eine männliche und eine weibliche, wie sie Künstler verwenden, wenn sie sich im Aktzeichnen üben. Als Teil des Vorspiels nahmen sie die beiden Puppen mit ins Bett und benutzten sie, um verschiedene Stellungen für den Geschlechtsverkehr zu erproben. Sie hatten ungeheuer viel Spaß mit diesen Puppen, weil sie das Gefühl hatten, als lägen sie zu viert im Bett.

Sex bedeutet nicht nur ein Penis in einer Scheide. Alles, was Erfolg hat und nicht weh tut, ist wert, ein paar Mal ausprobiert zu werden. Wenn Sie eine bestimmte Stellung besonders mögen, Ihr Partner aber nicht, können Sie abwechselnd jeweils die Lieblingsstellung des anderen praktizieren. Es ist durchaus in Ordnung, gelegentlich der Vorliebe des Partners entgegenzukommen, auch wenn man selbst darüber nicht allzu begeistert ist. Umgekehrt sollten Sie dann aber auch den Partner bitten, auf eigene Wünsche einzugehen, auch wenn er sich nicht viel aus Ihrer Wahl macht. Es sollte so wie beim Essen im Restaurant sein: An einem Tag gehen

Sie in ein Fischrestaurant, weil Ihre Partnerin leidenschaftlich gerne Schollen ißt, und beim nächsten Mal gehen Sie eventuell in ein Steakhouse, weil Sie persönlich ein Steak allem anderen vorziehen.

Der Lustmuskel und wie man ihn gebraucht

Den Frauen, die sich auf die Niederkunft vorbereiten, wird oft beigebracht, als eine Hilfe während der Wehen den in der Scheide befindlichen *Musculus pubococcygeus* anzuspannen und wieder zu lockern. Dieser Muskel, den einige auch den »Lustmuskel« nennen, hat enorm viele Nervenenden. Die Stimulation dieses Muskels kann der Frau intensive sexuelle Lust verschaffen, übrigens dem Mann auch, wenn die Frau den Muskel richtig einsetzt.

Vor über 50 Jahren erfand der berühmte Urologe Kegel eine Übung für den *Musculus pubococcygeus*, die den Frauen helfen sollte, das Wasserlassen zu steuern. Die Frau kann den Muskel ohne weiteres lokalisieren, wenn sie ihn beim Urinieren anspannt und den Strahl unterbricht. Sie kann den Muskel nach Belieben anspannen und lockern. Hat sie ihn einmal lokalisiert, kann sie ihn später mit dem Finger erkunden, um herauszufinden, welcher Teil der empfindsamste ist. Dieser Bereich schwankt von Fall zu Fall.

Die Frau kann beim Onanieren den Muskel selbst reizen, aber auch ihrem Partner beibringen, den empfindsamen Bereich des *Musculus pubococcygeus* zu stimulieren, und so das Vor- und Liebesspiel um eine zusätzliche lustvolle Erfahrung bereichern.

Die Frau kann den *Musculus pubococcygeus* trainieren, indem sie ihn wiederholt anspannt und lockert. Sie kann diese Übungen mehrmals am Tag vornehmen und an jedem beliebigen Platz, beispielsweise wenn sie im Büro sitzt, fernsieht oder ißt.

Eine junge Frau erzählte mir, sie habe diese Übungen während der Fahrt mit dem Wagen zur und von der Arbeit gemacht. Sie mußte sich nach einiger Zeit bremsen, weil das Lustgefühl so intensiv wurde, daß sie befürchten mußte, einen Unfall zu verursachen. Sie beschloß, die Übung nur noch dann zu machen, wenn sie an einer Ampel bei Rot halten mußte. Und jedes Mal, wenn sie jetzt eine andere Frau bei Rot in einem Wagen warten sieht, die ein ganz konzentriertes Gesicht macht, lächelt sie und denkt bei sich: Ich weiß, was du machst.

Sie brachte ihrem Mann bei, ihren »Lustmuskel« zu reizen und fing an, den Muskel auch beim Geschlechtsverkehr anzuspannen und wieder zu lockern.

Spannt eine Frau den Muskel an und lockert ihn wieder, wenn ein Penis in ihrer Scheide ist, kann sie dem Mann zu einer äußerst lustbetonten Empfindung verhelfen. Viele Männer haben noch nie etwas von dieser Technik gehört, aber die meisten derjenigen, die sie am eigenen Leib erlebt haben, erklären, es sei ein Lustgefühl, von dem Männer träumen, aber nie erwarten, daß es Wirklichkeit wird.

»Als ich es das erste Mal machte«, erzählte sie mir lachend, »bekam er ganz glasige Augen und lächelte innig. Als ich ihn fragte, ob es ihm gefalle, nickte er eifrig und stöhnte: ›Weiter! Bitte, mach weiter!‹«

Oraler Sex – Fellatio

»Hei, Dr. Ruth. Alles Gute zum Muttertag.«

»Danke, Ihnen auch.«

»Mein Mann und ich, wir wurden vor einigen Monaten auf Sie aufmerksam gemacht. Wir finden Ihre Sendung ausgezeichnet und sind immer ganz begeistert.«

»Wunderbar.«

»Ich bin 27. Ich bin seit zwei Jahren verheiratet. Mein Mann und ich, wir haben phantastischen Sex, und immer mit Verhütungsmittel.«

»Wunderbar, ganz ausgezeichnet. Das höre ich gerne. Ha ha! Ich bin froh, daß Sie durchgekommen sind.«

»Es ist eigentlich nicht wirklich ein Problem – kein echtes Problem, aber... Ich bin ziemlich vorurteilslos, und mein Mann und ich, wir haben, wie ich schon gesagt habe, ein gutes Sexualleben, aber wenn es zum oralen Sex kommt... Was mich betrifft, kann ich mit meinem Mann soweit gehen, oralen Sex mit ihm haben, aber dann höre ich auf.«

»Sie meinen, Sie bekommen keinen Orgasmus?«

»Nein, ich bekomme bei ihm einen Orgasmus, aber wenn ich es ihm mit dem Mund mache...«

»Sie möchten nicht, daß er in Ihren Mund ejakuliert?«

»Das ist es! Er ist sehr verständig und hat mir Sachen aus dem *Penthouse* gezeigt. Darf ich das erwähnen?«

»Natürlich.«

»Und Material, das zeigt, wie sehr Frauen das gefällt und sie es mögen, und daß es die beste Art ist, Sex zu haben und so weiter. Ich komme mir fast ein bißchen komisch vor. Er hat wirklich keinerlei Druck auf mich ausgeübt, aber ich frage mich und Ihre vielen Zuhörer, ob ich der einzige Sonderling bin.«

»Ganz bestimmt nicht. Zunächst einmal habe ich den Eindruck, daß Sie eine tolle Frau sind. Ich will Ihnen sagen, daß ich viele, viele Fragen bekomme. In den hundert Briefen, die ich zum Beispiel jede Woche bekomme, taucht diese Frage immer wieder auf, und wissen Sie, es macht mir nichts aus, wenn sich Fragen wiederholen, denn das zeigt doch nur, daß es in bestimmten Bereichen große Unsicherheit gibt. Sehen Sie, was ich immer als erstes hören möchte, ob Ihr Mann Sie nicht unter Druck setzt. Das ist sehr gut. Lassen Sie sich von niemandem diesen Unsinn einreden, dies sei die einzige Art, guten Sex zu haben.«

»Er ist sehr, sehr verständig und gibt sich wirklich große Mühe. Er ist sehr rücksichtsvoll und verständig, aber ich weiß, daß er zuweilen sehr frustriert ist.«

»Ich will Ihnen sagen, was Sie machen können. Versuchen wir, ob es bei Ihnen klappt. Oraler Sex macht Ihnen nichts aus, aber Sie möchten nicht, daß er in Ihren Mund ejakuliert?«

»Ich habe dabei ein unangenehmes Gefühl.«

»Und genau das brauchen Sie nicht zu haben. Aber was Sie tun können ist folgendes. Machen Sie beim oralen Sex mit und stellen Sie griffbereit neben sich eine Schachtel Papiertaschentücher. Bitten Sie Ihren Mann, daß er, sobald er die ersten Anzeichen verspürt, das heißt, den Augenblick, wo er nicht mehr an sich halten kann und unmittelbar vor dem Orgasmus steht, daß er Ihnen sagt, wenn es so weit ist, und dann nehmen Sie einfach ein Papiertuch und lassen ihn hinein ejakulieren. Das ist sicher sehr lustvoll für ihn. Sagen Sie ihm – ich nehme an, das ist in seiner Vorstellung, in seiner Phantasie –, er kann sich einbilden, in Ihren Mund zu ejakulieren. Sagen Sie ihm, er solle seine Phantasie einsetzen, denn dazu ist sie da, sich vorzustellen, er ejakulierte in Ihren Mund. Verstehen Sie?«

»Dr. Ruth, ist das für die meisten Frauen wirklich so schwer?«

»Ja. Einige Frauen gewöhnen sich daran. Für andere ist es sehr schwer, und wieder andere gewöhnen sich nie daran, und das ist völlig in Ordnung. Nicht jeder muß bei allem, was es im Bereich der Sexualität gibt, und bei jeder Stellung mithalten. Daß Ihr Mann es gerne hätte, daran ist nichts Schlimmes. Wissen Sie, was Sie ihm noch sagen können? Wer weiß, was das Leben noch alles bringt? Vielleicht sind Sie im nächsten Jahr plötzlich der Meinung, das sei das Größte.«

»Ihm würde das gefallen.«

»Sagen Sie ihm das? Sagen Sie ihm, daß Sie vielleicht durch ein Buch oder so – daß Sie vielleicht im nächsten Jahr schon Ihre Meinung ändern. Nichts bleibt ewig unverändert. ... Die Spermatozoen sind nichts Schmutziges, das wissen Sie?«

»Ja, ich weiß.«

»Aber es ist nichts, weswegen man sich beunruhigen sollte. Ich bin mit vielen Frauen zusammengekommen, auch in meiner Praxis, die gesagt haben: ›Es macht mir nichts aus, sein Glied in den Mund zu nehmen und ihn so zu befriedigen, aber ich will nicht, daß er ejakuliert.‹ Und viele Männer verstehen und akzeptieren das. Aber lassen Sie etwas Hoffnung, und sagen Sie: ›Wer weiß, was im nächsten Jahr ist?‹ Machen wir's so? Alles Gute.«

»Ja. Und herzlichen Dank.«

»Danke, daß Sie angerufen haben und zuhören.«

Manche Frauen sagen, es sei ihnen unangenehm, einen erigierten Penis im Mund zu haben, weil das bei ihnen Brechreiz hervorrufe. In diesem Fall sollte die Frau lediglich die Spitze des Penis in den Mund nehmen und rund um den Wulst an der Eichel lecken, ein Gefühl, das vielen Männern große Befriedigung bereitet.

Die *Fellatio* läßt sich relativ einfach lernen, wenn man es an einer Banane, einem Lutscher oder einem Eis am Stiel ausprobiert. Frauen, die nicht wissen, ob sie es »richtig« machen, sollten ihren Partner fragen, wie es ihm am besten gefällt. Wie bei allen Fragen in einer sexuellen Beziehung ist es immer gut, seine Scheu zu überwinden und mit dem Partner darüber zu sprechen, wie er am liebsten befriedigt werden möchte.

Einige Frauen meinen, sie würden schwanger werden, wenn sie den Samen eines Mannes schlucken. Da das, was man schluckt in den Magen kommt und nicht in den Eierstock, besteht überhaupt keine Gefahr, schwanger zu werden.

Einige Frauen schwören darauf, daß die im Samen enthaltenen Vitamine gut für den Teint seien. Es ist zwar ungewiß, ob es irgendeinen Nutzen hat, Samen zu schlucken, aber es ist ganz unzweideutig nicht schädlich.

Neben der Tatsache, daß der orale Geschlechtsverkehr eine erfreuliche Abwechslung in der sexuellen Routine ist, stellt er manchmal für eine Frau auch die beste Möglichkeit dar, den Mann zu befriedigen, wenn sie selbst nicht zum Sex aufgelegt ist.

Oraler Sex – Cunnilingus

Viele Männer mögen es zwar, wenn bei ihnen oraler Sex vorgenommen wird, aber ebenso viele finden keinen Gefallen daran, oralen Sex – Cunnilingus – bei einer Frau auszuüben. Häufig erklären sie, sie hätten das Gefühl, die Vagina der Frau wäre unsauber.

Eine der Möglichkeiten für die Frau, dieses Problem zu lösen, besteht darin, unmittelbar bevor sie mit jemandem ins Bett geht, zu duschen oder zu baden. Wenn sie ihren Partner dann zum oralen Geschlechtsverkehr mit ihr ermuntert und ihm durch ihr Verhalten deutlich zu erkennen gibt, wie sehr ihr das gefällt, kann die Abneigung des Mannes manchmal überwunden werden. Für Männer, die es gerne haben, wenn die Vagina wie eine Blume duftet oder nach Marmelade schmeckt, gibt es spezielle Sprays und parfümierte

Spermizide. Doch sehr viele Männer finden gerade den spezifischen Duft der Frau erregend. »Wenn überhaupt irgend etwas wirklich erotisch ist, dann das«, versicherte mir ein Mann.

Jede Frau möchte, daß der Mann ihre Klitoris mit Zunge und Lippen auf bestimmte Art, in bestimmtem Tempo und mit einem bestimmten Druck stimuliert. Die einzige Möglichkeit, daß ihr Partner wissen kann, wie sie es möchte, ist die, es ihm zu sagen. Vielen Frauen gefällt es auch, wenn der Mann einen oder zwei Finger in die Scheide einführt, während er die Klitoris stimuliert; andere bevorzugen zu diesem Zweck einen *Vibrator* oder ein *Dildo*. Einige Frauen mögen es gar, wenn der Mann ihren Anus reizt oder einen Finger einführt.

Ein Dildo kann man in jedem Sex-Shop kaufen. Das kann sowohl der Mann wie auch die Frau machen, falls ein Partner sich geniert. Der einzige Weg für eine Frau, ihre sexuellen Vorlieben zu entdekken, besteht darin, verschiedene Arten mit ihrem Partner auszuprobieren und ihm dann zu sagen, welche ihr gefallen. Wie bei allem in einer sexuellen Beziehung ist die Überwindung der Schüchternheit und Abneigung, mit dem Partner über das zu reden, was man beim Sex mag und was nicht, der beste Weg, die sexuellen Kenntnisse zu erweitern und zu verfeinern.

Wenn der Mann nach mehreren Versuchen noch immer Widerwillen gegen den Cunnilingus verspürt, lohnt es sich wahrscheinlich nicht, daraus eine Staatsaffäre zu machen. Es gibt genügend andere Möglichkeiten für den Mann, die Partnerin zufriedenzustellen.

Oraler Sex – neue Methoden

Oraler Sex, Fellatio wie Cunnilingus, wird im allgemeinen sehr viel häufiger von jüngeren Leuten praktiziert als von älteren. Das ist offenbar ein ermutigendes Zeichen für eine gewisse Aufgeschlossenheit und die Bereitschaft, den Körper zu erkunden. Der orale Sex selbst ist weder gut noch schlecht; sehr gut jedoch ist, daß die Menschen sich allmählich von der Vorstellung frei machen, daß ihr

Körper, und hier vor allem die sogenannten Bereiche »da unten«, etwas Unanständiges oder Schmutziges an sich haben.

Eine natürliche und vernünftige Einstellung gegenüber dem eigenen Körper und dem Sex ist der notwendige erste Schritt zu einer gutentwickelten Sexualität.

Analer Geschlechtsverkehr

Ebenso wie der orale galt auch der anale Geschlechtsverkehr in den westlichen Ländern mit ihrer vorherrschend jüdisch-christlichen Morallehre als widernatürlich. Obgleich diese Sexform in diesem Teil der Welt verfemt war, wurde sie häufig praktiziert: von Männern mit Männern und von Männern mit Frauen.

Heute wird diese Praxis von manchen einfach als eine weitere sexuelle Variante betrachtet. Wenn die Lubrikation ausreicht, können beide Partner dabei auf ihre Kosten kommen, denn der Anus hat in seinem Bereich Nervenenden, die sehr wirkungsvoll stimuliert werden können. Noch bis vor kurzem habe ich den Leuten gesagt: »Machen Sie es, wenn Sie es beide wollen!« Ich habe allerdings vor Verletzungen und gesundheitlichen Schäden gewarnt, die vor allem dann drohen, wenn keine ausreichende Lubrikation vorhanden ist. Ich habe ferner mit Nachdruck darauf hingewiesen, daß der Penis nach dem Analverkehr nie direkt in die Scheide eingeführt werden darf, ohne vorher gewaschen worden zu sein, weil die Bakterien aus dem Darmtrakt sehr unangenehme Infektionen im Harntrakt der Frau verursachen können. In jüngster Zeit warnen Urologen zunehmend mehr vor dem Analverkehr, weil offenbar einige sehr ernste Erkrankungen damit in ursächlichem Zusammenhang stehen. Näheres finden Sie im Kapitel über Krankheiten, die durch Geschlechtsverkehr übertragen werden.

Männer ziehen gelegentlich diese Art des Geschlechtsverkehrs allen anderen vor, weil der Anus das Glied schön eng umschließt. Einige Frauen beklagten sich bereits bei mir, daß sie ihre Partner zu nichts anderem mehr bringen könnten als zum Analverkehr. Es gibt aber auch Frauen, die ausschließlich dem Analverkehr den Vorzug geben, wohl deshalb, weil dann die Gefahr, schwanger zu werden, gänzlich ausgeschlossen ist.

Der Analverkehr sollte jedoch von Mann und Frau am besten nur als eine von mehreren Spielarten betrachtet werden, nicht aber als die einzige Form der sexuellen Befriedigung. Den Bereich um den Anus mit einem Finger zu streicheln, kann ein anregender Bestandteil des Vorspiels sein, aber führen Sie diesen Finger nie in die Vagina, ohne ihn vorher zu waschen!

Der Grundsatz, dem man beim Sex folgen sollte, lautet: Sie können alles tun, was Ihnen Lust bereitet, vorausgesetzt, daß es ungefährlich ist und beide Partner damit einverstanden sind. Droht die Gefahr gesundheitlicher Schäden, müssen Sie vorsichtig sein und lieber auf einige Praktiken verzichten.

Es gibt so vieles in dem heiteren Sex-Land jenseits der Missionarsstellung, so daß Sie aus Gesundheitsgründen ohne weiteres auf eine Vorliebe verzichten können! Allerdings gilt auch, daß die gesundheitlichen Gefahren, die beim Sex drohen, nicht zur fixen Idee werden dürfen. Schließlich sind wir tagtäglich mit Bakterien und anderen Krankheitserregern auch auf der Straße, beim Händegeben, beim Küssen oder beim Fahren im Bus konfrontiert! Wenn man aber bedenkt, wie viele Freuden das Leben mit sich bringen kann, ist es wohl nicht zuviel verlangt, sich in Gefahrensituation vernünftig zu verhalten.

13.
Empfängnisverhütung

»Guten Abend, Dr. Ruth. Ich heiße Yvonne und rufe aus Queens an.«

»Ja?«

»Ich habe zwei Fragen. Zunächst einmal möchte ich Ihnen sagen, daß ich auf Ihren Rat hin meinen Frauenarzt aufgesucht habe und mir ein Pessar habe einsetzen lassen.«

»Wunderbar! Das höre ich gerne.«

»Sagen Sie – als erstes, wenn ich das Pessar einsetze, brennt es. Ich würde gern wissen, warum?«

»Also. Rufen Sie bitte morgen früh den Arzt an, der Ihnen die Spirale eingesetzt hat, denn das ist wahrscheinlich eine medizinische Frage, die ich nicht beantworten kann.«

»Nur im ersten Augenblick, wenn ich es einsetze, brennt es. Dann nicht mehr.«

»Ich möchte Sie etwas fragen. Cremen Sie den Rand des Pessars mit einem Spermizid ein, wenn Sie es einsetzen?«

»Ist das die Creme, die zu der Spirale gehört?«

»Ja. Dann sollten Sie noch einmal den Arzt aufsuchen. Nehmen Sie das nicht auf die leichte Schulter. Gehen Sie noch einmal hin, denn es hat sich vielleicht eine Infektion gebildet. Vielleicht ist da etwas, denn es dürfte nicht brennen, auch nicht einige Sekunden. Ich würde es nicht auf die leichte Schulter nehmen. Okay?«

»Die zweite Frage hat auch mit dem Pessar zu tun. Wenn ich das Pessar eingesetzt habe, hat das Gel einen sehr schlechten Geschmack, und mein Freund sagt, daß ich vielleicht ein Gel mit einem anderen Geschmack nehmen sollte.«

»Ja. Eins hat Erdbeer-, das andere Himbeergeschmack. Sie müssen sich einfach etwas umhören, wo Sie es bekommen können.«

»Bekomme ich es in einer Apotheke?«

»Ja, versuchen Sie es. Wenn die Apotheke es nicht hat, rufen Sie in einem Sex-Shop an. Sie brauchen nicht einmal hinzugehen. Sie können anrufen und fragen, wo solche Cremes zu haben sind.«

»Er sagt, sie schmecke furchtbar.«

»Möglich. Versuchen Sie es mit einer anderen. Aber ich bin so froh, daß Sie dank dieser Sendung ein Pessar benutzen.«

»Sie haben mir Angst eingejagt.«

»Ich bin sehr, sehr froh. Kompliment an Sie. Melden Sie sich wieder mal. Alles Gute. Auf Wiedersehen.«

»Auf Wiedersehen.«

Ich weiß, daß die Leute manchmal lachen, wenn ich es sage, aber mir ist es sehr ernst damit: *Benutzen Sie Verhütungsmittel!* Achten Sie darauf, daß Sie nicht aus Versehen ein Kind in die Welt setzen, ein Kind, für das Sie noch nicht reif sind.

»Mein Freund und ich, wir schlagen und wir lieben uns«, erzählte mir ein junges Mädchen am Telefon. »Mit Verhütungsmitteln?« fragte ich. Meine Freunde im Regieraum lachten. Es ist manchmal schon lustig, aber mir war es ganz ernst.

Es kann ganz harmlos anfangen, und am Ende sitzt man da mit einem Baby oder einer Abtreibung.

Ich habe es schon oft in den Sendungen, in meiner Privatpraxis und bei meinen Vorträgen gesagt, daß mein ganzes Reden sich dann gelohnt hat, wenn es mir gelingt, auch nur eine einzige unerwünschte Schwangerschaft dadurch zu verhindern, daß ich jemanden davon überzeuge, Verhütungsmittel zu nehmen.

Meine erste Frage an jemanden, der mir erzählt, daß er sich sexuell betätigt, ist immer: »Nehmen Sie Verhütungsmittel?« Sexuell aktiv zu sein und keine Verhütungsmittel zu nehmen, ist eine der größten Dummheiten, die man machen kann, vor allem deswegen, weil es inzwischen so viele unterschiedliche Verhütungsmethoden gibt, die jedem zugänglich sind.

Trotzdem hat die Zahl der unerwünschten Schwangerschaften infolge sexueller Unkenntnis eine nie dagewesene Höhe erreicht.

Dabei ist die hohe Quote unerwünschter Schwangerschaften unter den Teenagern ganz besonders erschreckend. Nach einigen Schätzungen erreicht die Zahl allein in den Vereinigten Staaten in jedem Jahr eineinhalb Millionen.

Zum Teil besteht das Problem darin, daß wir von dem Augenblick, in dem wir morgens aufwachen bis zu dem, wenn uns die Augen zufallen, mit Botschaften sexueller Art bombardiert werden. Wenn heute Wesen von einem anderen Planeten der Erde einen Besuch abstatten würden, und würden unsere Filme, Zeitschriften und Werbeinserate sehen und die Schlager im Rundfunk hören, kämen sie sicher zu dem Schluß, daß wir den ganzen Tag an nichts anderes als an Sex denken. Doch die Wirklichkeit sieht anders aus. Bei vielen gibt es in einem Maße eine sexuelle Unwissenheit, wie man sich das gar nicht vorstellen kann.

Wenn ein Wunder zur Tragödie wird

Wenn ich vor Schülern und Studenten über Empfängnisverhütung spreche, beginne ich häufig mit der Frage, wie viele Samenzellen nötig sind, um eine Frau schwanger werden zu lassen. Einige Studenten rufen die richtige Antwort jedesmal sofort laut in den Saal: »Eine!« Und ich ergänze meistens: »Ja, eine. Eine schnelle.«

Das männliche Ejakulat enthält buchstäblich Tausende von Spermatozoen. Nach dem Eintritt in die Scheide fangen diese mikroskopisch kleinen Zellen sofort an, auf die Eierstöcke zuzuwandern; sie »schwimmen« dabei mit Hilfe einer Art Schwanz. Wenn ein Spermatozoon eine Eizelle erreicht und in sie eindringt, kapselt sich die Eizelle ab, wodurch verhindert wird, daß noch weitere Spermatozoen eindringen. Die Gene des Vaters im Spermatozoon vereinigen sich mit denen der Mutter in der Eizelle, und wenn alles normal verläuft, kommt etwa 280 Tage oder neun Monate später ein Baby zur Welt, das ererbte Wesensmerkmale beider Elternteile aufweist.

Es ist ein wunderbarer Vorgang, wenn eine Frau gewollt schwanger wird. Ist aber eine Schwangerschaft unerwünscht, kann sich das Wunder zu einer entsetzlichen menschlichen Tragödie auswachsen.

»Guten Abend, Dr. Ruth.«

»Guten Abend.«

»Ich heiße Frankie. Meine Frage dreht sich um Empfängnisverhütung. Ich weiß, das ist eines Ihrer Lieblingsthemen.«

»Das stimmt. Und?«

»Gibt es eine bestimmte Zeit im Monat, wo es ganz besonders wichtig ist, ein Verhütungsmittel zu nehmen? Ich weiß, das ist irgendwann um die Mitte des Monats. Was können Sie dazu sagen?«

»Also. Zunächst einmal freue ich mich, wenn Sie anrufen und über Empfängnisverhütung sprechen. Ich bin wirklich sehr froh darüber. Sie wissen, ich bin keine Frauenärztin, doch ich meine, daß sich zwei Menschen, die sexuell miteinander verkehren, den ganzen Monat über schützen sollten. Wie Sie hören, sage ich ganz deutlich, sich schützen, denn es gefällt mir, daß ein junger Mann wie Sie anruft und Fragen zur Empfängnisverhütung stellt, weil sich ständig viele Frauen bei mir beklagen, der Mann überlasse die ganze Verantwortung hinsichtlich der Empfängnisverhütung ihnen. Sie haben heute all unseren Hörerinnen da draußen, vielen Tausend, bewiesen, daß dem nicht so ist, daß es auch junge Männer gibt, die sich darüber Gedanken machen.

Ich würde den ganzen Monat ein Verhütungsmittel nehmen, und ich will Ihnen einen der Gründe nennen. Es stimmt, daß um die Mitte des Monats der Eisprung erfolgt, und dann ist die Wahrscheinlichkeit größer. Aber viele Frauen wissen nicht, wann sie ihren Eisprung haben, und manchmal können sie auch mehr als einen Eisprung haben – wenn sie gefühlsmäßig sehr erregt werden, und aus vielen anderen Gründen. Ich würde daher empfehlen, es einfach zur Gewohnheit zu machen.

Nutzen Sie die Empfängnisverhütung als Teil des Vorspiels. Vielleicht erinnern Sie sich, ich sage sehr oft, daß es eigentlich recht aufregend sein sollte – nehmen wir an, das Paar benutzt ein Präservativ –, das Präservativ während des Vorspiels über den erigierten Penis zu stülpen. Oder einem jungen Mann, vor allem wenn er so verantwortungsbewußt ist wie Sie, dem sollte es doch eigentlich Spaß machen, wenn er lernt, als Teil des Vorspiels ein Pessar in die Scheide einzusetzen ... Ich sehe, daß die Leutchen hier im Studio lachen, sogar der Toningenieur lacht. Ich nehme an, das hat er noch nicht gekannt. – Wissen Sie, so könnten Sie die Empfängnisverhütung in das Vorspiel mit einbeziehen. Und dann möchte ich noch etwas sagen. Nehmen wir an, sie ist nicht geschützt, dann ist nichts Schlimmes dabei, sie oder ihn bis zum Orgasmus zu stimulieren, aber weit weg von der Scheide. Denn Sie wissen ja, diese Spermatozoen können sehr schnell wandern.«

»O ja, die können schnell sein, diese kleinen Halunken.«

»Das stimmt. Vielen Dank für den Anruf.«

»Danke. Auf Wiedersehen.«

Die nicht ganz so perfekte Pille

Die gegenwärtig sichersten und wirksamsten Verhütungsmethoden, die uns zur Verfügung stehen, sind das Präservativ und das Pessar.

Für viele bedeutete in den 60er Jahren die Pille die ideale Empfängnisverhütung. Sie war ein einfaches und bequemes Mittel zur Vermeidung einer Schwangerschaft, das weder vom Mann noch von der Frau, weder vor noch nach dem Geschlechtsverkehr, irgendeine Maßnahme verlangte. Aber sogar noch 1967, als ich an einer New Yorker Klinik Beratungen zur geplanten Elternschaft gab, hatte ich Bedenken gegen die Pille und riet den Frauen, lieber ein Pessar zu nehmen. Vielleicht lag es an meiner altmodischen europäischen Erziehung, aber mir war nicht wohl bei dem Gedanken, daß die Frauen durch die Einnahme der Pille ihren Hormon- und Chemiehaushalt aus dem Gleichgewicht brachten. Seither ist eine Reihe von Nebenwirkungen der Antibabypille bekannt geworden. Heute wird Frauen über 35, Frauen, die rauchen, und Frauen mit Krampfadern empfohlen, nicht die Pille zu nehmen.

Ich bin heute der Meinung, daß die Pille in einigen Fällen, und immer nur nach Konsultation eines Frauenarztes, eine gute Lösung sein kann, doch das Präservativ und das Pessar sind in meinen Augen weit sicherer und verläßlicher.

Russisches Roulette

Einige, sonst recht intelligente Leute benehmen sich, wenn es um die Empfängnisverhütung geht, bemerkenswert dumm. Sie gehen die Sache wie ein russisches Roulette an in der Zuversicht, gar nicht verlieren zu können.

Vor einiger Zeit habe ich mich über eine Frage sehr geärgert: Eine Frau rief mich während der Sendung an und erzählte mir, daß sie bereits drei Abtreibungen hinter sich habe und nicht noch einmal schwanger werden wolle. Sie gab aber auch unumwunden zu, daß sie, obwohl sie sexuell sehr aktiv sei, keinerlei Verhütungsmittel nehme. Als ich sie fragte, warum sie das nicht tue, antwortete sie: »Ich weiß auch nicht wieso. Ich denke einfach nicht dran.«

Ich war so perplex über so ein Verhalten, daß ich ihr einfach sagte: »Morgen früh rufen Sie als erstes die Beratungsstelle von *Planned Parenthood* an und lassen sich einen Termin geben.« Mehr konnte ich der Frau nicht sagen, bevor sie nicht erkannte, daß sie darüber nachdenken *mußte.*

Das Verhalten dieser Frau, das leider nicht selten ist, geht weit über Unwissenheit hinaus. Es ist eine gleichgültige und gedankenlose Haltung, die mich in wahnsinnige Wut versetzt.

Abtreibung ist keine Form der Geburtenkontrolle!

Das Pessar – keinen Schritt ohne es!

Das Diaphragma oder Pessar ist eine der beiden bestmöglichen Methoden der Empfängnisverhütung. Die meisten Frauen können ein Pessar tragen, allerdings muß es von einem Frauenarzt eingepaßt werden. Wenn es richtig eingepaßt ist, kann es ohne Schwierigkeiten eingesetzt und ebenso leicht wieder entfernt werden. Beim Geschlechtsverkehr – aber auch sonst – sollte es keinerlei Beschwerden verursachen.

Hat der Arzt das Pessar richtig eingepaßt, kann es mehrere Stunden getragen werden. Da es auf dem Gebärmutterhals ruht, dürfte die Frau es nicht spüren; spürt sie trotzdem etwas, ist das

Pessar nicht richtig eingepaßt. Der richtige Sitz ist wichtig. Sie sollten nicht das tun, was eine schwangere Frau einmal gemacht und mir dann in ihrer Einfalt erzählt hat: Sie hatte sich das Pessar ihrer Freundin geliehen und damit gerechnet, daß es seinen Zweck erfüllt.

Die Frau kann das Pessar morgens in die Scheide einführen, den ganzen Tag damit herumlaufen und am Nachmittag oder Abend Geschlechtsverkehr haben. Sie hat nichts weiter zu tun, als vor dem Beischlaf eine empfängnisverhütende Creme aufzutragen.

Immer wieder treffe ich schwangere Frauen, die mir erzählen, daß sie immer ein Diaphragma tragen. Wenn ich sie dann frage, wieso sie schwanger geworden sind, bekomme ich Antworten wie: »Oh, ich bewahre das Pessar immer in meinem Nachttisch auf, aber an dem Abend waren wir bei ihm in der Wohnung, und ich habe gedacht, es wird schon nichts passieren ...«, oder »Ich habe es bei meinem Freund gelassen und war an dem Abend mit einem anderen Jungen zusammen ...«, oder »Ich habe es immer im Geldbeutel, aber an dem Abend hatte ich einen anderen dabei ...«

So töricht sich diese Geschichten anhören, sie werden mir wieder und wieder erzählt.

Oft rate ich den Frauen, sich zwei Pessare anzuschaffen, eines für zu Hause und eines für den Geldbeutel. Eine meiner Klientinnen hatte eine noch bessere Idee und schenkte ihr zweites Pessar ihrem Verlobten zum Geburtstag.

»Warum muß ich an alles denken?«

Ich habe kein Einsehen bei Frauen, die sich beklagen, es sei ungerecht, daß sie die volle Verantwortung für die Empfängnisverhütung trügen. »Warum übernimmt nicht auch er etwas Verantwortung?« fragen sie. Einige Frauen sind in dieser Frage so bestimmt, daß sie ihre Männer zur Vasektomie schicken, ein Thema, auf das ich in diesem Kapitel noch zu sprechen komme.

Bei einem Ehepaar, das mich aufgesucht hatte, brauchten wir viele Sitzungen, bis die Frau endlich einen Termin mit ihrem Frauenarzt vereinbarte, um sich ein Pessar einsetzen zu lassen. Sie sah am Ende ein, daß sie sich trotz der Qualität ihrer Argumente ins eigene Fleisch schnitt und einfach dumm war, sich nämlich durch ihr Verhalten die Möglichkeit zu verbauen, die Freuden eines erfüllten Sexuallebens zu gönnen.

Das Präservativ – ein Regenmantel unter der Dusche?

Wie das Diaphragma ist auch das Kondom eine einfache und verläßliche Methode zur Empfängnisverhütung. Weil die dünne Haut, die über den Penis gestreift wird, die Empfindungen beim Geschlechtsverkehr leicht mindert, behaupten einige Männer, der Gebrauch eines Präservatis sei wie das Duschen mit einem Regenmantel oder das Waschen der Füße, wenn man noch die Strümpfe an hat. Doch die Gefühlsminderung ist wirklich minimal. Um das zu demonstrieren, wenn ich Kurse in menschlicher Sexualität gebe, reiße ich manchmal eine Packung Kondome auf und bitte die Studenten, sich ein Präservativ über den Finger zu streifen und den Finger dann mit der anderen Hand zu berühren. »Können Sie die Berührung durch das Präservativ hindurch gut spüren?« frage ich, und die Antwort lautet immer ja. Dann frage ich: »Ist der Penis empfindlicher als ein Finger?« Und wieder ist die Antwort ja. Man spürt etwas, auch wenn es nicht genauso stark wie ohne Kondom ist. Für die sexuelle Befriedigung allerdings reicht es völlig aus.

Früher wurden die Kondome manchmal aus billigem Material hergestellt und hatten kein Reservoir, wie es heute üblich ist. Wenn der Mann beim Überstreifen des Präservativs nicht etwas Platz an der Spitze ließ, war die Kraft der Ejakulation manchmal so stark, daß das Präservativ platzte. Viele Frauen wurden schwanger, obwohl der Mann versucht hatte, eine empfängnisverhütende Maßnahme zu ergreifen. Die heute von namhaften Firmen hergestellten Präservative sind jedoch sicherer und sehr viel wirkungsvoller.

Ein Mann erzählte mir einmal, daß er mit 14 angefangen habe, ein Kondom im Geldbeutel bei sich zu tragen, ein Überbleibsel aus seiner Pfadfinderzeit, um »allzeit bereit« zu sein. Er trug dieses Kondom die ganze Schulzeit mit sich herum und hatte es auch noch, als er auf die Universität kam. Es ist gut, wenn der Mann immer ein Kondom für den bestimmten Moment bei sich hat, aber wenn er es drei Jahre in seinem Portemonnaie aufbewahrt oder in einer Tasche seiner Jeans, ist es kein gutes Kondom mehr und kann nicht mehr den Zweck erfüllen, den es erfüllen soll.

Auch die Frau kann ein Präservativ als empfängnisverhütendes Mittel bei sich tragen. Sie kann dann allerdings Gefahr laufen, daß der Mann annimmt, sie gehe mit jedem ins Bett, der ihr über den Weg läuft. Wenn ein Mann jedoch so reagiert, kennt er sie wahrscheinlich nicht sehr gut, es besteht kein gegenseitiges Vertrauen und Verständnis, und er ist im Zweifelsfall ohnehin nicht der Mann, mit dem sie ins Bett gehen sollte.

Einige Männer und Frauen erklären, nichts von einem Präservativ zu halten, weil der Ablauf des Liebesspiels unterbrochen werde, wenn der Mann sich das Kondom überstreift. Es besteht der weitverbreitete Irrglaube, das Liebesspiel habe einem fest vorgegebenem Schema zu folgen. Aber dem ist nicht so. Anstatt das Überstreifen des Kondoms als Unterbrechung zu betrachten, kann man es auch als Teil der sexuellen Begegnung sehen. Die Frau kann dem Mann das Kondom über den erigierten Penis streifen, was viele Paare im übrigen für äußerst aufregend halten.

In einigen Fällen ist ein Präservativ *kein* gutes Mittel zur Empfängnisverhütung. Wenn der Mann beispielsweise Schwierigkeiten wegen vorzeitiger Ejakulation hat, kann er ein Kondom benutzen, um die Empfindung beim Geschlechtsverkehr zu verringern und damit die Ejakulation hinauszuzögern. Doch der Mann kann das Problem der vorzeitigen Ejakulation relativ leicht lösen, wenn er lernt, die Anzeichen zu erkennen, die der Ejakulation unmittelbar vorausgehen, und wenn er sich beibringt, einige Augenblicke beim Geschlechtsverkehr innezuhalten, bis das den Orgasmus ankündigende Gefühl abklingt. Solange man diese Technik lernt, ist es besser, kein Präservativ zu benutzen. In dem Fall wäre ein Pessar das geeignetere Verhütungsmittel.

Ebenfalls nicht zu empfehlen ist ein Kondom, wenn der Mann Schwierigkeiten hat, eine Erektion zu bekommen. Die häufigste Ursache für Potenzschwierigkeiten ist die Angst des Mannes, eine bestimmte Leistung zu bringen und vor allem eine Erektion zu bekommen und zu halten. Wenn er anfängt, sich Gedanken darüber zu machen, ob er seine Erektion wird halten können, während er sich das Kondom überstreift, steigert sich diese Angst unter Umständen noch.

Präservative gibt es heute in verschiedenen Farben und Ausführungen. Das hat zwar vielleicht keine direkte körperliche Auswirkung, kann aber psychologisch von Bedeutung und ein sexueller Anreiz sein, der die sexuelle Begegnung belebt. Beim Sex spielt sich mehr im Kopf ab als zwischen den Beinen. Alles, was das sexuelle Verlangen anregt, kann eine willkommene Bereicherung des Liebeserlebnisses sein.

Du machst einen Knicks, und ich einen Diener!

Ob sich ein Paar für das Pessar oder das Kondom entscheidet, ist eine Frage der persönlichen Einstellung. Wichtig ist, daß ein wirksames Verhütungsmittel benutzt wird. Empfehlenswert ist folgende Regel, die von einigen Paaren eingehalten wird: Eine Woche nimmt die Frau das Pessar, in der nächsten Woche benutzt der Mann ein Kondom. Diese Vereinbarung hat den Vorteil, daß sich beide die Verantwortung teilen, ein für viele Paare sehr wichtiger Punkt.

Wenn man sich angewöhnt, daß der Mann der Frau das Pessar einsetzt, und sie ihm das Präservativ überstreift, kann dieses Sichabwechseln bei der Empfängnisverhütung außerdem eine Bereicherung des Vorspiels sein, ein sehr wichtiger Bestandteil, wenn es darum geht, das sexuelle Verlangen beider Partner aufrechtzuerhalten.

Andere Methoden der Empfängnisverhütung

Ich empfehle zwar das Pessar und das Präservativ als die wirksamsten Methoden zur Empfängnisverhütung, will aber dennoch einige andere heute gebräuchliche Verfahren erwähnen.

Den Katholiken wird die Methode empfohlen, sich an den

fruchtbaren Tagen der Frau des Geschlechtsverkehrs zu enthalten, und die Paare, denen man diese Methode richtig beigebracht hat, berichten, sie sei verläßlich. Aber man muß lernen, sie anzuwenden.

Einige Frauen verwenden ein Intrauterinpessar. Es wird auf operativem Weg eingesetzt und nur entfernt, wenn die Frau ein Kind haben möchte. Aber bei einigen Frauen hat es Schwierigkeiten mit Infektionen nach dem Einlegen des Pessars gegeben, und bei Frauen, die noch kein Kind bekommen haben, kann es passieren, daß das Pessar abgestoßen wird.

Einige Verhütungsmethoden machen sich die Wirkung von Spermiziden zunutze, die die Spermatozoen in der Scheide abtöten. Dazu gehören spermizide Zäpfchen, die in die Scheide eingeführt werden, wo sie sich auflösen und die Scheidenwände mit einer chemischen Substanz, die alle Spermatozoen innerhalb eines bestimmten Zeitraums abtötet, überziehen. Das ähnelt dem aktiven Spermizid in den Cremes, die man beim Diaphragma benutzt.

Das gleiche Prinzip kommt beim Spermizidschaum zur Geltung, den sich die Frau vor dem Geschlechtsverkehr in die Scheide sprüht. Einige Männer empfinden den Schaum als störend.

Eine weitere Methode zur Empfängnisverhütung ist die Knaus-Ogino-Methode, die aus der Schweiz kommt. Hier muß die Frau ihre Körpertemperatur messen, um bestimmen zu können, wann sie ihre fruchtbaren und unfruchtbaren Tage hat.

Bei der natürlichen Empfängnisverhütung wird die Konsistenz der Scheidenflüssigkeit gemessen. Sie verlangt, daß die Frau einen festen Ovulationszyklus hat und ganz genau Eintragungen macht, um ihre fruchtbaren Tage bestimmen zu können.

Coitus interruptus – keine Methode zur Empfängnisverhütung

Sehr oft höre ich von Frauen: »Dr. Westheimer, er hat mir gesagt, er sei sehr erfahren, ich brauche mir keine Sorgen zu machen, er werde ihn rechtzeitig herausziehen. Und ich schwöre, das hat er tatsächlich getan. Ich habe seinen Samen an meinen Schenkeln gespürt, ich weiß also, daß er ihn vorher herausgezogen hat. Und trotzdem bin ich schwanger.«

Der eine Tropfen, der oben auf dem Penis eines Mannes erscheint, wenn er eine Erektion hat, enthält Tausende von Spermatozoen. Wenn der Mann nun den Penis in die Scheide einführt, dringen auch Spermatozoen in die Scheide. Und nur ein Spermatozoon ist nötig, damit eine Frau schwanger wird! Selbst wenn er das Glied tatsächlich vor der Ejakulation herauszieht, besteht eine ziemlich große Wahrscheinlichkeit, daß der Schaden schon angerichtet ist.

Der Coitus interruptus (der unterbrochene Geschlechtsverkehr), die Methode, das Glied vor dem Samenerguß aus der Scheide herauszuziehen, ist nicht nur eine unwirksame Methode zur Empfängnisverhütung, er ist auch eine sehr schlechte und abträgliche Art des Liebens. Während des Geschlechtsverkehrs denken beide Partner pausenlos voller Ansgt daran, ob sich der Mann auch tatsächlich rechtzeitig zurückzieht, und keiner kann sich ganz hingeben und das sexuelle Zusammensein richtig genießen.

Vasektomie – der grausamste Schnitt

Liebe Dr. Ruth,
ich war vor zehn Jahren mit einer 31jährigen Frau verheiratet. Wir wünschten uns Kinder, und da sie allmählich in das Risikoalter kam, mußten wir uns an die Arbeit machen und bekamen in sieben Jahren vier Kinder. Vor einem Jahr wurde ich geschieden. Selbstverständlich darf ich meine Kinder regelmäßig sehen. Aber jetzt habe ich eine andere Frau kennengelernt; wir wollen heiraten. Und sie wünscht sich Kinder. Ich war bei einem Arzt, der mir erklärt hat, daß es beinahe unmöglich ist, eine Vasektomie rückgängig zu machen. Sie müssen wissen, daß ich nach der Geburt des vierten Kindes eine Vasektomie habe vornehmen lassen, weil ich nicht vorhersehen konnte, daß meine Ehe nicht halten würde...«

Was hätte ich ihm raten können? Ich verwies ihn an eine bestimmte Klinik, doch die Tatsache blieb, daß die Zukunft für ihn nicht rosig aussah, soweit es darum ging, noch weitere Kinder zu zeugen.

Wir alle haben unsere Vorurteile. Meins besteht darin, daß ich gegen das Verstümmeln des Körpers bin.

Bei der Vasektomie wird der kleine Leiter, der von den Hoden des Mannes zum Penis führt, operativ durchtrennt, so daß keine Spermatozoen mehr in das Glied des Mannes gelangen können. Es ist ein relativ einfacher operativer Eingriff, den rückgängig zu machen aber immer schwierig, häufig sogar unmöglich ist.

Wenn es keine zwingenden medizinischen Gründe für eine Vasektomie gibt, wie beispielsweise bei einem Paar, das keine Empfängnisverhütungsmethoden anwenden kann, so aber eine Schwangerschaft oder Abtreibung das Leben der Frau gefährden würde, rate ich von dem Eingriff ab.

Ich habe zu viele tragische Geschichten von Wohnungsbränden und Autounfällen gehört, die die Eltern kinderlos zurückließen, deren sehnlichster Wunsch es war, ein neues Leben zu beginnen und eine neue Familie zu gründen, als daß ich mich mit dem Gedanken der Vasektomie anfreunden könnte. Wenn ein Mann bei sich eine Vasektomie vornehmen läßt, erklärt er damit: »Ich möchte nie mehr Kinder haben.«

Das Leben ist zu wechselhaft, niemand sollte jemals *nie* sagen.

Liebe ohne Reue

Ich sähe es gerne, wenn die Forschung alle Kräfte einsetzen würde, um ein perfektes Verhütungsmittel zu entwickeln. Sie wird es uns vielleicht eines Tages bescheren, aber bis dahin oder bis die Menschen gelernt haben, die existierenden Mittel richtig anzuwenden, werden Millionen Menschen jedes Jahr den tiefen persönlichen Schock einer unerwünschten Schwangerschaft erleben.

Im Idealfall sollte es für Erwachsene, die in ihren Ansichten übereinstimmen, möglich sein, sich zu lieben, ohne sich um die Empfängnisverhütung Gedanken machen zu müssen. Eine gute

Empfängnisverhütung ist wichtig für den Seelenfrieden, den die Menschen brauchen, um sich den sexuellen Freuden und der Lust hinzugeben, ohne sich sorgen zu müssen, daß jemand schwanger wird. Man muß verhindern, daß unerwünschte Schwangerschaften das Erlebnis der Liebe gefährden. Zu oft wird dies auf die leichte Schulter genommen, ohne daß man sich mit den Folgen auseinandersetzt: ein unerwünschtes Kind entweder groß ziehen oder dieses zur Adoption freigeben oder gar einer Abtreibung zustimmen zu müssen.

Abtreibung – wenn die Empfängnisverhütung versagt

Abtreibung ist keine Methode der Empfängnisverhütung. Abtreibung ist eine Methode, sich mit dem Versagen der Empfängnisverhütung auseinanderzusetzen.

Viele Abtreibungen wären nicht nötig, wenn es weniger sexuell Unerfahrene oder mehr Verantwortungsbewußte gäbe, die sich um eine wirksame Empfängnisverhütung bemühen. Manche meinen, sie könnten einfach russisches Roulette spielen und bräuchten sich nicht um Empfängnisverhütung zu kümmern, weil ja schlimmstenfalls eine Abtreibung, die ja ebenso unproblematisch wie das Entfernen einer Warze ist, drohen könnte. Diese abgestumpfte Haltung ist deswegen verdammungswürdig, weil sie offenbart, welchen geringen Wert viele Menschen dem menschlichen Leben bemessen.

Andererseits sollte Abtreibung gesetzlich zulässig sein. Nichts ist perfekt, und es wird immer wieder vorkommen, daß die Empfängnisverhütung bei einigen Frauen versagt. Wir dürfen aber niemals wieder zu den Zuständen der Vergangenheit zurückkehren, als viele Frauen sich in irgendeinem Hinterzimmer auf einen Tisch legen mußten, wo sie dann von einem »Metzger« mit einem Kleiderbügel »operiert« wurden. Die Menschen müssen den eigenen Körper kennenlernen und sexuell genug aufgeklärt sein, um die geeigneten Maßnahmen zur Empfängnisverhütung ergreifen zu können.

Des Guten zuviel

Gelegentlich wird bei der Empfängnisverhütung zuviel des Guten getan: Jean, Anfang Dreißig, war Modezeichnerin. Von ihren Freundinnen unterschied sie sich auf völlig ungewohnte Weise. Sie hatte noch nie eine Abtreibung vornehmen lassen müssen. Das sagt einiges über die Sorglosigkeit ihrer Freundinnen aus, läßt aber auch den Schluß zu, daß Jean bei der Empfängnisverhütung ganz besonders vorsichtig war:

Immer wenn Jean eine Beziehung zu einem Mann aufnahm, stellte sich bei ihr die Angst vor einer Schwangerschaft ein. Das war Gift für all ihre Beziehungen. Wenn sie mit ihrem Freund schlief, setzte sie ein Pessar ein und bestand außerdem darauf, daß er ein Kondom trug. Aber selbst bei diesen Vorsichtsmaßnahmen machte sich Jean noch Sorgen, und sie suchte nach Ausflüchten, um dem Sex auszuweichen. Jeden Monat, etwa eine Woche vor Einsetzen der Regel fing sie an sich zu ängstigen, die Periode könnte eventuell ausbleiben. Die Angst nahm solche Formen an, daß die Menstruation manchmal tatsächlich unregelmäßig war. Dann geriet sie in Panik und glaubte, nun schwanger zu sein. Jeans übergroße Ängstlichkeit beeinträchtigte ihr Sexualleben derart, daß alle Beziehungen ein unglückliches Ende nahmen.

Obwohl ich sonst gegen die Pille Vorbehalte habe. In diesem Fall hätte ich die Pille wahrscheinlich als die beste Verhütungsmethode empfohlen. Mit der Pille hätte Jean die ziemliche Sicherheit gehabt, nicht schwanger werden zu können. Diese Gewißheit hätte ihr dabei geholfen, ihr Sexualverhalten zu entkrampfen.

Empfängnisverhütung in reiferen Jahren

Die Spanne, innerhalb derer man schwanger werden kann, reicht vom Mädchenalter – nach dem Einsetzen der Regel – bis zur Menopause – Beendigung in den reiferen Jahren. Da mit Beginn der Menopause die Perioden häufig unregelmäßig werden, glauben viele Betroffene, sie bräuchten keine Verhütungsmittel mehr zu nehmen. Doch Vorsicht! Zu Beginn der Menopause ist eine Schwangerschaft noch nicht ausgeschlossen. Wenn eine Frau meint, die Menopause sei eingetreten und sie bekomme keine Ovulationen mehr, sollte sie das mit ihrem Arzt abklären, um ganz sicher sein zu können. Erst wenn sie die ärztliche Bestätigung hat, kann sie aufhören, sich um die Empfängnisverhütung Sorgen zu machen.

Der Mann hingegen muß das ganze Leben hindurch Vorsicht walten lassen. Viele bleiben nämlich bis zu ihrem Tod zeugungsfähig. Die Beweglichkeit des Samens ist vielleicht nicht mehr so groß wie in jüngeren Jahren, doch wenn ein Mann mit Dreißig zeugungsfähig war, besteht die große Wahrscheinlichkeit, daß er auch noch mit Sechzig oder Siebzig zeugungsfähig ist. Jeder Mann kann so lange Vater werden, solange er sein Glied in die Scheide einführen kann.

Wenn es um die Fortpflanzung geht, sind die Menschen sehr tüchtig. Und weil nicht viel dazu gehört, um ein Kind in die Welt zu setzen, ist es so eminent wichtig, daß jeder bewußt handelt und deswegen vorsorglich – sofern die Schwangerschaft nicht ausdrücklich gewünscht wird – ein Verhütungsmittel benützt.

14.

Durch Geschlechtsverkehr übertragbare Krankheiten

»Hallo, Dr. Ruth! Ich hoffe, Sie können mir aus der Patsche helfen, obgleich ich nicht weiß, wie. Ich höre Ihre Sendung ziemlich oft, doch als ich sie vor zwei Wochen hätte hören sollen, habe ich mit einer Frau herumgemacht. Um mich kurz zu fassen, ich war gestern beim Arzt, und wir kamen zu dem Schluß, daß ich eine ansteckende ...«

»Eine durch Geschlechtsverkehr übertragbare Krankheit habe.«

»Ich flippe fast aus, Frau Doktor.«

»Das glaube ich.«

»Ich weiß nicht, wie ich es meiner Frau erzählen soll. Sie ahnt etwas. Und sie weiß, daß irgendwas nicht stimmt. Was kann ich ihr sagen?«

»Was hat der Arzt gesagt?«

»Er hat gesagt, es sei ein Herpes oder so was.«

»Ja, der kommt gegenwärtig sehr oft vor, geradezu epidemieartig. Was meint er, könnten Sie Ihrer Frau erzählen?«

»Er hat mir eigentlich nichts Konkretes geraten. Er hat nur gesagt, sehen Sie, ob Sie Ihrer Frau erzählen können, Sie hätten es sich bei der Arbeit, im Bad oder so geholt. Aber ich will es ihr nicht sagen. Ich enthalte mich beim Sex, und sie merkt es. Ich weiß nicht, was ich machen soll. Ich habe getrunken, habe Shit geraucht.«

»Überlegen wir einen Augenblick gemeinsam. Es ist sehr schwer für mich, da einen allgemeinen Rat zu geben, denn ich kenne weder Sie noch Ihre Frau. Machen wir es so. Denken wir gemeinsam darüber nach.«

»Ich bin seit eineinhalb Jahren verheiratet.«

»Was halten Sie davon, wenn Sie ihr die Wahrheit sagen? Sehen Sie, sehr oft rate ich den Leuten, nichts zu sagen, wenn es nicht nötig ist, aber hier, so scheint mir, ist es doch nötig.«

»Nja. Sie hat mich schon in die Mangel genommen. Ich kann mich nicht mal vor ihr anziehen. Ich habe Angst, sie sieht irgendwas. Diese letzten Tage, das war die Hölle. Ich bin so weit abzuhauen.«

»Nein, laufen Sie nicht weg. Laufen Sie nicht weg und fangen Sie nicht an zu trinken. Und machen Sie auch nicht irgendwelche andere Dummheiten. So wie sich das für mich anhört, meine ich, Sie könnten vielleicht mit Ihrer Frau reden. Es so hinstellen, als wäre es etwas, das sich so ergeben hatte. Es soll nie wieder vorkommen, und sagen Sie ihr ... denn mir scheint, Sie werden es nicht verheimlichen können.«

»Vielleicht könnte ich es tun. Ich habe die Krankheit, das ist klar. Ich habe die andere Frau angerufen. Wir arbeiten zusammen. Seit anderthalb Jahren versucht sie, mich rumzukriegen, und jetzt bin ich weich geworden und werde es bis an mein Lebensende bereuen.«

»Langsam. Ich will Ihnen was sagen. So was kommt vor. Für Sie ist im Moment, glaube ich, wohl am wichtigsten, nicht an solche Dinge zu denken, wie: bis ans Lebensende bereuen. Sie sollten nicht daran denken, was Sie hätten tun sollen, weil es nun mal passiert ist. Was Sie vielleicht tun sollten: mit Ihrer Frau essen gehen oder irgendwohin fahren und dann nach Hause zurückkehren. Machen Sie es nicht irgendwo draußen, denn wenn sie wütend sein oder weinen will oder sonst etwas, sollte sie die Möglichkeit dazu haben, entweder im Auto oder zu Hause. Haben Sie einen Wagen?«

»Ja, das ist gut. Ja, im Wagen, das ist ein guter Gedanke.«

»Nicht während der Fahrt. Fahren Sie irgendwohin und parken Sie dort, ja?«

»Gut.«

»Und dann sagen Sie Ihr: ›Sieh mal, diese Frau ist hinter mir hergewesen! Erzählen Sie ihr, daß Sie etwas zuviel getrunken hatten. Das würde ich machen. Ich würde sagen: ›Ich hab etwas zuviel getrunken‹, auch wenn es nicht so war, ja?«

»Sie meinen, ich sollte mich der Schwierigkeit wie ein Mann

stellen. Das habe ich gemacht, es war falsch, und ich gebe es offen zu?«

»Ja, genau so. Ich glaube, das sollten Sie tun. Alles klar?«

»Es wird sicher hart, aber ich glaube...«

»Ich glaube, Sie haben keine andere Wahl.«

»Ich fürchte, Sie haben recht.«

»Es wird hart werden. Holen Sie tief Luft. Aber betrinken Sie sich nicht, bevor Sie mit ihr reden.«

»Auch nicht ein Glas?«

»Kein einziges Glas, denn Sie müssen völlig nüchtern sein und alle fünf Sinne beieinander haben. Sie sollten sich hinsetzen, mit ihr reden, ihr sagen: ›Sieh mal, es ist nun mal passiert. Ich hab' ein bißchen zuviel getrunken. Diese Frau im Büro ist seit anderthalb Jahren hinter mir her. Es ist nun mal passiert.‹«

»Passiert das eigentlich vielen Leuten?«

»Ja, das tut es. Männern und Frauen. Und der Herpes hat gerade jetzt das Ausmaß einer Seuche angenommen. Und was Sie dann wahrscheinlich noch machen müßten, wäre, einen Arzt aufzusuchen und sich genau zu erkundigen, was Sie zu machen haben, damit Sie nach Möglichkeit niemanden anstecken. Aber ich denke, Sie müssen mit ihr reden. Sagen Sie mir, wie es ausgegangen ist?«

»Ganz bestimmt.«

»Sie versprechen es? Wunderbar. Ich denke an Sie, ja?«

»Noch eine kleine Frage. Was ist mit meiner Familie, falls ich sie besuche? Sollte ich ein extra Handtuch benutzen?«

»Das müssen Sie Ihren Arzt fragen, denn ich bin keiner.«

»Dr. Ruth, mir geht es schon viel besser.«

»Gut. Aber machen Sie es bald, ja? Und ohne etwas zu trinken. Danke für den Anruf.«

Der arme Kerl hatte sicherlich einen ungemütlichen Abend, als er zur Beichte kam. In den letzten Jahren mußten sehr viele Männer und Frauen infolge der sich ständig ausweitenden Herpes-Epidemie ihrem Partner gestehen, daß sie einen kleinen Seitensprung gemacht und sich einen Herpes zugezogen hätten.

Es müßte für denjenigen, der untreu war und nun Gonorrhöe oder Syphilis hat, heute eigentlich leichter sein, sich seinem Partner anzuvertrauen, weil heute größere Toleranz herrscht, was die eheliche oder partnerschaftliche Treue angeht. Manchmal lassen sich die Partner sogar in dieser Beziehung völlig freie Hand. Gonorrhöe und Syphilis können geheilt werden, wenn man sie rechtzeitig entdeckt; Penicillin und andere »Wundermittel« haben diesen Krankheiten ihren Schrecken genommen. Aber der Herpes ist ein Sonderfall. Er ist zwar nicht tödlich und zerstört auch nicht das menschliche Gehirn, wie die Syphilis im letzten Stadium, aber dummerweise gibt es gegenwärtig noch kein Mittel gegen ihn.

Die Herpes-Epidemie

Der Herpes ist keine Krankheit der Neuzeit. Es gibt ihn seit vielen Jahrhunderten, seit den Tagen der Bibel. Doch erst in den 40er Jahren unseres Jahrhunderts wurde er als ein Virus entdeckt, und erst in den letzten 20 Jahren ist er zu einer modernen Epidemie geworden. Seuchenartige Ausmaße hatte er offenbar auch im alten Rom und im 18. Jahrhundert in Paris angenommen, doch wurde er damals nicht als Herpes bezeichnet.

In seiner Augustausgabe 1982 brachte das Magazin *Time* einen Artikel über diese unheilbare epidemische Krankheit: »Der scharlachrote Buchstabe.« Der Untertitel auf Seite 62 lautete: »Herpes, ein unheilbares Virus, droht die sexuelle Revolution zunichte zu machen.«

Nun meine ich allerdings, daß uns der Wandel im sexuellen Verhalten der letzten 20 Jahre erhalten bleiben wird. Es werden auch weiterhin einige einen Herpes bekommen oder von einem Freund oder einer Freundin hören, die sich ihn zugezogen haben. Sie werden vielleicht dann dem Sex eine Weile ganz abschwören. Andere werden beschließen, sich nicht mehr ohne weiteres mit Leuten einzulassen, die sie gerade in einer Bar oder einer dunklen Ecke im Park kennengelernt haben, oder mit Leuten, von denen man weiß, daß sie häufig den Partner wechseln, und die sich diese Krankheit sehr oft zuziehen.

Viele werden zu der Einsicht kommen, daß es an der Zeit ist, zu den alten Zuständen zurückzukehren und nur noch einen Partner zu haben, jemanden, dem sie vertrauen und mit dem sie außer dem Sex noch andere Dinge verbinden und der außerdem keinen Herpes hat.

Dem Artikel in *Time* zufolge haben gegenwärtig etwa 20 Millionen Amerikaner einen *Herpes genitalis.* Für das Jahr 1983 rechnet man mit weiteren 500000 Fällen.

Es gibt zwei bekannte Herpes-Stämme, den sogenannten HSV I, der überwiegend Entzündungen am Mund hervorruft, und HSV II, der zu Entzündungen an den Genitalien führt. Diese Entzündungen am Mund, oft Lippen- der Gesichtsherpes genannt, werden häufig durch die HSV I-Viren verursacht.

Man kann sich allerdings nicht darauf verlassen, daß der Herpes in dem Bereich des Körpers bleibt, wo er zuerst aufgetreten ist. Ziemlich viele Verursacher des HSV I, des Lippenherpes, sind an oder in den Genitalien entdeckt worden. Eine Übersicht zeigt, daß ein Drittel der Frauen unter 24 Jahren, die einen Herpes an oder in den Genitalien haben, tatsächlich HSV I haben, den Lippenherpes.

Nun kann man den Lippenherpes dadurch bekommen, daß man jemanden küßt, der bereits infiziert ist. (Wird die Küsserei, die wir bei Fernseh-Shows sehen, jetzt aufhören?) Man kann ihn sich auch an den Genitalien holen, wenn man sich mit jemandem auf oralen Sex einläßt und der oder die Betreffende eine offene Wunde hat und so das Herpes-Virus überträgt.

Ob Mann oder Frau, man kann im allgemeinen feststellen, ob man einen Herpes hat, zumindest vom zweiten bis zum fünfzehnten Tag. Man spürt unter Umständen ein Kitzeln oder Brennen, dann bilden sich innerhalb einiger Tage oder innerhalb von ein bis zwei Wochen Bläschen, gleichzeitig bekommt der Betreffende in vielen Fällen hohes Fieber und Kopfschmerzen.

Diese Symptome verschwinden für Wochen oder Monate, ohne daß man Medikamente einnehmen müßte. Wer jedoch einmal erkrankt ist, kann – solange er lebt – wieder an Herpes erkranken. Ich möchte niemandem Angst machen, aber diese Information gehört nun einmal in ein Buch über guten Sex. Denn guter Sex ist ganz sicher besser ohne diese Krankheit.

Wenn Sie Herpes bekommen, müssen Sie es ihrem jeweiligen

Partner sagen, selbst auf die Gefahr hin, die Beziehung dadurch zu gefährden. Sie müssen nicht in der Zeitung inserieren, aber Ihrem Mann oder Ihrer Frau, dem Freund oder der Freundin und allen, die Sie eventuell angesteckt haben könnten, müssen Sie es sagen. Wenn Sie auch nur die Spur von Gewissen haben, müssen Sie jedem mit dem Sie schlafen vorher Bescheid geben. Macht sich der oder die andere etwas aus Ihnen, ist er/sie vielleicht trotzdem bereit, sich sexuell mit Ihnen einzulassen, wenn auch mit bestimmten Vorsichtsmaßnahmen.

Sie sollten einen Arzt aufsuchen, der Ihnen Medikamente verschreiben kann, welche die Symptome abschwächen, auch wenn er Sie nicht vom Herpes-Virus befreien kann. Der Arzt kann Ihnen auch sagen, wie Sie eine Übertragung der Krankheit bei sexuellen Kontakten vermeiden können, indem Sie beispielsweise getrennte Handtücher benützen und so weiter. Sie müssen nicht für immer auf Sex verzichten, doch in diesen Dingen kann Ihnen nur ein Arzt verläßlichen Rat geben.

Der Herpes befällt unterschiedslos alle Menschen, wenngleich von den in den USA registrierten Opfern laut *Time* 95 Prozent mindestens vier Jahre ein College besucht haben und 56 Prozent 20000 Dollar pro Jahr und mehr verdienen. Diese Zahlen können natürlich bedeuten, daß die Ärzte nur die Fälle der einkommensstarken und besser ausgebildeten Klienten angeben.

Die Auswirkungen sind nicht nur körperlicher Art. Die psychologischen Folgen können verheerend sein. Personen mit Herpes kommen sich oft schmutzig, lebenslang ruiniert und minderwertig vor. Sie haben möglicherweise ständig Angst vor sexuellem Kontakt. Die Gefahr, dem Alkohol oder Rauschgift zu verfallen, ist groß. Wegen dieser zusätzlichen Probleme sollte der an Herpes Erkrankte einen Psychotherapeuten aufsuchen oder sich in einer Klinik beraten lassen, in der man auf Fragen der Psychohygiene spezialisiert ist. Sie können mit einem Herpes leben, und Sie sind es sich schuldig, sich nach Hilfe umzusehen. Viele werden mit diesem Problem nicht allein fertig.

Gespräch mit einem Urologen

Vor kurzem hatte ich einen bekannten Urologen im Studio, worüber ich mich sehr freute. Er sprach über Herpes und andere Krankheiten, die man sich beim Sex zuziehen kann. Eine Sendung wie diese zu machen und nie über dieses Problem zu sprechen, wäre albern und schädlich. Ich sprach eine ganze Stunde mit ihm über Herpes, andere durch Sexualkontakt übertragene Krankheiten und bestimmte Erkrankungen des Urogenitaltrakts. Dr. Jack Forest ist ein guter Freund von mir, ein vom American Board of Urology anerkannter Facharzt, und Leiter der urologischen Abteilung am Krankenhaus in Queens in New York.

Die regelmäßigen Hörer meiner Sendung wissen inzwischen, daß ich nicht versuche, mich auf das Gebiet der Urologie zu begeben und den Leuten Dinge zu erzählen, die sie sich von einem Urologen erklären lassen sollten. Es wäre ein schlechter Rat, weil ich mich auf dem Gebiet nicht so gut auskenne wie ein Fachmann. Den Hörern in einer Sendung wie dieser muß gesagt werden, daß sie sich bei sexuellen Fragen aus medizinischer Sicht an einen Urologen wenden sollten, an einen Urologen, einen Gynäkologen, einen praktischen Arzt oder den Hausarzt, der Sie zum richtigen Spezialisten schickt.

Diese Sendung mit meinem Freund Dr. Forest war sehr gut. Sie brachte sehr wertvolle Informationen, die zum Teil Dinge richtigstellten, mit denen wir noch bis vor kurzem gelebt haben.

Ich möchte das, was Dr. Forest zu sagen hatte, in seinen eigenen Worten wiedergeben, denn seine Aussagen sind von größter Bedeutung und sollten richtig zitiert werden. Wir sollten uns angewöhnen, bei Krankheiten, die durch Sexualkontakte übertragen wurden, auf die richtigen Fachleute zu hören. Ich will lediglich Dr. Forest zitieren und meine Fragen und Beobachtungen weglassen, denn in der Sendung geht es nett und lustig zu, während wir uns hier ganz auf die wesentlichen Erkenntnisse konzentrieren wollen.

»Durch Sexualkontakt übertragene Krankheiten«, erklärte Dr. Forest, »haben in einigen Gegenden epidemieartige Ausmaße angenommen. Es wäre falsch, sich nicht mit ihnen zu befassen, vor allem weil der Sex doch heute sehr viel freizügiger ist. Ich kann mich noch an die Zeit erinnern, als es sehr schwer war für jemanden, der sich eine durch Sexualkontakt übertragene Krankheit zugezogen hatte, etwa Gonorrhöe, seiner Frau zu erklären, daß er mit einer anderen Frau zusammen gewesen war. Und selbst wenn er nicht verheiratet war, ist es ihm sehr schwergefallen, es seiner Freundin zu beichten. Es ist nicht nur notwendig, die Krankheit bei dem zu heilen, der sie hat, sondern auch die Personen aufzuspüren, auf die er sie möglicherweise übertragen oder von denen er sie bekommen hat, denn letztere können wieder andere infizieren, mit denen sie sich sexuell einlassen. Wir können es niemandem gestatten, daß er es als sein Geheimnis behält. Darüber muß man sofort sprechen, es muß sofort in Angriff genommen werden.

Beim Mann läßt sich die Gonorrhöe leichter feststellen als bei der Frau: Er hat einen schmerzhaften Ausfluß aus der Harnröhre. Der Ausfluß ist dicklich. Er wird leicht bemerkt, so daß man beinahe selbst die Diagnose stellen kann, wenn man genau hinsieht. Bei der Frau ist das leider nicht so einfach. Die Frau zieht sich diese Krankheit beim Geschlechtsverkehr zu, aber die Scheide ist größtenteils unempfindlich. Frauen haben oft keinerlei Unannehmlichkeiten. Man muß sich den Ausfluß im Bereich der Harnröhre genau anschauen, eventuell eine Kultur anlegen, um bestimmen zu können, ob eine Erkrankung vorliegt oder nicht. Oft kommen die Frauen unglücklicherweise erst dann zu uns, wenn sich die Krankheit bereits bis in die Gebärmutter und bis in die Eileiter ausgebreitet hat.«

»Hat die Frau dann Schmerzen?«

»Dann hat sie eine entzündliche Erkrankung des Beckens, was etwas sehr Ernstes sein kann«, antwortete Dr. Forest. »Ich sähe es gern, daß Frauen, die sexuell mit verschiedenen Partnern verkehren, sich öfter untersuchen ließen, je nach Häufigkeit des Verkehrs. Ist die Frau sehr aktiv, einmal monatlich. Ist sie nicht übermäßig aktiv, wenigstens alle drei bis sechs Monate einmal.«

»Ich möchte noch kurz ein anderes Thema erwähnen, eine besondere Art Gonorrhöe, die uns sehr zu schaffen macht. Durch den jahrelangen Einsatz der Wundermedizin Penicillin bei der Behandlung von Gonorrhöe ist der Gonokokkus, also der Erreger von Gonorrhöe, sehr ›intelligent‹ und gewitzt geworden. Er hat neue Stämme entwickelt, die ›wissen‹, wie sie mit dem Penicillin fertig werden können. Sie erzeugen eine Substanz, die imstande ist, Penicillin zu vernichten. Ein ungemein ›kluger‹ kleiner Organismus ... Wir glauben, daß heute zehn Prozent oder mehr der neuen Fälle von Gonorrhöe auf diesen Erreger zurückgehen. Inzwischen empfehlen die Gesundheitsbehörden bei allen Fällen, in denen ein Ausfluß festgestellt wird, eine Kultur anzulegen. Auf diese Weise kann man bestimmen, ob es sich um eine penicillinresistente Gonorrhöe handelt, für die es dann eine Reihe anderer Behandlungsarten gibt. Heute reicht es nicht mehr, vom Eiter einen Abstrich zu entnehmen, wenn man auf Gonorrhöe hin untersucht. Wir müssen wissen, um welche Art von Gonorrhöe es sich handelt.

Lassen Sie mich kurz einiges zum Herpes sagen. Der Herpes ist eine Krankheit, die sich zunehmend mehr ausbreitet und ebenfalls bei Sexualkontakt übertragen wird. Es gibt noch kein Mittel gegen Herpes. Unglücklicherweise kann das Herpes-Virus, wenn es erst einmal in den Körper eingedrungen ist, praktisch das ganze Leben in einer Art Winterschlaf verharren. Es wird von Zeit zu Zeit reaktiviert und erzeugt die äußerst schmerzhaften, unangenehmen Bläschen, die im Bereich der Lippen, an den Genitalien oder am After auftreten können. Wir sind zwar im Besitz eines Medikaments, das die Besserung örtlich beschleunigt, aber heilen kann es die Krankheit nicht.

Sie haben mich nach der Hepatitis gefragt. Auch die Hepatitis kann übertragen werden, wenn das Virus mit dem Samen ausgeschieden und auf den Partner übertragen wird. Wenn Sie also an Hepatitis leiden und Geschlechtsverkehr haben, benutzen Sie ein Kondom, um das Hepatitis B-Virus daran zu hindern, in die Scheide eindringen zu können.«

Ich stellte die Frage, ob man weiß, wann man Hepatitis hat.

»Im späteren Stadium verschwinden die Krankheitssymptome. Aber am Anfang merkt man, daß man krank ist. Sie fühlen sich immer schwächer und bald darauf haben Sie Gelbsucht. Sie merken, daß Sie krank sind. Sie leiden an Übelkeit und Appetitlosigkeit; es ist eine ernste Sache.«

In jüngster Zeit haben wir einige beunruhigende Erkenntnisse über den Analverkehr gewonnen, was Anlaß genug für uns ist, noch vorsichtiger zu sein, wenn wir über diese Art der Betätigung sprechen. Ich bat Dr. Forest, den Hörern etwas dazu zu sagen.

Dr. Forest sagte: »Ja, ich meine, es ist ein absolutes Muß, daß man weder mit dem Penis, noch mit der Hand, einem Vibrator oder sonst einem Gegenstand vom Anus in die Scheide geht. Ich will Ihnen von einem Fall erzählen, den ich zu behandeln hatte. Es handelte sich um eine junge Frau, die Anfälle sehr hohen Fiebers hatte: 40° bis 41°. Es war eine sehr ernste Blutvergiftung, hervorgerufen durch eine Infektion im Urogenitaltrakt. Wir gingen der Sache nach und stellten fest, daß sie eine besondere Vorliebe für den Verkehr a tergo hatte, kein Analverkehr, sondern regelrechter Penis-Scheidenverkehr. Das Glied streifte jedoch jedesmal, wenn es in die Scheide eingeführt wurde, ihren Anus. Und jedesmal, wenn sie auf diese Weise Geschlechtsverkehr hatte, bekam sie anschließend diese schweren Infektionen; hier lag also die Ursache für ihre Erkrankung.«

Ich bat Dr. Forest, uns seine Meinung zum Analverkehr zu sagen und dabei auf die heterosexuelle und homosexuelle Betätigung einzugehen. »Das ist ein so großes Gebiet, daß das, was ich sagen will, in gewisser Hinsicht beinahe das genaue Gegenteil von dem ist, was ich bisher gesagt habe.«

Analverkehr: Eine Warnung

Was Dr. Forest dann sagte, war in der Tat das Gegenteil von dem, was viele von uns bisher über den Analverkehr gesagt haben, und ich möchte noch einmal hervorheben, daß Dr. Forest immer bereit war, auf diesem Gebiet so viel Freiheit wie möglich zuzugestehen, und Einschränkungen nur dann zu machen, wenn schwerwiegende medizinische Bedenken gegen eine Betätigung bestanden.

»Ich möchte mich hier nicht zu kraß ausdrücken«, fuhr er fort, »aber ich möchte doch darauf hinweisen, daß ich in dieser Zeit sexueller Freizügigkeit, in der wir die Menschen ermuntern, sich umzusehen und jede Form sexueller Lust zu erkunden, plötzlich auftrete und erkläre, daß ich einige Vorbehalte gegen den Analverkehr habe. Wir kennen eine Reihe neuer Analkrankheiten, die auf sexuellem Weg übertragen werden. Zu ihnen gehört das Kaposi-Sarkom. Jahrelang galt es als eine auf Afrika, und zwar fast ausschließlich auf Frauen beschränkte Krankheit. Diese bekamen große, purpurne, bösartige Flecken auf den Beinen und am Unterleib. Todesfälle waren selten. Die Krankheit beeinträchtigte den Blutkreislauf und die Leber. Seit ein paar Jahren tritt das Kaposi-Sarkom plötzlich in epidemieartigem Ausmaß, und zwar fast ausschließlich bei Homosexuellen auf. Es hängt statistisch mit der Häufigkeit der wechselnden Partner und der Häufigkeit des Analverkehrs zusammen.«

Ich warf ein: »Wenn also ein homosexuelles Paar mehrere Jahre zusammen lebt, wäre die Wahrscheinlichkeit geringer, daß sie diese Krankheit bekommen.«

»Vor allem«, sagte Dr. Forest, »wenn sie nicht überwiegend Analverkehr betreiben, was bei vielen Homosexuellen üblich ist. Ich will den Homosexuellen keine Angst einjagen, sie sollen nicht meinen, daß jetzt jeder vom Kaposi-Sarkom bedroht ist. Sie sind schon jetzt viel zu sehr auf das Kaposi-Sarkom fixiert. Ich möchte die Angst davor abbauen. Alles, was wir bisher wissen, ist, daß die Krankheit epidemieartige Züge hat, auf homosexuelle Männer beschränkt ist und mit der Häufigkeit des Analverkehrs mit wechselnden Partnern zusammenhängt.«

Es scheint also, daß man mit dem beiläufigen Analverkehr etwas vorsichtiger sein sollte, diese Form des Sex nicht wahllos mit häufig wechselnden Partnern betreiben sollte, um diese durch den Geschlechtsverkehr übertragene Krankheit zu vermeiden.

Zum Schluß noch ein Hinweis. Ich schließe mich nicht denjenigen an, die sagen: »Sehr gut! Ich freue mich, daß diese Krankheiten als eine Art Geißel über die Menschen gekommen sind, um diesen freizügigen Sex, diesen lasterhaften Sumpf, dieses neue Sodom und Gomorrha zu bestrafen.« Dennoch glaube ich, daß es in einer gefestigten Beziehung besser ist, wenn man nicht versucht, den Sex nur als körperliches Vergnügen anzusehen. Man muß davor warnen, sich mit jedem Menschen einzulassen, den man aufregend findet und den man zufällig kennenlernt. Ich kann nicht froh werden bei dem Gedanken, daß jemand unglücklich wurde durch ein sexuelles Abenteuer, nur weil er nicht maßvoll und vernünftig war. Krankheit und unerwünschte Schwangerschaft können die Folge sein. Aber Krankheit ist keine Strafe für ein sündiges Leben. Was wäre dann mit all den anderen Krankheiten, die Leid und Tod bringen, aber nichts mit dem Sex zu tun haben?

Ich meine, es ist nicht gut, wenn jemand leidet, weil er sexuell ausschweifend war, auch wenn seine Art des Sexuallebens nicht die meine ist oder die Art, die ich für die beste halte. Aber die Realitäten des Lebens und der Gesundheit haben nicht einmal etwas mit unserem Glück zu tun. Dieses Glück ist eine Erfindung unseres Geistes. Krankheit trifft gute wie schlechte Menschen gleichermaßen. Es ist lediglich Dummheit, sich leichtfertig dem Risiko einer durch Sexualkontakt übertragenen Krankheit auszuliefern.

Wissen Sie, was ich glaube? Ich glaube, daß man irgendwann ein Mittel gegen Herpes finden wird. Aber nur ein Hirnverbrannter wird es riskieren, sich heute abend einen Herpes zu holen, weil er glaubt, das neue Wundermittel in der nächsten Woche in der Apotheke kaufen zu können. Seit Jahren sucht man nach einem Mittel gegen Krebs; es kann durchaus genauso lange dauern, etwas gegen Herpes zu finden.

15.

Homosexueller Sex

Ich bekomme Anrufe und Briefe von vielen Hörern, die Probleme haben, weil sie homosexuell sind. »Ich bin jetzt 23. Ich betätige mich sexuell seit ich 17 bin. Ich bin homosexuell. Ich sehe recht gut aus und habe daher keine Schwierigkeiten, Partner zu finden. Mein Problem ist, ich habe einen Punkt in meinem Sexualleben erreicht, wo ich das Interesse an Partnern echt verloren habe, ich scheine niemanden mehr finden zu können, den ich wirklich liebe. Ich bin immer nur für den Augenblick an jemandem interessiert, wenn ich mit ihm zusammen bin, vielleicht für eine Nacht, und danach scheine ich das Interesse an dem Betreffenden zu verlieren.«

»Ich möchte Sie etwas fragen. Wo finden Sie Ihre Partner meistens, in einem Bad?«

»Ja.«

»Sie sind nicht der einzige, von dem ich dieses Problem gehört habe. Sehr oft, wenn Sie jemanden im Bad kennenlernen, geschieht das nur wegen des sexuellen Erlebnisses und der sexuellen Befriedigung. Ich möchte Ihnen vielleicht vorschlagen, sich einer jener Gruppen anzuschließen, in denen sich homosexuelle Männer treffen. Rufen Sie das Institute for Human Identity an und fragen Sie, wohin Sie gehen können. Gut ist auch, sich ein Hobby zu suchen, bei dem man andere Leute kennenlernt. Und wenn Sie gemeinsame Interessen entdecken, dann ist das auch der beste Weg zu einer Beziehung, denn Sie suchen ja jemanden, den Sie lieben, nicht nur was für eine Nacht.«

»Es ist fast so, als könnte ich den Sex selbst nicht mehr ausstehen, als wäre der Sex eine Sucht geworden.«

»Genau. Und was Sie wirklich wollen, ist eine echte Beziehung. Ich würde an Ihrer Stelle versuchen, mir ein Hobby zuzulegen, oder irgendwelche Kurse zu nehmen, aber vor allem einen Platz zu finden, wo andere Homosexuelle zusammenkommen, damit Sie zwei Fliegen mit einer Klappe schlagen. Sie haben etwas Interessantes und die Möglichkeit, einen Freund zu finden.«

»Was mache ich, wenn ich wirklich das Gefühl habe, daß ich Sex brauche?«

»Machen Sie einfach weiter. Machen Sie weiter das, was Sie gerade tun, aber finden Sie Kraft und Zeit, um eine Beziehung aufzubauen. Ergreifen Sie die Initiative und sehen Sie sich nach einer Beziehung um. Sitzen Sie nicht zu Hause rum und warten, daß Ihnen das auf einem silbernen Tablett gebracht wird, ja?«

»Vielen Dank.«

Viele Menschen, ob homosexuell oder heterosexuell, wechseln häufig den Partner. Vor allem bei jungen Leuten ist das zu beobachten. In dieser Phase können sie in ein Verhaltensschema gepreßt werden, das nur Sex für Sex gelten läßt und schwer zu durchbrechen ist. Sie haben Schwierigkeiten, eine ernsthafte Beziehung zu anderen als Liebespartnern einzugehen.

Heterosexuelle Menschen interessieren sich von Zeit zu Zeit sehr für das, was Homosexuelle »machen«. Diese Neugier hat inzwischen etwas nachgelassen, da offenbar so viele Bücher auf dem Markt sind, die über homosexuelles Verhalten berichten, insbesondere über homosexuellen Sex. Auf diese Weise haben die Leute erfahren, daß Homosexuelle das gleiche machen wie heterosexuelle Liebespartner auch, nur mit dem Unterschied, daß sie ihr Glied in keine Scheide stecken.

Homosexuelle onanieren, sie masturbieren sich gegenseitig, sie betreiben oralen Sex, sie reiben sich aneinander und praktizieren Analverkehr. Sie benutzen Dildos und Vibratoren und andere Ersatzgegenstände für den erigierten Penis.

Sie sind phantasievoll und haben unterschiedliche Beziehungen, feste, kurze, für eine Nacht oder um die schnelle Nummer mit völlig Fremden (Homosexuelle mehr als Lesbierinnen). Innerhalb dieser Beziehungen verhalten sie sich wie andere sexuell aktive

Menschen auch. Manchmal sind sie gut zueinander, manchmal nicht. Sie empfinden Zärtlichkeit füreinander, sind romantisch, wollen Sicherheit und Geborgenheit, und gelegentlich sind sie gelangweilt und lassen eine Beziehung platzen. Wie alle anderen auch tun sie Dinge, die richtig sind, und Dinge, die falsch sind.

Was sehen Sie im anderen?

Niemand weiß genau, warum ein Mensch sich von einem anderen sexuell angezogen fühlt. Einige Männer finden große, blonde Frauen unwiderstehlich, andere schwärmen für kleine brünette. Für einige Frauen sind vielleicht athletisch gebaute Männer mit schwarzen, lockigen Haaren wahnsinnig sexy, während andere bei Männern schwach werden, die schüchtern wirken oder dem Intellektuellentyp mit Bart entsprechen. Jeder hat schon gutaussehende Männer mit einer nichtssagenden Frau und hübsche Frauen mit einem Durchschnittsmann gesehen und sich gefragt: »Was sieht er/sie nur in ihr/ihm?« Die Gründe für die sexuelle Anziehungskraft zwischen einem bestimmten Mann und einer bestimmten Frau sind ein Geheimnis für uns und werden es vielleicht immer bleiben. Ebenso weiß niemand genau, warum sich einige Menschen von Angehörigen des eigenen Geschlechts sexuell angezogen fühlen.

Veränderte Vorstellungen

Die Klischeevorstellung vom männlichen Homosexuellen als einem weichlichen, unmännlichen Schönling, die lange Zeit vorherrschte, existiert vielleicht noch in manchen Köpfen, doch in Wirklichkeit sind Homosexuelle in ihrer Persönlichkeit und in ihrem Lebensstil ebenso vielseitig wie heterosexuelle Männer. Das Märchen, daß jeder homosexuelle Mann eine übermächtige, beherrschende Mutter und einen schwachen, unterwürfigen Vater gehabt habe, ist längst widerlegt. Zum Teil weil man die offenkundige Tatsache anerkannte, daß viele Homosexuelle Brüder haben, die das gleiche Zuhause hatten aber dennoch eindeutig heterosexuell sind.

Ähnlich verblaßt die Legende mehr und mehr, daß alle Lesbierinnen die Männer hassen, sich gleichzeitig aber wünschen, ein Mann zu sein, denn immer mehr lesbische Frauen »tauchen aus der Versenkung auf« und entpuppen sich als äußerst weibliche, gut angepaßte Frauen, die mit Männern wie mit Frauen bestens auskommen.

Es macht sich kaum noch jemand Sorgen, wenn der kleine Sohn leidenschaftlich gern seiner Schwester an einem verregneten Nachmittag hilft, ihr Puppenhaus aufzuräumen, er könnte ein Homosexueller werden, oder die kleine Tochter könnte zur Lesbierin werden, wenn sie Fußball spielt.

Aufgrund der neuen Freiheit im Rollenverständnis der Menschen hat die Gesellschaft in zunehmendem Maße mehr die Tatsache akzeptiert, daß ein Mann nicht weniger männlich ist, wenn er bei der Hochzeit oder in einem traurigen Film weint, und daß die Frau nicht weniger weiblich ist, wenn sie eine Glühbirne auswechseln oder einen Autovergaser einstellen kann.

Sowohl die Homosexualität als auch die Heterosexualität sind Ausdruck menschlicher Sexualität. Hinsichtlich der sexuellen Funktion wie auch der sexuellen Beziehungen gibt es erstaunlich wenig Unterschiede zwischen Homosexuellen und Heterosexuellen. Im Verlauf meiner Arbeit bei einer Beratungsstelle in New York habe ich viele homosexuelle Paare beraten, und ich behandle sie im Grunde genauso wie heterosexuelle Paare auch. Oft sind Problem und Lösung ähnlich, in einigen Fällen sogar identisch.

Der Hauptunterschied ist vielleicht der, daß die Homosexuellen oft Unterstützung brauchen, wenn sie ihre Familie davon überzeugen wollen, ihren Lebensstil und ihren Partner zu akzeptieren. Da das Leben für die Homosexuellen schwerer ist und viele Eltern enttäuscht sind, wenn sie erkennen, daß es keine Enkelkinder geben wird, kommt dieser Seite der Beratung sehr große Bedeutung zu. Allerdings haben auch viele Heterosexuelle Probleme mit ihren Eltern, wenn eine neue Partnerschaft aufgenommen wird oder wenn gar die Enkel ausbleiben.

Das erste homosexuelle Erlebnis

Ein homosexuelles Erlebnis macht aus einem Menschen noch keinen Homosexuellen. Der eine oder andere hat in seiner Jugend homosexuelle Begegnungen, die ihm jedoch nicht den Weg zu späteren heterosexuellen Erlebnissen verbauen.

Ich hatte eine Klientin, die ich Ella nennen will. Sie war nach einem homosexuellen Erlebnis mit einer anderen Frau davon überzeugt (es war ihr erstes sexuelles Erlebnis überhaupt), daß sie nie eine sexuelle Beziehung zu einem Mann würde aufnehmen können. Als Ella 17 war, lernte sie auf einer Party eine einige Jahre ältere Frau kennen, von der sie völlig gefangen war. Die Frau betörte Ella und ging mit ihr ins Bett, was Ella unendlich genoß. Danach hatte sie Angst, mit einem der vielen Jungen auszugehen, die sie darum baten, weil sie glaubte, die Jungen würden merken, daß sie ein homosexuelles Erlebnis gehabt hatte. Ella fühlte sich zwar nicht sexuell zu anderen Frauen hingezogen, hatte aber dennoch Angst, mit ihren Freundinnen zusammen zu sein, da sie befürchtete, sexuell von einer angezogen zu werden.

Nachdem ich Ella versichert hatte, daß es unmöglich sei festzustellen, daß sie ein sexuelles Erlebnis mit einer anderen Frau gehabt habe und daß diese Erfahrung nicht zwangsläufig bedeute, daß sie homosexuell sei, konnte sie langsam wieder Freude an Kontakten zu anderen finden. Ich ermunterte sie, eine Beziehung zu einem Mann aufzunehmen, sich zu entkrampfen und zu sehen, was das Leben ihr bringen würde. Die menschliche Sexualität ist nichts, was durch ein einziges Erlebnis oder nur eine Beziehung bestimmt wird. Sie ist die Zusammensetzung all dessen, was jemand ist, sich wünscht und liebt. Als sie mich fragte, ob sie einem Mann von ihrem homosexuellen Erlebnis erzählen solle, riet ich ihr ab. Niemand sollte sich verpflichtet fühlen, jedem bis ins einzelne seine sexuelle Vergangenheit zu offenbaren, wenn er einen neuen Partner gefunden hat. Es ist ein Fehler zu glauben, es sei gut, jedem Partner sein Herz auszuschütten und rückhaltlos offen und aufrichtig zu sein. Das kann ins Auge gehen. Oft ist es besser, einiges für sich zu behalten, bis die Grundlage für gegenseitiges Vertrauen und Verständnis gegeben ist. Bei homosexuellen Erlebnissen ist es vielleicht am besten, überhaupt nichts zu sagen, weil die Gefahr besteht, daß der Partner diesen Umstand einem bei irgendeinem Streit vorhält und man zu hören bekommt: »Du bist ja sowieso lesbisch.«

Phantasien und Ersatzphantasien

Manchmal beschließt ein Mann, der immer homosexuell war, sich mit einer Frau einzulassen. In vielen Fällen bereitet die Umstellung Schwierigkeiten, aber es kommt ziemlich oft vor.

Ray war 32 und homosexuell, seit er das erste Mal sexuell aktiv gewesen war. Er war noch nie mit einer Frau zusammen gewesen. Aus mehreren Gründen wollte er heterosexuell werden, aber er hatte nicht die geringste Ahnung, wie er es anfangen sollte. Als er erfuhr, daß er eine Woche geschäftlich außerhalb der Stadt zu tun haben würde, hielt er das für eine gute Gelegenheit, einen Versuch zu unternehmen.

Ray machte sich Sorgen, daß ihn eine Frau eventuell nicht sexuell reizen würde, daß er bei einer Frau eventuell keine Erektion bekäme oder halten könnte. Ich erklärte ihm, daß es vielleicht hilfreich wäre, wenn er sich vorstellen würde, einen Mann zu lieben. Es ist nichts dagegen einzuwenden, sich zur Anregung des sexuellen Verlangens vorzustellen, was immer einem in den Sinn kommt.

Am ersten Abend seiner Geschäftsreise ging Ray mit einer Frau essen. Als er sie nach Hause brachte, bat sie ihn, noch mit in ihre Wohnung zu kommen. Sie gingen zusammen ins Bett, und Ray hatte tatsächlich Schwierigkeiten, eine Erektion zu bekommen, bis er sich vorstellte, mit einem Mann im Bett zu sein. Er wurde sexuell erregt und war zum Geschlechtsverkehr mit der Frau imstande, doch er ejakulierte sofort und hatte nicht die geringste Vorstellung, wie er sie zum Orgasmus bringen sollte. Die Frau vermutete in Ray nichts weiter als einen ungeschickten Liebhaber, aber Ray war ungehalten. Wenn er diese Sache durchziehen wollte, dann auch richtig.

Am nächsten Tag zog er diskret Erkundigungen ein und bekam die Telefonnummer eines sehr kostspieligen und bestens bewanderten Callgirls. Als er sich am Abend mit ihr traf, setzte er ihr die Situation auseinander und bot an, sie für ein paar Unterrichtsstunden zu bezahlen, in denen sie ihm beizubringen hätte, wie man eine Frau liebt. Sie war hocherfreut über diese neue Seite ihres Berufs und auch über das glänzende Unterrichtsgeld, das Ray ihr für die Stunden bot, und erklärte sich einverstanden.

Ein Ersatz kann für einen Mann in Rays Lage sehr nützlich sein, darüber hinaus aber auch für jeden anderen Mann, dem entweder das Wissen oder das Vertrauen fehlt, sich sexuell mit einer Frau einzulassen. In Europa war es in der Vergangenheit üblich, daß erfahrene Frauen den Männern die kleinen Tricks beibrachten. Zum Teil waren es Kurtisanen, kostspielige Prostituierte, zum Teil ältere Frauen, die auf aufregenden Sex aus waren, zum Teil ganz einfach gutmütige Frauen.

Ray war zunächst schüchtern und unbeholfen, doch das Callgirl war eine sehr gute Lehrerin und nahm ihm sehr bald seine Befangenheit. In der einen Woche, die Ray in der Stadt verbrachte, unterrichtete sie ihn sehr eingehend darüber, wie eine Frau sexuell reagiert.

Als Ray seine Geschäfte in der Stadt erledigt hatte, besaß er genügend Selbstvertrauen, sexuell mit einer Frau zu verkehren. Er setzte sein neuerworbenes Wissen ein und entdeckte, daß ihm der Sex mit dem anderen Geschlecht sehr viel Vergnügen bereitete.

Ray machte in dieser Richtung weiter und nahm eine sehr enge Beziehung zu einer Frau auf, die er schließlich heiratete und von der er zwei Kinder bekam. Wenngleich er seine Frau sehr liebte und sie nie mit einer anderen Frau betrog, kam es gelegentlich zu sexuellen Erlebnissen mit Männern. Doch Ray war ein glücklicher Familienvater. Seine Seitensprünge wurden immer seltener.

Ich habe schon viele homosexuelle Paare beraten, die bereits zehn und mehr Jahre zusammen lebten, und habe dabei festgestellt, daß sie im wesentlichen den gleichen Problemen gegenüberstehen, wie Partner in einer heterosexuellen Beziehung auch. Beim Umgang mit ihren Problemen sind oft die gleichen Therapien anzuwenden, wozu auch gehört, einen Partner über Mittel zur sexuellen Belebung aufzuklären, auf neue Stellungen, neue Techniken hinzuweisen und die Bedeutung herauszustreichen, wie wichtig Veränderungen des sexuellen Beisammenseins sind, um einer Gewöhnung vorzubeugen.

Midge und Kitty waren ein homosexuelles Paar in den Zwanzigern, das seit drei Jahren zusammenlebte. Die Beziehung war sehr eng, und beide waren einander sehr zugetan. Midge hatte im Gegensatz zu Kitty heterosexuelle Erfahrungen. Beide hatten bereits früher homosexuelle Erlebnisse gehabt. Ihr Problem, das viele heterosexuelle Paare kennen, bestand darin, daß Kitty keinen Orgasmus bekam. Ich sprach mit ihnen wie mit einem heterosexuellen Paar und drang in Midge, Geduld zu haben, und erklärte Kitty, wie sie sich selbst befriedigen und zum Orgasmus bringen konnte. Kitty war schließlich imstande, einen Orgasmus zu bekommen, und ihre Beziehung zu Midge wurde gefestigt, weil sie das Problem gemeinsam angegangen waren, so wie die Beziehung zwischen den Partnern eines heterosexuellen Paares durch das gemeinsame Erleben gestärkt wird.

Gleichgeschlechtliche Paare, ob es nun zwei Männer oder zwei Frauen sind, stehen oft vor einem Problem, das auch viele heterosexuelle Paare kennen, nämlich einem unterschiedlich starken sexuellen Verlangen. So war es auch bei Bella und Lynn. Bella hatte sehr viel weniger Verlangen nach Sex als Lynn, und ich erklärte ihnen, wie ich es auch bei heterosexuellen Paaren mache, daß das sexuelle Verlangen nicht immer gleich stark ausgeprägt ist. So wie sie akzeptierten, daß nicht beide ein Steak essen mußten, wenn nur eine dazu Lust hatte, so sahen sie bald ein, daß das sexuelle Verlangen beider nicht immer übereinstimmen mußte. Wenn Bella nicht zu einem langen Liebesspiel aufgelegt war, Lynn aber doch, konnte Bella Lynn einfach zum Orgasmus bringen.

Sie waren von meinen Ausführungen ebenso überrascht wie viele heterosexuelle Paare auch. Sie befürchteten zunächst, Bella würde das Gefühl haben, von Lynn benutzt zu werden. Aber das konnten sie, wie ich ihnen erklärte, vermeiden, wenn sie offen miteinander sprachen und sich aufrichtig bemühten, ihr unterschiedlich starkes sexuelles Verlangen anzuerkennen und diesen Unterschied auf die bestmögliche Art in den Griff zu bekommen. Das sexuelle Verlangen stellt sich nicht immer zur gleichen Zeit und mit gleicher Stärke ein. Es ist immer wichtig, die Unterschiede zu erkennen und die sich wandelnden Bedürfnisse beider Partner in einer Beziehung aufeinander abzustimmen.

Ich habe auch viele homosexuelle Männer beraten, die in paarähnlicher Beziehung zusammenlebten und unter sexuellen Funktionsstörungen litten, wie Erektionsschwierigkeiten oder vorzeitiger Ejakulation. Die Behandlung war im wesentlichen die gleiche wie bei heterosexuellen Männern, die auch diese Schwierigkeiten hatten.

»Ich habe ein sehr schwerwiegendes Problem. Ich habe seit knapp zwei Jahren einen Freund und vermute, daß er Schwierigkeiten mit der Homosexualität hat. Ich habe ihn vor kurzem im Keller seines Hauses getroffen, wo er mit seinem Freund zusammensaß. Als das Licht anging, hatte er einen so nervösen Gesichtsausdruck. Wenn ich jetzt mit ihm schlafen will, ist er immer ganz abweisend. Das ist aber erst seit einem halben Jahr so.«

»Wie alt sind Sie?«

»Ich bin 18, ich werde 19.«

»Und wie alt ist er?«

»Er ist 17.«

»Er hat nervös geschaut. Hat er auch irgend etwas gesagt?«

»Er wußte nicht, was er sagen sollte. Mich ärgert das furchtbar, weil ich ihn wirklich liebe.«

»Ja, ich verstehe. Haben Sie ihn gefragt, ob er sich von Männern angezogen fühlt?«

»Nein. Ich habe Angst, er haut mir ein paar runter. Soll ich dieses Problem zur Sprache bringen?«

»Ich meine, Sie sollten noch etwas warten. Warten Sie noch

etwas. Schauen Sie, ob das nicht nur etwas Vorübergehendes ist, denn schließlich kennen Sie ihn schon eine ganze Weile und lieben ihn sehr. Ich meine, Sie sollten noch etwas warten. Wenn Sie ihn später doch fragen, können Sie ihm sagen, daß Sie bereit sind, mit ihm zu einer Beratung zu gehen. Wenn Sie mir schreiben, nenne ich Ihnen ein paar Adressen.«

»Sehr schön.«

»Danke für den Anruf.«

»Hallo, Dr. Ruth. Ich bin bisexuell, möchte es aber wirklich nicht sein. Ich habe zwar nie eine Beziehung zu Frauen gehabt, aber ich weiß, daß ich sie mag, und ich ziehe sie Männern vor, aber an die Männer kommt man nun mal leichter ran.«

»Ja, das verstehe ich.«

»Ich weiß nicht, was ich machen soll.«

»Es gibt da einige Therapeuten, zum Beispiel Dr. Helen Singer-Kaplan im New York Hospital. Wenn Sie mir schreiben, nenne ich Ihnen ein paar Namen von Leuten, die spezialisiert sind auf Klienten wie Sie, die gerne eine Beziehung zu einer Frau aufnehmen würden, aber bisher keine Gelegenheit dazu hatten oder sich nicht getraut haben, und so weiter. Wenn Sie an Dr. Ruth Westheimer, NBC, 30 Rockefeller Plaza, New York 10020, schreiben, schicke ich Ihnen eine Liste mit ein paar Namen, ja?«

»Fein.«

»Ich glaube, daß es für Sie wichtig ist, mit jemandem zu sprechen, da Sie ja wirklich eine Beziehung zu einer Frau aufnehmen möchten. Es gibt bisexuelle Menschen, die tatsächlich eine Beziehung zu Frauen aufnehmen können, selbst wenn sie bis dahin nur homosexuelle Erfahrungen gehabt haben oder sich jetzt von Männern angezogen fühlen (beziehungsweise von Frauen bei Frauen), und sie können dennoch lernen, wie man eine Beziehung zum anderen Geschlecht anbahnt, wenn es das ist, was sie wollen.«

»Vielen Dank.«

»Hallo, Dr. Ruth. Hier spricht Lou aus Elmsford. Ich habe folgendes Problem. Mein Freund Sean trinkt ziemlich viel, und wenn er dann etwas angetrunken ist, versucht er, mich ins Bett zu kriegen.«

»Also, zweierlei. Sie sind nicht an Sean interessiert?«

»Nein, bin ich nicht.«

»Wenn er nicht getrunken hat, versucht er dann auch, Ihnen zu nahe zu treten?«

»Nein, nein, davon will ich nichts wissen.«

»Ich weiß schon, aber wenn er nicht getrunken hat, versucht er dann auch, Ihnen zu nahe zu treten?«

»Er hat es einmal versucht.«

»Haben Sie ihm klargemacht, daß er das sein läßt?«

»Ganz unmißverständlich.«

»Gut. Ich würde ihm, bevor er anfängt zu trinken, wenn er noch nüchtern ist, sagen: ›Sieh mal, wenn du getrunken hast, dann versuchst du es immer.‹ Sagen Sie Sean, daß er es vielleicht tut, ohne es wirklich zu wollen, daß Sie es aber auf gar keinen Fall wollen, und sagen Sie ihm, daß wenn er es noch einmal versucht, Sie nicht mehr Freunde sein können. Sie müssen ihm ein bißchen drohen, ja?«

»Ja. Vielen Dank.«

»Alles Gute für Sie.«

»Hallo, Dr. Ruth. Ich bin 25 Jahre alt und homosexuell. Meine Zimmergefährtin ist auch meine Partnerin. Vor ungefähr drei Monaten hat sie eine neue Stelle angenommen, und auf dem Weg zur Arbeit und zurück fährt sie mit einem ihrer Kollegen, einem Mann. Zwischen den beiden hat sich etwas angebahnt. Ich mache mir Sorgen um unsere Beziehung.«

»Ja, sicher. Das ist nun ein Problem, das jeder hat, ob homosexuell oder nicht. Was hier wichtig ist: Haben Sie mit ihr gesprochen?«

»Noch nicht.«

»Noch nicht. Sie können natürlich nicht verhindern, daß sie jemand anderen liebt, ob das nun ein Mann ist oder eine Frau. In diesem speziellen Fall ist das egal. Sie machen sich Sorgen, daß die Beziehung auseinandergeht. Das einzige, was Sie tun können, sich mit ihr aussprechen, und vielleicht könnten Sie auch ... Sie lieben sie, es ist nicht nur eine sexuelle Beziehung?«

»Ja.«

»Das einzige, was Sie machen können und was ich Ihnen empfehlen würde, wäre, ihr zu sagen: ›Sieh mal, wenn sich da etwas zwischen dir und diesem Mann tut, sollten wir doch wenigstens versuchen, Freunde zu bleiben.‹ Vielleicht sollten Sie sie bitten, nicht mit dem Mann über ihre Beziehung zu Ihnen zu sprechen. Falls sie sich wirklich in ihn verliebt, können Sie kaum etwas machen, außer daß Sie versuchen, die Freundschaft aufrechtzuerhalten. Verstehen Sie?«

»Ja. Damit ich dann weiß, ob ich mich wieder umsehen muß.«

»Genau. Falls sie wirklich eine Beziehung aufnimmt, werden Sie sich nach einer gewissen Zeit des Traurigseins und des Ärgers darüber, eine geliebte Freundin verloren zu haben, nach einer neuen Partnerin umsehen.«

»Wie lange soll ich warten?«

»Das ist schwer zu sagen. Wissen Sie, das ist so: Ich habe es erlebt, daß Leute zu mir in die Praxis kamen, sehr aufgebracht, weil sie den Partner verloren hatten, und sie waren so traurig und wütend, und wir haben uns unterhalten, und ich habe ihnen gesagt: ›Lassen Sie ein bißchen Zeit darüber vergehen, damit Sie zunächst einmal über den Verlust dieser Beziehung hinwegkommen.‹ Und wissen Sie, was manchmal passiert? Eine Woche später kommen sie zu mir, strahlen vor Freude, weil sie soeben den richtigen Partner gefunden und sich wieder verliebt haben.«

»Dr. Ruth, ich heiße Harry und komme aus New Rochelle und habe ein sehr ernstes Problem. Ich war die letzten zwei Jahre mehr oder weniger regelmäßig mit einem Mädchen zusammen. Vor drei Monaten kam sie unerwartet von der Arbeit nach Hause und fand mich mit jemandem im Bett, und seither weigert sie sich, noch mit mir zu schlafen. Es war nämlich ein Mann.«

»Ah ja. Und sie ist noch immer mit Ihnen befreundet? Sie möchte mit Ihnen befreundet bleiben, aber nicht mehr mit Ihnen schlafen?«

»Ich glaube, sie ist übergeschnappt.«

»Ich möchte Sie etwas fragen. Fühlen Sie sich seit jener Zeit sexuell mehr von Männern oder von Frauen angesprochen?«

»Nun ja, da sie am Sex nicht mehr interessiert ist, habe ich Sex mit diesem Mann gehabt.«

»Mit dem gleichen Mann, mit dem sie Sie überrascht hat?«

»Ja.«

»Hmm.«

»Wir arbciten zusammen, und ich sehe ihn ständig.«

»Ich will Ihnen was sagen. Das liegt ganz allein bei ihr. Das einzige, was ich Ihnen empfehlen kann, da Sie beide schon so lange zusammen sind, wäre, daß Sie beide zu einem Berater gehen, Sie und Ihre Freundin. Denn sehen Sie, Sie können sie nicht zwingen, und ganz sicher wußte sie nichts von Ihren homosexuellen Neigungen, oder daß Sie das sind, was man einen Kinsey III nennt.«

»Einen was?«

»Einen Bisexuellen, was soviel heißt wie, daß Sie mit beiden Geschlechtern Sex haben können.«

»Ah ja.«

»Es gibt in Manhattan ein Institute for Human Identitity. Ich an Ihrer Stelle würde mir dort zusammen mit Ihrer Freundin einen Termin geben lassen, denn sonst verlieren Sie sie womöglich. Und wenn Sie sich wirklich etwas aus ihr machen, müssen Sie mit jemandem darüber sprechen, damit Sie beide... Es sei denn, sie verzeiht Ihnen oder stellt sonst irgendwelche Bedingungen. Aber wenn Sie die Sache einfach so laufen lassen, verlieren Sie sie unter Umständen. Ich würde daher mit jemandem sprechen. Wenn Sie keine Adresse ausfindig machen können, schreiben Sie mir. Ich nenne Ihnen ein paar Namen.«

»Gut. Vielen Dank. Dr. Ruth.«

»Vielen Dank für den Anruf.«

»Hei, ich heiße Gerry. Ich wohne in einem Ort, wo mich jeder kennt, und ich habe eine Freundin. Ich habe in New Mexico mit ihr und noch zwei anderen Leuten zusammen gewohnt, und im Sommer sind wir hierher zurückgekommen. Sie ist dort zur Schule gegangen. Jetzt wo ich wieder hier bin, meinen alle, sie sei lesbisch, und da ich sehr viel mit ihr zusammen bin, glauben sie es von mir auch.«

»Ich verstehe. Ist sie denn lesbisch?«

»Ich weiß es nicht. Ich bin mir nicht sicher.«

»Egal. Haben Sie einen Freund?«

»Nein.«

»Das wäre das beste.«

»Aber ich treffe mich mit Jungen.«

»Das ist sehr gut. Achten Sie nicht auf das, was die Leute sagen oder denken. Seien Sie mit ihr zusammen und bleiben Sie Freundinnen, und solange Sie sich mit Jungen treffen, werden die nicht so etwas denken. Danke für den Anruf.«

»Vielen Dank.«

Eine Entscheidungsfrage

Wenn sich zwei Erwachsene einig sind und beschließen, sexuell miteinander zu verkehren oder eine homosexuelle Beziehung aufzunehmen, sollte man alles tolerieren, was die beiden für gut befinden.

Man muß jedoch ganz klar sehen, daß die Gesellschaft einem Homosexuellen das Leben schwerer macht als einem Heterosexuellen. Es ist für einen Homosexuellen zum Beispiel viel einfacher, gesellschaftliche und sexuelle Kontakte in einer Großstadt zu finden, wo die Verhaltensweisen liberaler sind, als in einer Kleinstadt, wo Homosexuelle sogar richtiggehend verfolgt werden können.

Aber selbst in der Großstadt ist es nicht immer ratsam, sich offen zu seiner Homosexualität zu bekennen. Vorurteile halten sich lange. Auch wenn die sexuelle Neigung nichts mit der Eignung eines Menschen für eine Arbeitsstelle oder mit dem Recht, in einer bestimmten Gegend zu wohnen, oder mit sonst etwas zu tun haben sollte, urteilen die Menschen im täglichen Leben doch nach solchen Vorstellungen.

Es ist schwer, seine Homosexualität völlig zu verbergen. In letzter Zeit sind viele Homosexuelle »aus der Versenkung« aufgetaucht und haben aufgehört so zu tun, als wären sie nicht schwul. Aber dieses So-tun-als-ob war oft nur eine Formsache. Die Homosexuellen lebten so, als hätten sie kein Sexualleben, doch in den meisten Fällen ahnten diejenigen, die sie kannten, daß sie homosexuell waren.

Aber nicht alle Homosexuellen sind bereit, sich zu zeigen und sich zu Bannerträgern der Homosexuellenbewegung zu bekennen. Ich rate niemandem, sich offen als Homosexueller auszugeben, bevor er nicht absolut sicher und auch bereit ist, eine besonnene Entscheidung zu treffen. Vor allem dann nicht, wenn der oder die Betreffende noch nicht sicher weiß, was er sein möchte – homosexuell, heterosexuell oder bisexuell. Ich bin gegen jeden Druck in sexuellen Fragen, und in eine homosexuelle Schablone gepreßt zu werden ist ebenso schlecht, wie in eine andere gepreßt zu werden.

Viele Menschen durchlaufen eine homosexuelle Phase und kommen dann in eine andere sexuelle Phase. Eine solche homosexuelle Phase kann eine von vielen im Leben eines Menschen sein, wie eine Phase der Promiskuität, der Inaktivität, der Gemeinsamkeit oder der soliden Ehe. Es kommt außerdem vor, daß Menschen noch ziemlich spät im Leben von der Heterosexualität zur Homosexualität umschwenken.

Ich versuche nicht, Homosexuelle, die sich von mir beraten lassen, »umzupolen«. Viele von ihnen haben echte Probleme, aber nicht den Wunsch, ihre sexuelle Einstellung zu ändern. Aber manchmal besteht ihr Problem darin, daß sie eine solche Änderung wünschen. Und hin und wieder ändern sie sich auch tatsächlich.

Es gibt Fälle, in denen es falsch wäre, einem Homosexuellen zum Umschwenken zu raten, wenn eindeutig zu erkennen ist, daß ein solcher Wandel nie wirklich vollzogen würde und nur sinnloses Leid brächte.

Noch ein letztes Wort zu diesem Thema: Ich möchte auf gar keinen Fall den Eindruck erwecken, als läge ich auf der Lauer und wartete darauf, daß Homosexuelle und Lesbierinnen zu mir in die Praxis kommen, und als wäre ich der Meinung, es sei besser, sie könnten heterosexuell sein. Das einzige, was ich denke, ist, daß jemand, der die Richtung verloren hat, glücklicher ist, wenn man ihm helfen kann, eine Identität zu finden, die ihn glücklich macht oder jedenfalls glücklicher, als er bei einem Leben wäre, das ihn zwänge, etwas zu sein, wozu er vom Gefühl her gar nicht in der Lage wäre.

[illegible] zu verstehen.
Ich meine damit, daß, wenn ein Homosexueller [illegible] dann [illegible] und das Wort ist [illegible] lassen, [illegible] nicht, wenn der [illegible] Perversität [illegible] sehr [illegible] Homosexuell, [illegible] den Dingen [illegible] Schablone [illegible] andere [illegible]

Vielleicht [illegible] Homo[illegible] sexuelle Phase. Eine solche homosexuelle Phase [illegible] Menschen sein. Wie also [illegible] der [illegible] oder [illegible]

Ich [illegible] Homosexuelle, die [illegible] Viele von ihnen haben Probleme, aber [illegible] zu ändern. Aber [illegible] daß sie [illegible] Änderung wünschen. [illegible] und wieder andere [illegible] es [illegible] wäre [illegible] zu [illegible] solchen Wunsch [illegible] nur [illegible]

Noch ein letztes Wort zu diesem Thema: Ich möchte [illegible] Eindruck erwecken, als [illegible] und [illegible] darauf, daß Homosexuelle und [illegible] Menschen [illegible] Das [illegible], was ich denke, ist, daß [illegible] Richtung [illegible] oder [illegible] wäre, daß [illegible]

16.

Sex und Behinderte

»Und keinen Sex!« ermahnte der Arzt den Patienten, der sich von einem schweren Herzanfall erholte.

Es war bekannt, daß der Patient ein sexuell sehr aktives Leben führte, allerdings kreisten seine Gedanken im Moment nur darum, am Leben zu bleiben. Ihm war im Augenblick wirklich nicht nach Sex zumute. Aber er wußte, daß sich das ändern würde, wenn es ihm erst wieder etwas besser ging.

»Keine Frauen«, sagte der Patient.

»Keine Partys«, ergänzte der Arzt. »Ich meine es ernst.«

»Und wie ist es mit dem Onanieren?« wollte der Patient wissen.

»Das Herz erkennt den Unterschied nicht«, erklärte der Arzt.

Tun Sie, was der Arzt Ihnen sagt. Aber fragen Sie den Arzt, wie es mit dem Sex steht, wenn Sie einen Herzanfall oder etwas Ähnliches hinter sich haben. Sie haben ein Recht, es zu erfahren, und vielleicht erlaubt der Arzt eine gemäßigte Form des Sex unter den gegebenen Umständen. Vielleicht erklärt er auch, daß Sie später wieder ein ganz normales Sexualleben führen können. Er gibt Ihnen möglicherweise etwas, worauf Sie sich freuen können, solange Sie noch ein gehorsamer Patient sein müssen.

Der Mensch hat das Recht auf sexuelle Erfüllung als Kranker wie als Gesunder. Als Sexualtherapeutin und Sexualberaterin bemühe ich mich, behinderten Menschen – und den Helfern und Pflegern, die sich um sie kümmern – verständlich zu machen, wie wichtig es ist, die Sexualität als Teil des Menschseins zu begreifen. Unglücklicherweise verwehrt die Gesellschaft den Behinderten ständig, sich als sexuelle Geschöpfe zu sehen.

Patienten, die eine stark beeinträchtigende Krankheit haben oder operiert werden, sollten darüber aufgeklärt werden, wie es sich nach der Genesung mit dem Sexualleben verhält. Im Fall eines genesenden Herzpatienten arbeitet der Arzt oft eine lange Liste mit Verhaltensregeln aus, die zu befolgen sind, versäumt es aber, auch nur mit einem Wort den Sex zu erwähnen. Da viele Patienten sich genieren, direkte Fragen zum Thema Sex zu stellen, kommen sie oft in völliger Ratlosigkeit nach Hause. Sie wissen nicht, ob sie sich sexuell betätigen dürfen oder nicht und enthalten sich daher aus Angst. Die Frau des Patienten hat häufig noch mehr Angst, sexuell die Initiative zu ergreifen, da sie befürchtet, dadurch einen weiteren Herzanfall heraufzubeschwören.

Viele, die nach ihrer Genesung weiterhin sexuell aktiv sein könnten, wenn man sie über die Art und die Grenzen angemessen unterrichtet hätte, geben es aus Angst und Unwissenheit einfach auf, sich noch sexuell zu betätigen. Wenn der Arzt nicht von sich aus Auskunft gibt, sollte der Patient fragen, inwieweit er während und nach der Genesung zum Sex in der Lage ist. Es ließe sich sehr viel Unglück durch eine solche Beratung vermeiden.

Unangenehme Augenblicke

Patienten mit Ileostomie (der künstlichen Öffnung des Krummdarms), Kolostomie (einer künstlich angelegten Darmfistel zur Stuhlableitung und künstlichen Ernährung) oder einem künstlichen Darmausgang stehen vor der heiklen Aufgabe, dem eventuellen sexuellen Partner eröffnen zu müssen, daß sie ein Behältnis für die Exkremente bei sich tragen. Ähnlich bangen Sekunden sieht jemand entgegen, der eine Beinprothese oder eine künstliche Brust trägt. Es ist am besten, darüber mit dem möglichen Partner zu sprechen, bevor man sich sexuell betätigt, nicht erst dann, wenn die sexuelle Begegnung bereits begonnen hat. Mancher braucht wahrscheinlich einige Zeit, das Vorhandensein eines Gebrechens zu verarbeiten, selbst wenn die sexuelle Funktionsweise dadurch überhaupt nicht beeinträchtigt wird.

Einzel- oder Gruppengespräche mit Menschen, die ähnliche Operationen hinter sich haben oder gelernt haben, mit vergleichbaren Gebrechen fertig zu werden, sind eine ausgezeichnete Hilfe für den Rekonvaleszenten. Bei derartigen Gesprächen sollte man in aller Offenheit über die Auswirkungen der Operation oder des Gebrechens auf das Sexualleben reden. Wer gerade erst lernt, mit den eigenen Schwierigkeiten umzugehen, braucht Rat und Unterstützung von anderen, die selbst schon Gleiches oder Ähnliches erlebt haben.

Im Krankenhaus

Prüderie beim Krankenhauspersonal kann sehr schlechte Medizin für den Patienten sein. Ärzte, Krankenschwestern und Helfer in den Krankenhäusern reagieren oft negativ, wenn Patienten sexuelles Verlangen äußern. Viele Schwestern sind aufgebracht, wenn sie beim Wechseln der Bettwäsche auf einen Mann stoßen, der eine Erektion hat. Anstatt ihn einfach zuzudecken und ruhig wegzugehen, tadeln sie ihn unter Umständen und bringen ihn in Verlegenheit. Das Krankenhauspersonal wird sehr oft nicht darauf vorbereitet, solche ganz natürlichen Situationen zu meistern. Man betrachtet den Sex als einen unliebsamen Besucher im Krankenhaus. Das Erkennen und Umgehen mit der Sexualität der Patienten sollte zur Grundausbildung aller im Krankenhauswesen Tätigen gehören.

In einigen Krankenhäusern gibt es Zimmer, in denen die Patienten ungestört mit einem Partner zusammen sein können. Ich wünschte, das wäre in allen Krankenhäusern so. Diese Zimmer sollten gemütliche Privaträume sein, die die Patienten für ein geselliges oder sexuelles Zusammensein mit ihrem Partner reservieren können.

Wenn die Behinderung des Patienten ausschließt, daß er ohne fremde Hilfe auskommt, sollten die beiden behinderten Liebenden in die Position gebracht werden, in der sie den Körper des anderen am besten erkunden können, und dann allein gelassen werden. Viele behinderte Patienten würden sehr von einem Berater profitieren, der ihnen beim Geschlechtsakt selbst helfen könnte.

Ein Mann mit Querschnittslähmung beispielsweise ist zum Geschlechtsverkehr körperlich nicht in der Lage. Doch man könnte ihm beibringen, seine Partnerin auf andere Weise zu stimulieren, etwa mit den Händen, dem Mund, den Zehen oder einem Handtuch, und dabei auch selbst soviel Lust zu empfangen wie möglich, indem er sich selbst berühren läßt. Wenn der Querschnittsgelähmte keine Erektion bekommen kann, empfindet er vielleicht eine Reizung des Analbereichs als lustvoll.

In einigen Fällen ergießt sich der Samen beim Orgasmus in die Blase, anstatt aus dem Penis auszutreten. Trotzdem kann die sexuelle Befreiung große Befriedigung verschaffen.

Trotz der eingeschränkten Möglichkeiten haben Behinderte unveräußerliche sexuelle Rechte. Es ist eine große Ungerechtigkeit, ihnen die sexuelle Beratung und die Gelegenheiten vorzuenthalten, ihre sexuellen Bedürfnisse zu befriedigen.

Es gibt wissenswerte Informationen zum Thema Sex für Behinderte, die durch die Ärzte oder Krankenschwestern zugänglich gemacht werden sollten, aber viele von ihnen sind in der Sexualberatung und -therapie nicht ausgebildet, oder haben eine Abneigung dagegen.

Informiert werden könnte auch in Gruppengesprächen für die Behinderten oder in den Broschüren, die man den Leuten mit nach Hause gibt. Für gichtkranke Patienten zum Beispiel sind viele körperliche Betätigungen schmerzhaft, nicht was die Genitalien angeht, sondern die Gelenke, die beim Geschlechtsverkehr bewegt werden. Aber wir wissen, daß an Gicht Leidende unmittelbar nach einem Bad weniger Schwierigkeiten haben. Man könnte das Bad in die Zeit legen, bevor man ins Bett geht. Oder man ist am Tag sexuell aktiv. Es gibt keine Regel, daß der Sex nur etwas für die Nacht ist, wenn die Sterne funkeln und der Mond scheint. Auch bei Tag läßt sich eine romantische Atmosphäre schaffen.

Behinderte Alleinstehende

Das vielleicht größte Problem, dem sich der oder die alleinstehende Behinderte gegenübersieht, ist die Einsamkeit. Behinderte werden oft von wohlmeinenden Familienmitgliedern zu sehr geschützt, die allen Schaden von den Kranken abwenden wollen.

Es ist wichtig, daß behinderte Alleinstehende und deren Familien – wie auch alle chronisch Kranken und deren Familien – an Unterstützungs- und Gesprächsgruppen teilnehmen. In diesen Gruppen sollte der Sex ein sehr wesentliches Gesprächsthema sein. Die menschliche Sexualität nicht zu beachten, hat noch nie ein Problem gelöst.

Einige körperliche Probleme beim Sex

Sexualtherapeuten raten ihren Klienten, wegen körperlicher Störungen und Erkrankungen des Geschlechtsapparats einen Arzt aufzusuchen. Die Ärzte verweisen ihre Patienten oft wegen »dieser Sache da« an einen Sexualtherapeuten, wobei sie an Hilfe bei der geschlechtlichen Liebe und verwandten Aspekten des Sexualverhaltens denken.

Jeder, der ein Sexualleben hat, sollte wenigstens eine vage Vorstellung davon haben, an wen er sich wenden kann, wenn er sexuelle Schwierigkeiten bekommt. Wahrscheinlich wird es zunächst der Hausarzt sein, der gegebenenfalls eine Überweisung an einen Spezialisten ausschreiben kann, wenn der Betreffende eine Geschlechtskrankheit oder Schmerzen »da unten« hat, oder die sexuelle Leistungsfähigkeit nachläßt, oder das Glück oder das Unglück eingetreten ist, daß die Frau schwanger ist. Will man sexuell auf dem laufenden bleiben, sollte man die Telefonnummer einer für Sexualberatung zuständigen amtlichen Stelle, einer ebensolchen Klinik, die eines Gynäkologen, eines Urologen und eines praktischen Arztes griffbereit haben und auch bereit sein, deren Dienste in Anspruch zu nehmen und die Dinge nicht schleifen zu lassen.

Brieflich und während meiner Sendungen bekomme ich, wie meine Hörer wissen, viele Anfragen zu körperlichen Problemen.

Liebe Dr. Ruth,
als ich auf die Welt kam, hatte ich nur einen Hoden im Hodensack; der andere wurde mir im Alter von sechs Jahren operativ entfernt. Ich brauche Ihnen sicher nicht zu sagen, daß ich heute, mit 22 Jahren, gelegentlich in Verlegenheit komme. Gibt es irgendein chirurgisches, sicheres Verfahren, einen künstlichen Hoden in den Hodensack einzusetzen? Bitte antworten Sie mir in einem neutralen Umschlag.

Joe

Lieber Joe,
es tut mir sehr leid, daß ich Ihre Frage nicht beantworten kann, denn ich bin keine Ärztin. Sie müssen den Rat eines Facharztes einholen.

Trotzdem möchte ich etwas dazu bemerken. Wenn Sie sich sexuell normal betätigen können, und es bei Ihrer Frage lediglich um das Äußere des Hodensacks geht, sollten Sie sich vielleicht einmal überlegen, ob Sie aus der Not des besonderen Aussehens nicht eine Tugend machen wollen. Sie können einer neuen Partnerin erzählen, daß Sie aufgrund Ihrer besonderen Situation auch ein besonderer Liebhaber sind! Das beseitigt vielleicht die Angst, die Sie oder Ihre Partnerin möglicherweise empfinden.
Viel Glück.

Dr. Ruth

Liebe Dr. Ruth,
mein Freund und ich, wir haben versucht, miteinander zu schlafen, doch er war während der ganzen Zeit nicht in der Lage, in mich einzudringen. Bitte sagen Sie mir, was ich machen soll. Soll ich eine bestimmte Creme kaufen, oder muß ich mich operieren lassen?
Ich wäre für eine Antwort sehr dankbar.

Deedee

Liebe Deedee,
ich verstehe Ihren Brief so, daß der Grund, weshalb Ihr Freund nicht in Sie eindringen konnte, Ihre zu enge Scheide ist.
Wenn es so ist, empfehle ich folgendes: Erstens kann es sein, daß Sie sexuell nicht genügend erregt waren. Bemühen Sie sich um ein sehr langes Vorspiel, und achten Sie darauf, daß Ihre Scheide ganz feucht ist, bevor Sie den Geschlechtsverkehr ausüben. Wenn das nicht hilft, können Sie eine Gleitcreme in einer Apotheke kaufen. Das erhöht die Lubrikation der Scheide.
Sie haben nicht erwähnt, welche Art von Verhütungsmittel Sie benutzen. Wenn Sie gar nichts nehmen, rufen Sie eine auf Sexualberatung spezialisierte Klinik an. Vielleicht hilft die Creme der Spirale oder ein Kondom mit Gleitbeschichtung.
Sollten die Schwierigkeiten bleiben, empfehle ich, einen Gynäkologen aufzusuchen, um sicherzugehen, daß es nicht an etwas anderem liegt.
Alles Gute.

Dr. Ruth

Liebe Dr. Westheimer,
ich bin jetzt seit sieben Jahren sexuell aktiv und habe das Gefühl, daß meine Scheide sich gedehnt hat (was, wie ich gehört habe, normal ist). Ich würde gern wissen, ob Sie eine Stellung beim Geschlechtsverkehr empfehlen können, bei der die Scheide den Penis besser umschließt. Manchmal kann ich den Penis kaum in mir spüren und merke nicht, wann mein Freund ejakuliert...

Polly

Liebe Polly,
ich empfehle, Sie versuchen es mit der Stellung, bei der der Mann von hinten in Sie eindringt, und Varianten dieser Stellung. Vielleicht ist es nicht schlecht, wenn Sie das Buch *Joy of Sex* kaufen. Dort finden Sie noch andere Ideen. Vielleicht versuchen Sie auch einmal, Ihre Scheidenmuskeln zu trainieren, und zwar mit Hilfe der Übungen von Dr. Kegel. Wenn Sie Wasser lassen, unterbrechen Sie einige Male und beginnen von neuem. Nach einiger Zeit spüren Sie diese Muskeln und können mehrmals am Tag üben, auch wenn Sie nicht Wasser lassen.

Dr. Ruth

Liebe Dr. Ruth,
ich bin 19 Jahre alt. Ich bin mit elf Jahren vom Freund meines Vaters vergewaltigt worden. Ich bin zu dem Arzt gegangen, bei dem meine Mutter arbeitet, aber sie hat mir nie etwas über das Untersuchungsergebnis gesagt.
Meine Regel bekam ich erst, als ich Ende 15 Anfang 16 war. Seitdem habe ich auch Schwierigkeiten mit den Blutungen. Ein Beispiel: sie sind enweder zu stark, zu schwach und dauern länger, oder sie sind drei Tage stark, was normal ist, hören dann auf und kommen dann noch einmal für drei Tage wieder. Und jedes Mal, wenn meine Mutter mit mir zum Arzt geht, höre ich nie etwas über das Ergebnis, und ich habe zuviel Angst, sie irgend etwas zu fragen. Aber die eigentliche Frage ist folgende: Vor zwei Jahren habe ich mit mehreren Jungen geschlafen – ohne Kondom –, und jetzt bin ich schon seit über einem Jahr mit einem Jungen zusammen. Wir haben vor, in etwa vier Jahren zu heiraten. Als bei mir die Regel aussetzte, nachdem wir ungefähr fünf Monate zusammengewesen waren, sagte er mir, daß ich nicht schwanger werden könnte. Wir haben 40mal zusammen geschlafen (ohne Kondom), und ich kann nicht schwanger werden oder bin es nicht geworden. Ich würde gern wissen, ob das ein psychisches oder körperliches Problem ist.

Claudette

Liebe Claudette,
Sie haben mir da über ein sehr komplexes Problem geschrieben, auf das ich in einem Brief nicht alle Antworten geben kann.
Ihnen ist damals mit elf Jahren etwas Schlimmes passiert. Sie schreiben, Ihre Mutter sei mit Ihnen zum Arzt gegangen, aber Sie schreiben nicht, ob Sie je mit ihr über das gesprochen haben, was da geschehen ist. Mir scheint, Sie sollten Ihre Mutter fragen, was der Arzt jeweils gesagt hat. Vielleicht möchten Sie auch einen Termin mit Ihrem Arzt ausmachen und über Ihre letzten Besuche mit ihm reden (ohne Ihre Mutter), auch über Ihre Angst, daß Sie wegen Ihrer leicht unregelmäßigen Monatsblutungen nicht schwanger werden können. Wenn ich an Ihrer Stelle wäre, würde ich den Arzt gleichzeitig bitten, mir eine Spirale einzusetzen. Sie meinen zwar, Sie könnten nicht schwanger werden, aber Sie sollten doch alle Vorkehrungen treffen.
Außerdem empfehle ich Ihnen, eine auf Sexualberatung spezialisierte Klinik in Ihrer Gegend aufzusuchen. Es gibt viele, die an ein normales Krankenhaus angeschlossen sind. Oder rufen Sie die Familienberatung an, die Ihnen Adressen für Ihre Gegend nennen kann.

Dr. Ruth

Liebe Dr. Ruth,
ich habe ein sehr ernstes Problem. Ich habe ein gutes Sexualleben und nehme Verhütungsmittel. Seit einiger Zeit habe ich einen neuen Freund, Joe. Wir haben versucht, zusammen zu schlafen, aber sein Penis geht einfach nicht in meine Scheide, egal welche Stellung wir ausprobieren. Das ist mir erst dreimal passiert.

Lana

Liebe Lana,
zunächst einmal bin ich sehr froh, daß Sie Verhütungsmittel nehmen.
Wenn der Penis Ihres Freundes nicht in Ihre Scheide paßt,

versuchen Sie es noch einmal mit der Stellung, bei der die Frau oben ist; Ihr Freund soll dabei ganz ruhig liegen, nur Sie sollen sich bewegen. Machen Sie langsam, kontrollieren Sie Ihre Bewegungen und seien Sie ganz entspannt. Das hilft vielleicht. Wenn die Frau sehr klein und der Mann sehr groß ist, kommt es manchmal vor, daß der Penis von der Länge her nicht ganz in die Scheide der Frau paßt. Aber das ist für den Mann im allgemeinen noch immer recht befriedigend.
Außerdem ist vielleicht ratsam, sich von einem Gynäkologen untersuchen zu lassen.

Dr. Ruth

17.

Beziehungen

Die menschliche Sexualität gedeiht am besten im Schutz einer Beziehung. Dort wird sie genährt und hält die Beziehung warm – wie das Feuer, das die Menschen nie ausgehen ließen, als es noch keine Streichhölzer gab. Das ist eine schöne Art, eine Beziehung zu sehen, denn sie muß umsorgt und am Leben erhalten werden und wärmt dann ihrerseits die Menschen, die sich um sie bemühen.

Ich gebe als Therapeutin und auch als Beraterin im Radio vielen Menschen Ratschläge, die nur nach der körperlichen Seite des Sex fragen, also nach der reinen Technik. (Der Sex ist für den Menschen nie etwas rein Körperliches; er hat immer ebenso mit dem Kopf wie mit den Genitalien zu tun.) Trotzdem ist der Sex, der als etwas von Beziehungen und dem übrigen menschlichen Leben Unabhängiges betrachtet wird, ein sehr interessantes Gebiet, und ich beantworte diese Fragen, die ausschließlich technisch-sexuell sind, immer sehr gerne. Etwa wie man lernt, einen Orgasmus zu bekommen, eine Erektion zu halten, welche Stellung die beste ist, wenn jemand bestimmte Schwierigkeiten beim Geschlechtsakt hat, und so weiter. Und den Leuten gefällt es, wenn solche Fragen gestellt und beantwortet werden in den Sendungen, insbesondere am Anfang, wenn sie zum ersten Mal zuhören. Denn es ist immer noch etwas Ungewöhnliches, wenn im Radio über Dinge wie das Onanieren bei Erwachsenen oder ähnliches gesprochen wird. Aber wenn die Menschen die Sendung wieder und wieder einstellen (die Hörer haben mir das bestätigt), geht es vor allem um die »Geschichten«. Die herrlichen Geschichten über Beziehungen, von denen die Menschen am Telefon berichten, alle so menschlich, und keine wie die andere.

Manchmal möchten die Zuhörer oder Studenten, daß ich verallgemeinere. »Wie sollte man an eine Beziehung herangehen?« Ich bin sehr vorsichtig, wenn es darum geht, derart allgemeine Fragen zu beantworten. Als Grund gebe ich etwa an: »Man sollte immer Grundsätze haben«, oder ähnliches. Aber das paßt nicht für jeden. Mancher läuft vielleicht herum und versucht, sich Grundsätze zu schaffen und stößt andere damit vor den Kopf. Vielleicht hat der Betreffende eine unglückliche Art sich auszudrücken, vielleicht doziert er/sie zuviel, und der andere sagt nur, »Pah!«, und geht. So jemand fährt vielleicht besser, wenn er ein wenig wartet und die Gefühle beim anderen sich entwickeln läßt, bevor er/sie anfängt, über Grundsätze zu sprechen.

Ich versuche immer, mich einzuhören und mir ein Bild vom Fragenden zu machen, von der Stimmung, die gerade in der Beziehung herrscht, und dann entsprechende Empfehlungen zu geben. Und so sollten es auch die Menschen in ihrem eigenen Leben machen, wenn es um ihren Sex und ihre Beziehung geht. Sich die eigenen Besonderheiten vor Augen halten, die eigene Einmaligkeit, und die des Partners und der Beziehung, die beide verbindet.

Alle Menschen gleichen sich auf gewisse Weise. Wir alle essen, schlafen, gehen ins Bad. Mir gefällt, wie es jemand einmal ausgedrückt hat, und ich würde mich bei demjenigen gern erkenntlich zeigen, aber es steht offenbar in keinem Zitatenbuch. Der Betreffende sagte: »Jeder gleicht jedem, und dennoch sind sich keine zwei Menschen genau gleich.«

Versuchen Sie nicht, Ihr Sexualleben genau dem irgendeines Vorbilds anzupassen, das Sie irgendwoher haben, das sich in Ihrem Kopf festgesetzt hat und anscheinend kaum noch zu tilgen ist. Es ist *Ihr* Sexualleben, und es ist so, als würde es von einem anderen gelebt. Mit den Unterschieden geht also durchaus alles in Ordnung, und sie machen es auch zu Ihrer ganz privaten Angelegenheit, an der nur Sie beide teilhaben.

Dann noch etwas über Beziehungen: Bei allen gibt es Schwierigkeiten. Jetzt kommt sicher manch einer und sagt: »Nein, Dr. Ruth, *unsere* Beziehung ist perfekt.« Wunderbar, ich freue mich für den, der das sagt. Aber ich spreche von allen anderen Beziehungen auf der Welt. Sie alle haben mit Problemen zu kämpfen, die bedacht und gelöst werden müssen. Zum Beispiel, ob man über etwas sprechen soll oder besser den Mund hält und abwartet, was das Leben bringt. Manchmal ist das eine das Richtige, dann wieder das andere. Manchmal ist Schweigen Gold, ein andermal muß man die Dinge ansprechen, sonst wird alles noch schlimmer.

Wenn mich also jemand im Sender anruft, habe ich nicht die Antwort schon parat, ohne die vielen Besonderheiten zu berücksichtigen, die ich aus der Frage heraushöre, die aber gar nicht unmittelbar ausgedrückt wurden. Ich versuche, jede Antwort speziell auf das Problem abzustimmen, das vor mir ausgebreitet wird.

Dieses Kapitel ist den Anrufen und Briefen gewidmet, in denen es um Beziehungen geht. Ich hoffe, das interessiert Sie. Mich hat es jedenfalls interessiert. Und vielleicht merken Sie sich das eine oder andere und können es eines Tages selbst gebrauchen, oder es hilft Ihnen, wenn Sie einem Freund oder einer Freundin raten.

»Hallo, Dr. Ruth. Ich bin 19 und gehe seit jetzt etwa zweieinhalb Jahren mit einem Jungen, der 21 ist.«

»Seit wann?«

»Seit zweieinhalb Jahren. Wir haben gerade ein Appartment bekommen. Wir haben einen Mietvertrag über 15 Monate für ein Appartment mit zwei Schlafzimmern abgeschlossen. Ich habe darauf bestanden, zwei Schlafzimmer zu haben, weil ich es für unbedingt notwendig halte; ich kenne ihn schon so lange, und wir brauchen jeder unseren Platz, verstehen Sie, wenn man sich zurückziehen will, dann muß Platz da sein.«

»Ja, natürlich.«

»Wir haben also ein Appartment mit zwei Schlafzimmern, und ich würde gern Ihre Meinung zu etwas hören. Wir haben ein paar Grundsätze aufgestellt. Wir lieben uns sehr und sind uns auch grundsätzlich treu, zumindest im Herzen. Es hat Zeiten gegeben, da habe ich herausgefunden, daß er sich mal bei einer anderen ausgetobt hat, und ich habe das auch gemacht. Das passiert nicht oft. Wir haben Grundsätze aufgestellt. Zum Beispiel, daß niemand jemals die ganze Nacht wegbleibt, egal unter welchen Umständen, denn das beunruhigt den anderen, der nicht weiß, wo sich der Betreffende befindet.«

»Ja.«

»Ein anderer Grundsatz ist, daß wir im Fall einer flüchtigen Bekanntschaft nie jemanden mit in das Appartment bringen würden, falls der andere unerwartet heimkommt. Meine Frage ist nun, halten Sie es für normal, wenn man noch so jung ist, wenn man ein unbedeutendes sexuelles Erlebnis hat? Vielleicht hilft das, einen sicherer zu machen, das eigene Ich aufzubauen, oder es gibt einem ein Gefühl der Stärke für die eigene Beziehung. Ist es gut, wenn man den anderen nichts davon wissen läßt? Denn ich habe es versucht, ganz aufrichtig zu sein, und ich bin immer böse hereingefallen und bin aggressiv geworden, und es hat mir nichts gebracht. Und da haben wir beschlossen, uns überhaupt nichts mehr zu erzählen. Wir haben uns gesagt, was ich nicht weiß, macht mich nicht heiß. Halten Sie das für abnormal in unserem Alter, oder halten Sie das für eine gute Vereinbarung?«

»Also, zunächst einmal, Sie haben gesagt, Sie sind 19?«

»Ja.«

»Sie machen einen sehr reifen Eindruck. Wenn das die Grundsätze sind, die für Ihre Beziehung gelten, wenn das Ihre Abmachung ist, dann finde ich nichts Schlechtes dabei. Mir scheint fast, ich bin mir nicht ganz sicher, aber mir scheint, daß das, was Sie wirklich wollen, vielleicht eine Verpflichtung ist.«

»Das stimmt. Das trifft es ganz genau.«

»Aha. Dann würde ich sagen, daß vielleicht die Zeit gekommen ist, etwas aufrichtiger damit zu sein. Auch aufrichtig sich selbst gegenüber, denn wenn das wirklich das ist, was Sie wollen, dann passen Sie ein bißchen auf das auf, was Sie mit sich machen, in dem Sinn, daß Sie vielleicht einen kleinen Flirt oder die anderen sexuellen Beziehungen einsetzen, um diesen Burschen dazu zu bringen, sich zu verpflichten.«

»Es als Vergeltung einsetzen, meinen Sie?«

»Genau. Ganz genau. Vielleicht müssen Sie darüber sprechen und sehen, wohin es führt.«

»Ja. Vielen Dank.«

»Danke für Ihren Anruf. Lassen Sie wieder von sich hören.«

»Mach' ich. Auf Wiedersehen.«

»Hei, Dr. Ruth. Ich habe ein kleines Problem. Ich bin sehr lange mit jemandem zusammen gewesen, und wir haben Schluß gemacht – nichts Ernstes. Aber jetzt hat er eine neue Freundin, und irgendwie will ich wieder zu ihm zurück. Wir waren zusammen, als wir noch jünger waren, und jetzt ist die Chance für eine Beziehung besser. Ich möchte ihre Gefühle nicht verletzen, denn sie ist ein nettes Mädchen. Was soll ich machen?«

»Tja, Sie müssen ein Risiko eingehen. Sie müssen das Risiko eingehen, ihn wissen zu lassen, daß Sie an ihm interessiert sind. Und sich selbst müssen Sie folgendes sagen: ›Falls sie ihn auch liebt, wird sie natürlich etwas traurig sein.‹ Aber dieses Risiko müssen Sie auf sich nehmen, indem Sie sehr offen sind – nicht ihr gegenüber, denn das ist nicht ihre Entscheidung –, sehr offen ihm gegenüber und sagen: ›Sieh mal, ich mache mir wirklich sehr viel aus dir. Ich mag dich wirklich sehr. Ich weiß natürlich, daß du eine andere Freundin hast.‹ Und fragen Sie ganz unverblümt: ›Besteht eine Chance, daß wir beide wieder zusammenkommen?‹ Denn wenn Sie ihm nichts sagen, wie soll er dann wissen, daß Sie noch interessiert sind? Verstehen Sie? Sprechen Sie nicht mit dem anderen Mädchen darüber. Das erscheint mir wenig sinnvoll. Denn wenn das andere Mädchen auch sehr an ihm hängt, wird sie Ihnen lediglich sagen, Finger weg. ›Laß die Finger von ihm, er gehört mir!‹ Aber ich würde es ihm sagen. Besteht denn überhaupt eine Möglichkeit, es ihm zu sagen?«

»Wir sind auf dem gleichen College.«

»Ah ja. Trinken Sie eine Tasse Kaffee mit ihm, und sprechen Sie mit ihm. Sagen Sie: ›Sieh mal, es gibt zwei Möglichkeiten. Ich bin sehr interessiert. Ich wäre gerne wieder mit dir zusammen.‹ Aber lassen Sie sich eine Hintertür offen, und sagen Sie ihm auch: ›Wenn das nicht möglich ist, dann laß uns wenigstens Freunde sein!‹ Alles klar? Damit Sie die Tür nicht zuschlagen.«

»Vielen Dank.«

»Auf Wiedersehen.«

Hier nun ein Brief, den ich im Radio vorgelesen habe:

Liebe Dr. Westheimer, mein Mann und ich sind seit drei Jahren verheiratet. Vor sechs Monaten haben wir eine Tochter bekommen.

Wir lieben sie sehr. Das einzige, bevor wir erfuhren, daß ich schwanger bin, hatten wir ein phantastisches Sexualleben. Während der Schwangerschaft drehte sich mir schon beim Gedanken an Sex der Magen um. Wenn wir dreimal zusammen geschlafen haben, war das viel. Seit das Kind da ist, schlafen wir etwa einmal pro Woche zusammen. Ich bin immer bereit und in der Lage, mein Mann aber nicht. Einmal erwischte ich ihn beim Onanieren, was mich sehr verletzt hat, und er erklärte, daß er das schon seit einigen Monaten mache. Ich könnte mir ausmalen, wie er es tut, wenn ich ihn ablehnen würde, aber ich tue es nicht. Wenn er onaniert, habe ich das Gefühl, ihn irgendwie enttäuscht zu haben. Ich selbst habe nie onaniert, aber ich stelle mir vor, daß es jemand tut, der nicht genug Sex bekommt. Ich begreife es einfach nicht. Ich hoffe, Sie können mir helfen. Danke.«

Es folgte die Unterschrift.

»Das ist eine Frage, Karen, die immer wieder gestellt wird, daß sich das Sexualleben ändert, wenn ein Baby geboren wird. Ich würde vorschlagen, daß Sie beide vielleicht einmal einen Berater aufsuchen, denn vielleicht gibt es da etwas, weil Sie bereit zum Sex sind und Ihr Mann offensichtlich angeregt ist, da er onaniert; das Onanieren ist nicht weiter schlimm, aber es ist keine Frage, daß er sexuell erregt ist. Es muß etwas geben, über das auch er vielleicht nichts Genaues weiß, das Sie beide quält, und ich würde sagen: ›Sieh mal, gibt es etwas, was ich anders machen könnte, damit wir beide wieder guten Sex haben? Denn ich onaniere nicht.‹ Sagen Sie ihm das. Und machen Sie nicht zuviel Aufhebens davon, daß er onaniert. Aber erklären Sie ihm, daß Sie gerne mit jemandem sprechen würden, anstatt mit anzusehen, wie solche Probleme aufkommen. Vielleicht macht er sich Sorgen wegen Ihrer Scheide, daß es Ihnen nach dem Baby weh tut. Das kommt vor. Vielleicht meint er, Sie seien zu müde. Auch das kommt vor. Vielleicht denkt er, daß Sie eventuell trotz der Verhütungsmittel ... vielleicht befürchtet er in irgendeiner Form, daß Sie wieder schwanger werden. Vielleicht ist es möglich, daß Sie in ein oder zwei Gesprächen mit einem erfahrenen Berater wirklich alles offen ausdiskutieren und auf den Tisch legen können. Lassen Sie die Sache nicht schleifen.«

»Hallo, Dr. Ruth. Ich bin jetzt seit zwei Jahren mit meinem Freund zusammen. Ich empfinde sehr viel für ihn. Ich drücke ihm gegenüber meine Gefühle stets aus: ›Ich liebe dich.‹ Und ich mache ihm Geschenke. Auch er schenkt mir etwas, teure Sachen, und führt mich viel aus, aber ich habe noch nie die Worte ›Ich liebe dich‹ gehört. Und das möchte ich von ihm hören. Er sagt nie: ›Ich liebe dich.‹«

»Mmm. Es gibt Männer, die ihre Gefühle nicht ausdrücken, die nicht sagen ›Ich liebe dich‹, die eigentlich gar nicht wissen, wie sie ihre Gefühle ausdrücken sollen, weil wir zum Teil den Jungen überhaupt nicht beigebracht haben, sich auszudrücken, verstehen Sie, solche Dinge zu sagen oder sich mit emotionalen Verwicklungen und emotionalen Fragen auseinanderzusetzen. Aber es gibt auch Männer, die sich zügeln und ›Ich liebe dich‹ nicht sagen wollen, weil sie das Gefühl haben, sie müßten sich dann festlegen, sie müßten dann heiraten. Ich meine wirklich, daß Sie sich nach zwei Jahren hinsetzen und miteinander reden sollten, um entweder darüber zu sprechen, wie Ihre Zukunft aussehen soll, oder ihm zu sagen: ›Wie kommt es eigentlich, daß du mir nie sagst, daß du mich liebst? Wie kommt es, daß du nie zum Ausdruck bringst, daß du mich wirklich liebst?‹«

»Der springende Punkt ist, daß er mir tatsächlich zeigt, wie sehr er an mir hängt, aber ich habe es eben nur noch nie gehört. Und das verletzt mich so.«

»Ich will Ihnen noch etwas sagen. Manchmal tritt das Wissen, daß er sie wirklich liebt, tatsächlich an die Stelle der Worte. Es ist daher schwierig zu erkennen, wo dieser Zwischenbereich liegt. Wissen Sie, was Sie tun könnten? Spricht er irgendeine andere Sprache? Kann er Französisch?«

»Ja.«

»Wissen Sie, was Sie machen könnten? Sie könnten ihm beibringen, ›Ich liebe dich‹ auf französisch und vielleicht auch in einer anderen Sprache zu sagen, vielleicht auf spanisch. Wissen Sie, warum? In einer anderen Sprache fällt es ihm eventuell leichter, ›Ich liebe dich‹ zu sagen, als in seiner Muttersprache. Versuchen Sie es mal.«

»Gut. Gott schütze Sie.«

»Auf Wiedersehen.«

»Hallo, Dr. Ruth. Mein Freund und ich, wir sind jetzt seit zwei Jahren zusammen. Wir lieben uns sehr, und wir wohnen auch zusammen. Unser Liebesleben ist eigentlich gut, allerdings gibt es ein Problem. Immer wenn wir uns sexuell betätigen, ist mein Freund, was das Vorspiel angeht, sehr passiv. Ich muß mit anderen Worten, immer den ersten Schritt machen.«

»Haben Sie ihn schon einmal gefragt, warum er möchte, daß Sie den Anfang machen?«

»Nja, manchmal sagt er mir, es liege daran, daß ich immer diejenige sei, die es macht. Er bekomme gar nicht die Gelegenheit dazu. Aber einige Male habe ich darauf gewartet, daß er den Anfang macht, aber das hat nicht funktioniert.«

»Es hat nicht funktioniert. Ich will Ihnen sagen, was ich an Ihrer Stelle täte. Versuchen wir folgendes, ja? Nicht für den Rest Ihres Lebens, sondern nur für jetzt: Versuchen Sie, es ein wenig zu organisieren. Das heißt, sagen Sie ihm, daß Sie in der kommenden Woche nicht die Initiative ergreifen werden. Erklären Sie ihm, Dr. Westheimer habe Ihnen gesagt, Sie würden nicht sterben, wenn Sie eine Woche keinen Sex hätten.«

»Das stimmt.«

»Aber machen Sie ihm klar, daß er in dieser einen Woche, in der ganzen Woche, derjenige ist, der den ersten Schritt tun muß. Und dann sagen Sie ihm, daß in der darauffolgenden Woche die Reihe an Ihnen ist. Machen Sie das. Versuchen Sie es. Wenn Sie das mehrere Wochen hintereinander machen, entwickelt er vielleicht nach sechs oder sieben Wochen eine gewisse Routine, daß er sich mit Ihnen abwechselt, was die Initiative angeht.«

»Das ist wirklich eine sehr gute Idee. Vielen Dank, Dr. Ruth.«

»Auf Wiedersehen.«

»Hallo, Dr. Ruth. Meine Frau und ich, wir sind seit vier Jahren verheiratet, und wir hatten ein sehr gutes Sexualleben mit Verhütungsmitteln. Jetzt haben wir uns entschlossen, daß wir ein Kind wollen und haben die Verhütungsmittel ausgesetzt, und seither kann ich keinerlei Gefallen mehr am Sex finden. Es ist so, als hätte jemand einen Hahn abgedreht.«

»Möchte nur Ihre Frau das Kind haben?«

»Nein, wir wollen es beide haben.«

»Sie beide wollen es. Dann muß da irgend etwas sein ... Welches Verhütungsmittel haben Sie bis dahin benutzt?«

»Kondome.«

»Kondome. Vermissen Sie den Gedanken, das Kondom überzustreifen, wenn Ihr Penis erigiert ist?«

»Ich glaube nicht.«

»Sie glauben nicht. Ist die Empfindung innerhalb der Scheide anders?«

»Ich weiß es nicht. Es ist einfach, wenn mir der Gedanke an Sex kommt, werde ich nervös, und es schrumpft alles, und ich bekomme einen Schreck.«

»Sie bekommen einen Schreck, und Ihr Penis schrumpft, und Sie bekommen keine Erektion?«

»Nein.«

»Ich will Ihnen sagen, was ich täte. Es muß irgendeinen anderen Grund geben, bei dem ich Ihnen natürlich hier am Telefon nicht helfen kann, aber es muß irgend etwas sein ... Vielleicht sollten Sie einfach einmal einen Therapeuten aufsuchen.«

»Ich möchte nicht zu einem Therapeuten gehen.«

»Sie möchten nicht zu einem Therapeuten gehen. Aber wie wollen Sie dann herausfinden, was es ist? Was ist nach Meinung Ihrer Frau das Problem?«

»Sie weiß es nicht. Sie hat mir geraten, Sie anzurufen.«

»Warum wollen Sie nicht zu einem Therapeuten gehen?«

»Ich weiß es nicht. Mein Freund ist einmal zu einem gegangen und er sagt, es habe nichts genützt.«

»Wissen Sie, manchmal muß man etwas suchen, bis man einen guten Therapeuten findet, denn das hier klingt mir so, als sei etwas mehr nötig, als nur ein Tip oder eine Belehrung via Radio zu geben. Verstehen Sie? Das ist vielleicht etwas, das mit Ihrem gesamten Lebensstil zu tun hat. Vielleicht gibt es irgendeinen Grund, warum Sie sich Sorgen wegen eines Kindes machen.«

»Nein, das mache ich nicht, denn um Ihnen die Wahrheit zu sagen, ich bin an dem Punkt angelangt, wo ich das Gefühl habe, es wird mich ruinieren.«

»Sie müssen zu einem Therapeuten gehen. Gehen Sie zu einem

Beratungszentrum für Psychohygiene, oder schreiben Sie mir, und ich nenne Ihnen ein paar Leute oder Kliniken. Aber Sie müssen jemanden konsultieren. Es hat keinen Sinn und gibt auch keinen Grund, daß Sie beide leiden.«

»Gut. Danke schön.«

»Hallo, Dr. Ruth.«

»Wie geht es Ihnen?«

»Danke, gut. Sie haben mir einmal bei einem Problem geholfen, und jetzt ist es kein Problem mehr. Ich habe jetzt etwas anderes, was ich gern mit Ihnen besprechen würde. Ich wohne mit meinem Verlobten und seinem Bruder zusammen. Und er ist ein Spanner.«

»Wer? Ihr Verlobter oder der Bruder?«

»Der Bruder.«

»Ah ja.«

»Und es war früher eigentlich nie so schlimm, er hatte damit aufgehört, und dann hat er doch wieder angefangen. Einmal abends bin ich in die Küche gekommen, da stand da ein Teleskop. Ich weiß, es ist komisch, ich habe immer darüber gelacht. Aber wir müssen an unseren Ruf denken.«

»Selbstverständlich, wegen Ihres Rufs müssen Sie aufpassen. Da haben Sie recht. Weiß der Bruder, daß Sie es wissen?«

»Wir wohnen zusammen. In drei Wochen will ich heiraten.«

»Und er wird dort wohnen bleiben?«

»Ja, er bleibt dort, und wir bekommen eine eigene Wohnung.«

»Das ist gut. Ich würde ihn zur Seite nehmen, ohne daß Ihr zukünftiger Mann etwas davon weiß. Ich würde Ihrem zukünftigen Schwager erklären: ›Sieh mal, ich verstehe, daß du so etwas machst. Ich weiß, daß du es machst, aber du mußt damit aufhören.‹«

»Das habe ich versucht, aber es hat nichts genützt. Und wissen Sie, das Lustige ist ja, daß er Hilfe will. Aber ich glaube, die Hilfe, die er sucht, ist keine Hilfe. Auch mein Freund, mein Verlobter, war bei diesem Therapeuten, und er hatte den Eindruck, daß er sich des Falles nicht so annimmt wie er sollte. Ich glaube, dem geht es in erster Linie um das Geld.«

»Gut. Dazu folgendes. Ich kann nichts über andere Therapeuten sagen. Ich hoffe, daß meine Kollegen ... daß es niemandem um das

Geld geht, aber ich möchte Ihnen etwas anderes sagen. Ich bin der festen Überzeugung, wir müssen uns dafür einsetzen, daß die Leute sich umsehen, und vielleicht ist gerade dieser Therapeut, aus welchen Gründen auch immer, nicht der richtige Therapeut für diesen Fall. Es ist völlig in Ordnung, wenn Sie dem jungen Mann sagen: ›Warum versuchst du es nicht mit einem anderen?‹ Einverstanden?«

»Ja, ich verstehe. Vielen Dank.«

»Hallo, Dr. Ruth. Ich bin 19 Jahre. Mein Verlobter und ich, wir sind ein ganzes Jahr zusammengewesen. Ich habe sieben Monate mit ihm zusammengelebt. Er ist wahnsinnig eifersüchtig, und im Moment wohne ich nicht bei ihm.«

»Ist er so eifersüchtig, weil Sie nach anderen Männern sehen?«

»Ich kann nirgendwohin sehen, ohne daß er eifersüchtig wird. Wenn ich aufstehe und ins Bad gehe, kommt er hinterher, um zu sehen, wohin ich gehe.«

»O Gott!«

»Wirklich.«

»Ich glaube, Sie müssen herausfinden ... Haben Sie eine ganz bestimmte Frage?«

»Nun ja, ich bin weggelaufen. Ich bin im Augenblick bei meinem Vater, und mein Verlobter setzt mich unter Druck, mich zu entscheiden, ob ich zurückkommen will oder nicht.«

»Würden Sie denn gerne zu jemandem zurückgehen, der Ihnen keinerlei Freiheit läßt?«

»Ich habe überhaupt keine Freiheit. Er hat kein Vertrauen. Er ist sich seiner selbst nicht sicher.«

»Das scheint mir kein gutes Verhältnis zu sein – jemand, der sich seiner selbst nicht sicher ist. Vielleicht sollten Sie einige Zeit bei Ihrem Vater bleiben und abwarten, wie sich die Sache entwickelt.«

»Ja, aber ich bekomme ein Kind.«

»Sie bekommen ein Kind von diesem Mann?«

»Das macht die Entscheidung ja so schwer.«

»Sehen Sie, am besten für Sie ist es, wenn Sie irgendeine Fürsorgestelle anrufen und mit jemandem über den Fall sprechen. Gehen Sie nicht einfach zurück. Sprechen Sie mit einem Therapeuten oder einem Familienberater darüber. Wo wohnen Sie?«

»In Queens.«

»Da gibt es ein gutes Beratungszentrum.«

»Aber ich brauche das doch nicht.«

»Ich verstehe schon. Aber Sie müssen mit jemandem darüber sprechen. Wahrscheinlich wird er dann dazugerufen. Aber Sie gehen sobald als möglich dahin und bereden das.«

»Dann habe ich noch eine Frage. Er behauptet, das Kind könne nicht ohne Vater aufwachsen. Ich muß also eine Entscheidung für mich und das Baby treffen.«

»Sicher. Aber als erstes müssen Sie mit jemandem darüber sprechen, ja? Gehen Sie gleich morgen zum Beratungszentrum in Queens. Welche Religion haben Sie?«

»Ich bin katholisch.«

»Die katholische Fürsorge hat ein Beratungszentrum. Und auch die Krankenhäuser haben Beratungszentren. Sie gehen dahin und sprechen mit jemandem. Haben Sie jemanden für die Schwangerenfürsorge?«

»Ja.«

»Ist das ein Sozialarbeiter oder macht das ein privater Arzt?«

»Ich glaube, es gibt hier eine Sozialarbeiterin. Ich habe sie einmal angerufen, als ich ausgezogen bin und nicht wußte wohin.«

»Gut. Sprechen Sie mit ihr darüber, ja?«

»Danke für Ihre Hilfe.«

»Gute Nacht. Auf Wiedersehen.«

»Hallo, Dr. Ruth. Ich habe ein Verhältnis mit meiner Schwägerin. Ich bin 21 und sie ist 40.«

»Und sie ist die Frau Ihres Bruders?«

»Ja. Wir haben einmal miteinander geschlafen, und es war alles in Ordnung. Aber sie möchte nicht weitermachen, weil sie meinen Bruder wirklich liebt. Ich weiß nicht, was ich machen soll, denn ich mag sie sehr.«

»Nun, ich denke, Sie wissen, welche Antwort Sie bekommen. Wie wird meine Antwort sein?«

»Ich weiß es nicht.«

»Hören Sie sofort auf! Sie haben eine kleine Affäre erlebt. Sie hatten ein Erlebnis. Sie können sie weiter mögen, aber auf keinen

Fall auf sexuelle, körperliche Art. Sie ist die Frau Ihres Bruders. Alles klar?«

»Ja, vielen Dank.«

»Danke für Ihren Anruf.«

»Ich finde Ihre Sendung wirklich toll. Eine schöne Woche noch.«

»Danke. Und suchen Sie sich eine Freundin. Und nehmen Sie Verhütungsmittel, ja?«

Das war kurz und allerliebst. Stellen Sie sich vor, er wußte nicht, was ich ihm darauf antworten würde!

»Hallo, Dr. Ruth. Ich bin 22 Jahre, und vor ungefähr einem Jahr habe ich bei der Arbeit einen Mann kennengelernt (er ist 37) und war mit ihm zusammen.«

»Sie sind 22?«

»Ja.«

»Ich habe mich ein Jahr mit ihm getroffen, und wir hatten wirklich ein gutes Verhältnis.«

»Ist er verheiratet?«

»Ja. Und genau das ist es. Ich habe erst in dieser Woche herausgefunden, daß er verheiratet ist.«

»In dem ganzen Jahr hat er Ihnen nichts gesagt?«

»Nein.«

»Was hat er Ihnen denn gesagt?«

»Ich habe es nicht von ihm erfahren. Jemand anders hat es mir bei der Arbeit erzählt.«

»Hmmm. Und das ganze Jahr über hat er Sie in dem Glauben gelassen, er sei nicht verheiratet?«

»Ja. Und wir hatten wirklich ... wie ich geglaubt habe, eine gute Beziehung, auch eine gute sexuelle Beziehung. Ich weiß wirklich nicht, was ich machen soll.«

»Wissen Sie, was Sie machen sollten?«

»Was?«

»Sie sollten ihn laufen lassen, aber schnellstens! Wenn Sie ein Verhältnis mit einem Mann gehabt hätten, der Ihnen erzählt hätte, daß er unglücklich verheiratet ist oder getrennt lebt oder seine Frau verlassen will oder sonst irgendwas, hätte ich gesagt, schauen wir, was man da machen kann. Aber ein Mann, der ein geschlagenes Jahr mit Ihnen geht, mit Ihnen schläft, und Ihnen nicht sagt, daß er verheiratet ist! 37 Jahre alt, und hintergeht Sie ein ganzes Jahr! Lassen Sie ihn laufen, auf der Stelle. Trinken Sie nicht einmal mehr eine Tasse Kaffee mit ihm, ja?«

»Ja – und vielen Dank.«

Wir sind heute, in der Zeit nach der sexuellen Revolution, umgeben von einsamen und gebrochenen Herzen. Und auch die schönsten Worte über die sexuelle Befreiung trösten einen Verlierer nicht, der in der Liebe schlechte Karten bekommen hat. Noch immer gibt es die Menschen am Rande, die niemanden finden, und diejenigen, die den von ihnen Auserwählten ihr Herz schenken, die jedoch mit einem »Haben wir uns nicht schon einmal irgendwo gesehen?« vorbeigehen.

Liebe Dr. Ruth,
ich heiße Olga und bin 17 Jahre alt. Ich bin eigentlich bisexuell, ziehe aber Frauen den Männern vor. Das schwierige ist, daß ich keine Frau finden kann, die wie ich ist. Die meisten Frauen, an die ich heranzukommen versuche, denken nicht so wie ich. Ich bin richtig ausgehungert. Ich möchte jemanden lieben, finde aber niemanden. Ich habe überall gesucht, bin aber der Frau meiner Träume nie begegnet. Es scheint unmöglich zu sein. Soll ich aufgeben? Soll ich meine Träume begraben? Bitte helfen Sie mir, bevor ich das Selbstvertrauen verliere. Ich bin nicht häßlich. Es ist kein Problem für mich, einen Mann zu fesseln. Aber ich möchte die Frauen. Ich erwarte sehnlichst Ihre Antwort. Ich brauche Sie und Ihre Hilfe. Schreiben Sie bald.

Alles Liebe, Olga.

Liebe Olga,
ich kann Ihnen keinen speziellen Rat geben, wie man eine Frau findet, die man liebt, denn das ist immer eine ganz individuelle Sache. Was ich jedoch empfehlen kann ist, daß Sie sich mit anderen Frauen zusammentun, die so wie Sie denken. Vielleicht wenden Sie sich einmal an das Women's Conference

Identity House, 544 Sixth Avenue, New York 10011. Dort werden Werkstätten für lesbische und bisexuelle Frauen betrieben, und man kann Ihnen vielleicht helfen. Viel Glück.

Dr. Ruth

»Hallo, Dr. Ruth. Ich habe ein Problem. Ich bin anderthalb Jahre mit meinem Freund Pat zusammengewesen, und er hat mich bedrängt, mit ihm zu schlafen. Ich wußte nicht, was ich machen sollte, und habe es schließlich getan. Letzte Woche haben wir Schluß gemacht, und jetzt denke ich nur noch an diesen einen Abend. Ich mag ihn noch immer sehr, aber ich weiß, wir hätten nie zusammenkommen können.«

»Ich möchte Sie etwas fragen. Zunächst einmal, haben Sie Verhütungsmittel benutzt?«

»Ja.«

»Sehr gut. Warum haben Sie Schluß gemacht?«

»Er hatte seine eigenen Gründe.«

»Kennen Sie diese Gründe?«

»Er hat eine andere.«

»Wie lange sind Sie mit ihm gegangen?«

»Anderthalb Jahre.«

»Und wie lange haben Sie Geschlechtsverkehr mit ihm gehabt?«

»Einmal.«

»Nur einmal. Und gleich nach diesem einen Mal hat er eine andere gefunden. Das ist wirklich sehr traurig. Wissen Sie was? Ich an Ihrer Stelle wäre froh, einen Typ wie den losgeworden zu sein. Wirklich. Ein Junge, der anderthalb Jahre mit Ihnen geht und mit Ihnen schläft – ein Glück, daß Sie beide ein Empfängnisverhütungsmittel benutzt haben –, und dann gleich danach eine andere findet. Ich habe ein paar Fragen zu diesem Burschen. Ich meine, daß Sie sehr viel Glück haben. Schaffen Sie ihn sich vom Hals und suchen Sie sich einen guten Freund. Aber erzählen Sie diesem Freund nicht sofort, daß Sie mit jemandem geschlafen haben, ja? Das geht niemanden etwas an. Es ist passiert. Einmal. Hängen Sie das nicht an die große Glocke. Verstehen Sie? Und wenn dieser Bursche Sie hat sitzenlassen, nachdem es einmal ein sexuelles Erlebnis zwischen Ihnen gegeben hat, hat er Sie wirklich nicht verdient. Alles klar?«

»Ja.«

»Sagen Sie mir Bescheid, wenn Sie einen neuen Freund gefunden haben?«

»Ja, sicher. Und vielen Dank.«

»Ich freue mich. Auf Wiedersehen.«

»Hallo, Dr. Ruth. Ich habe letzte Woche auf einer Hochzeit einen jungen Mann kennengelernt. Er ist ein entfernter Verwandter von mir, aber angeheiratet, nicht blutsverwandt. Wir haben uns sehr gut verstanden und haben uns etwas unterhalten. Er gefiel mir sehr, und ich glaube, ich ihm auch, aber ich war etwas zurückhaltend, und er hat mich daher nicht nach meiner Telefonnummer gefragt oder sonst etwas unternommen. Ich kann an seine Telefonnummer herankommen und bin sehr an ihm interessiert. Jetzt möchte ich nur wissen, meinen Sie, es wäre töricht von mir ihn anzurufen?«

»Nein. Ich meine, wenn Sie bereit sind, das Risiko in Kauf zu nehmen, daß er sagt, ›Ich bin nicht interessiert‹, dann ist es, glaube ich, völlig in Ordnung ihn anzurufen. Aber wissen Sie was? Finden Sie doch irgendeinen Vorwand für einen Anruf. Sagen Sie zum Beispiel, daß Sie zwei Karten haben für – was mag er, Fußball?«

»Ich weiß es nicht. So nah sind wir uns nicht gekommen. Das habe ich ihn nicht gefragt.«

»Sie können ihn fragen, ob er mit Ihnen ins Kino gehen möchte. Dagegen läßt sich nichts sagen. Aber Sie müssen sich absolut darüber im klaren sein, daß Sie nicht eingeschnappt sein können, wenn er sagt: ›Nein, danke.‹ Sie können sich dann sagen: ›Gut, ich hab's versucht.‹ Ich will Ihnen noch etwas sagen. Gibt es jemanden, der ihn von dieser Hochzeitsfeier her kennt?«

»Ja, sicher.«

»Könnten Sie jemanden ausfindig machen, dem Sie vertrauen, und den Betreffenden bitten, daß er oder sie den jungen Mann wissen läßt, daß Sie interessiert sind? Das wäre vielleicht noch besser.«

»Das ist es wirklich.«

»Rufen Sie diese Person einfach an und sagen Sie: ›Weißt du, ich war vielleicht etwas ungeschickt‹, sagen Sie nicht zurückhaltend, ›aber mich interessiert er wirklich.‹ Und bitten Sie Ihren Komplizen anzurufen, und ihm auszurichten, daß Sie interessiert sind, ja?«

»Ja, das mache ich.«
»Viel Glück. Auf Wiedersehen.«
»Danke.«

»Wer nicht wagt, der nicht gewinnt«, heißt es. Das kann man einem jungen Mann sagen, um ihn anzustacheln, das Risiko einzugehen sich lächerlich zu machen, und den ersten Schritt zu tun. Tatsächlich hat so manche schöne Frau einen schüchternen jungen Mann äußerst aufregend gefunden und ist ihm nachgestiegen. Und so mancher Mann fand sich vor dem Altar wieder, weil eine schöne Frau beschlossen hatte, die Sache selbst in die Hand zu nehmen.

Wer sich selbst auf den Füßen steht und es beim anderen oder dem von ihm gewählten Geschlecht zu nichts bringt, läuft Gefahr, in dieser Lage zu verharren. Ohne übermäßig aggressiv oder verwegen zu sein, kann man sich aus dieser mißlichen Lage befreien, wenn man sich dazu entschließt, das Risiko auf sich zu nehmen, abgewiesen zu werden. Was macht das einem schon? Man kommt sich einige Zeit etwas albern oder gekränkt vor. Aber man kann sich letztlich sagen: »Verdammt noch mal, ich hab es wenigstens versucht!«

Ich höre oft von Leuten, daß sie gern eine Beziehung zu jemandem aufnehmen würden, aber Angst haben, den ersten Schritt zu tun, weil sie befürchten, zurückgewiesen zu werden.

Ein Risiko einzugehen, beinhaltet auch die Möglichkeit, einen Korb zu bekommen. Wenn Sie nie zum Telefon greifen, um jemanden zu fragen, ob er oder sie mit Ihnen ausgeht, werden Sie vor Zurückweisungen sicher sein, allerdings auch vor Zusagen. Vielleicht sagt der andere nein, und wenn er das tut, müssen Sie gewappnet sein, Ihr Leben weiterzuleben und nicht am Boden zerstört zu sein. Sagt er aber ja, haben Sie vielleicht eine ganz neue Beziehung geknüpft. Aber Sie werden es nie erfahren, wenn Sie es ablehnen, die Gelegenheit zu ergreifen. Falls Sie tatsächlich abgewiesen werden, können Sie nicht einfach aufstecken und ein Einsiedler werden. Wenn es beim einen nicht klappt, dann vergessen Sie das schnellstens und suchen Sie weiter. Das ist Dr. Ruth Westheimers Rat an Sie.

»Hei, Dr. Westheimer. Ich bin 25 Jahre, mein Freund ist 28. Wir waren die letzten eineinhalb Jahre zusammen. Vor etwa vier Wochen habe ich entdeckt, daß er etwas mit einer Frau hatte, die mit ihm zusammen arbeitet. Ich war wütend. Ich war gekränkt. Ich habe alle Gefühle ausgedrückt, derer ich fähig war. Wir kamen schließlich an einen Punkt, wo ich das Gefühl hatte, unsere Beziehung wäre besser als je zuvor. Wir fuhren eine Woche in Urlaub. Wir trafen einen seiner Freunde, der zufällig Berater ist, und sprachen kurz mit ihm über die Angelegenheit.«

»Sehr gut.«

»Wir hatten das Gefühl, auf dem richtigen Weg zu sein oder zumindest zu ihm zurückzukehren. In den letzten Tagen jedoch habe ich, ja, das alte Taten-sind-beredter-als-Worte-Syndrom wiederentdeckt. Er sagt, daß er mich liebt, daß alles in Ordnung ist, daß er sich nicht mehr für sie interessiert. Aber es hat den Anschein, als käme er trotz alledem später von der Arbeit nach Hause. Heute ist er ausgegangen, und ich bezweifle ernsthaft, daß er dort ist, wohin er gehen wollte. Ich habe angerufen und wollte mit ihm sprechen, aber er war nicht da. Aber ich merke, daß ich nicht weiß, ob ich ihm oder mir und meinen Gefühlen trauen soll. Ich fühle mich hin- und hergerissen.«

»Lieben Sie ihn?«

»Ja.«

»Folgendes. Wenn Sie diese Zweifel haben, würde ich sie ernst nehmen. Ich würde sie nicht übergehen. Aber ich würde mein Leben auch nicht dadurch vergiften, daß ich mich durch sie verrückt machen ließe. Ich würde Augen und Ohren weit offen halten, und wenn es das geringste Anzeichen gäbe, daß eine andere Frau im Spiel ist, würde ich ohne Frage meine Sachen packen und gehen, oder ihm sagen zu verschwinden, je nachdem was praktikabler ist. Ich würde Augen und Ohren offen halten, aber nicht bis zu dem Punkt, wo Sie besessen werden, daß jedesmal, wenn er nur –«

»Genau das will ich vermeiden.«

»Eben. Ich glaube, ich würde ihm wahrscheinlich einmal sagen: ›Sieh mal, ich hänge wirklich sehr an dir, und wir sind schon so lange zusammen, und ich bin über diesen einen Fehltritt wirklich hinweg.‹ Aber ich würde ihm erklären: ›Wenn du den Wunsch hast, mit jemand anderem zusammen zu sein, sei bitte so nett und sag es mir, damit wir Schluß machen können.‹ Nicht das ›Ich traue dir nicht‹ und ›Wo warst du heute?‹ – das ist ziemlich sinnlos. Aber ich würde ihm unmißverständlich und sehr ernst erklären: ›Bitte laß mich wissen, wenn du derartige Absichten hast, denn dann möchte ich diese Beziehung beenden.‹ Wollen Sie das versuchen?«

»Ja, das mach' ich.«

»Hallo, Dr. Ruth. Ich kenne diesen Typ schon seit einem Jahr oder so. Ich mache mir sehr viel aus ihm. Ein paar Mal hab' ich ihn schon mit anderen Mädchen im Bett erwischt. Wir haben so eine An-aus-Beziehung. Ich weiß, daß er sich etwas aus mir macht, und wissen Sie auch, woher ich das weiß?«

»Woher?«

»Weil ich einmal eine Nacht mit ihm zusammen war. Das war am 9. April, und ein paar Tage später kam ich zu ihm, und sein Tagebuch war am 9. April aufgeschlagen, und ich konnte lesen, daß er eingetragen hatte, daß er mich wirklich liebt. Ich nehme an, es ist eine Art Krankheit. Ich meine, jede, die er sieht – er will jede haben.«

»Ich glaube, was Sie ihm als erstes sagen müssen – aber vorher noch, sagen Sie ihm nie, daß Sie sein Tagebuch gelesen haben. Sagen Sie ihm das nie. Denn ein Tagebuch ist etwas sehr Persönliches, und es ist nicht für andere geschrieben, auch wenn er es offen hat liegen lassen. Verstehen Sie?«

»Ja.«

»Ich würde ein sehr ernstes Gespräch mit ihm führen.«

»Wissen Sie, es ist so, ich habe ihn einmal im Bett erwischt, jetzt vor kurzem, und wir haben uns furchtbar gestritten. Es war schrecklich. Er hat mich verflucht und mir entsetzliche Sachen an den Kopf geworfen. Ich hab' das nicht ausgehalten und hab' angefangen zu flennen. Jetzt hat er entdeckt, daß ich mir was aus ihm mache, und jetzt meint er, er hätte mich in der Hand.«

»Nein, nein, nein. Ich versteh' das, aber nur weil Sie sich etwas aus ihm machen, hat er doch nicht das Recht zu glauben, Sie stünden ihm zur Verfügung, wenn es ihm paßt, und in der übrigen Zeit geht er, mit wem er will. Ich meine, Sie müssen ihm das ganz klar machen. Trumpfen Sie auf und sagen Sie ihm laut und deutlich: ›Entweder bist du mein Freund, und dann gehörst du mir, und nur mir, ansonsten habe ich kein Interesse, noch irgend etwas mit dir zu tun zu haben.‹ Denn Sie werden verletzt. Auch wenn er es so macht, daß Sie ihn, wie Sie sagen, erwischen können, hätte ich doch ein paar wirklich ernste Fragen an den Herrn. Er tut etwas, das Sie provoziert, und da würde ich aufpassen, denn irgend etwas scheint mir da nicht zu stimmen. Ich würde ihm sagen: ›Hör mal, mein Guter, entweder ich oder die anderen.‹ In Ordnung so?«

»Ja. Vielen Dank.«

»Danke für den Anruf.«

»Hallo, Dr. Ruth. Ich möchte gerne eine Beziehung mit einem geschiedenen Mann beginnen, aber er reagiert überhaupt nicht. Wir haben zusammen gearbeitet und sind gut befreundet. Was ich gern wissen würde, wie lange es dauert, bis dieser Mann seine frühere Frau vergessen hat und sich in einer anderen Beziehung wieder sexuell betätigen kann?«

»Sagt er Ihnen, daß er Sie sehr mag?«

»Als eine Freundin. Er strolcht gern mit mir herum und geht mit mir essen.«

»Wissen Sie was? Wenn er gern mit Ihnen essen geht, und wenn er Sie als Freundin schätzt und nichts unternimmt, um eine sexuelle Beziehung zu Ihnen aufzunehmen – er ist schließlich frei, ist nicht mehr verheiratet –, dann sollten Sie sich einiges ganz genau überlegen. Vielleicht fühlt er sich von Ihnen nicht angezogen, das ist eine Möglichkeit. Sie verstehen, sexuell angezogen. Dann würde ich ihm nämlich sagen, seiner Wege zu gehen.«

»Jaha.«

»Denn wenn er keinerlei Initiative ergreift, obwohl er weiß, daß Sie zu einer sexuellen Beziehung mit ihm bereit sind, und er an keine andere Frau gebunden ist, schicken Sie ihn fort.«

»Gut.«

»Und Sie suchen sich einen Mann, den Sie sexuell anziehen, und von dem Sie sexuell angezogen sind, der Ihnen genau die Art Beziehung bieten kann, die Ihnen vorschwebt und die Sie verdienen. Warum sollten Sie mit jemandem essen gehen und ihm ihre

Gefühle und ihre Zeit opfern, wenn Sie das nicht glücklich macht, weil Sie etwas ganz anderes von dem Betreffenden wollen?«

»Gut.«

»Nehmen Sie es nicht so, wie Sie die Frage gestellt haben, ›Wie lange dauert es?‹ Das ist vielleicht nie. Sie wissen, was alles kommen kann. Er benutzt Sie, weil er im Moment niemand sonst hat, und vielleicht gebraucht er auch nur Ihre Gesellschaft, und in dem Augenblick, wo er eine andere Frau kennenlernt, zu der er sich sexuell hingezogen fühlt, heißt es: ›Auf Wiedersehen Schatz, nett, daß wir uns kennengelernt haben.‹«

»Ja.«

»Brauchen Sie so etwas?«

»Nein, natürlich nicht.«

»Sie müssen also ein Risiko eingehen. Sie müssen mit ihm sprechen und sagen: ›Ich fühle mich sexuell zu dir hingezogen, und ich möchte eine Beziehung ...‹«

»Ich soll ihm das sagen, ja?«

»Oh ja. Genau das. Sagen Sie ihm, ›Ich fühle mich sexuell von dir angezogen. Ich möchte eine Beziehung, die mehr ist als nur zum Essen gehen. Ich möchte die umfassende Beziehung, die ich, wie ich weiß, haben kann und die ich verdiene.‹ Ist das soweit klar?«

»Ja, und haben Sie vielen Dank.«

»Hallo, Dr. Ruth. Meine Freundin hat vor kurzem bei einem Streit behauptet, sie habe Sex mit meinem besten Freund. Meinen Sie, ich sollte ihn deswegen zur Rede stellen und riskieren, eine tiefe Freundschaft aufs Spiel zu setzen, wenn das nicht stimmt?«

»Ja, was glauben Sie denn? Glauben Sie, daß es stimmt?«

»Ich bin mir nicht sicher. Aber ich frage mich doch, warum sie gerade diesen Freund genannt hat ... sie war sehr wütend, das ist richtig.«

»Ja, aber das scheint mir doch eine schlechte Rache zu sein. Sehen Sie, es ist eine Sache sich zu rächen, aber es ist eine andere Sache so rachsüchtig zu sein, daß man wirklich mit dem besten Freund schläft. Ich will Ihnen sagen, was ich denke. Ich meine, Sie sollten ihn nicht zur Rede stellen. Denn wenn es stimmt, daß sie sich mit ihm eingelassen hat, und er das bestätigt, dann verlieren Sie einen guten Freund. Ich würde vielmehr die Beziehung zwischen Ihrer Freundin und Ihnen ein bißchen hinterfragen, denn selbst wenn sie aufrichtig war ... Nehmen wir an, sie war aufrichtig. Warum hätte sie Ihnen das sagen sollen? Will sie die Freundschaft zwischen Ihnen und ihm zerstören?«

»Ich bin mir nicht sicher. Ich glaube, das ist ihr im Zorn so rausgerutscht.«

»Im Zorn. Glauben Sie, daß es nur einmal passiert ist?«

»Ja, sie sagte etwas von einem Mal, als sie die Gelegenheit dazu hatte, denn ich war nicht da.«

»Gut. Ich würde Ihren Freund nicht zur Rede stellen. Ich würde so tun, als wüßte ich von nichts. Denn was kann er Ihnen sagen? Das einzige, was er Ihnen sagen kann ist, daß es ihm leid tut. Und was dann? Dann ist die Freundschaft mit ihm sehr angespannt. Ich würde es an Ihrer Stelle übergehen und dem keine weitere Beachtung schenken, denn ich kann nicht erkennen, was Förderliches dabei herauskommt, wenn Sie ihn zur Rede stellen.«

»Ich habe das gleiche gedacht, aber ich glaube, ich würde mich immer fragen, ob es wirklich gestimmt hat.«

»Lieben Sie Ihre Freundin?«

»Ja.«

»Wenn Sie sie lieben, sollten Sie vielleicht eins machen und ihr vergeben, und das Ganze hinter sich bringen. Denn ob es stimmt oder nicht, wenn Sie ihn zur Rede stellen, und es stimmt nicht, wird er furchtbar verärgert darüber sein, daß Sie ihm nicht vertrauen, nichts mit Ihrer Freundin gehabt zu haben. Und wenn es stimmt, wird Ihre Freundschaft ebenfalls belastet. Ich glaube, wenn Sie sie lieben und einmal mit ihr reden, und wenn sie ... Hat sie eigentlich versprochen, es nie wieder zu tun?«

»Ja.«

»Ja? Warum lassen Sie es dann nicht auf sich beruhen und sehen, was das Leben Ihnen beiden bringt? Nehmen Sie es doch von dieser Seite, ja?«

»Ja. Danke.«

»Alles Gute für Sie. Und danke für den Anruf.«

18.

Eltern und Teenager

Ich bekam eines Abends einen amüsanten Anruf von einem Vater, der ein bißchen beunruhigt war über etwas, das seinen Sohn brennend interessierte. Mir hat die angenehme und einfühlsame Art des Vaters sehr gefallen.

»Hallo, Dr. Ruth. Ich habe einen 14jährigen Sohn, und wir wohnen im 29. Stock eines Wohnhauses in Manhattan. Wir haben Nachbarn, ein jungverheiratetes Paar, die nicht immer die Jalousien herunterziehen. Er verbringt ...«

»Sehr viel Zeit?«

»Er beobachtet sie. Mir ist klar, daß das ein Eindringen in deren Privatleben ist. Ich selbst sehe das von seinem Standpunkt als gar nicht einmal so schlimm an, aber ich möchte doch mit ihm reden und würde gern einmal Ihre Meinung dazu hören.«

»Ich will Ihnen sagen, was ich tun würde. Es ist sehr gut möglich, daß es diesem Paar gefällt, sich als Exhibitionisten zu betätigen.«

»Ich glaube nicht, daß das der Fall ist. Ich glaube, sie wissen es ganz einfach nicht.«

»Es ist möglich, daß ein 14jähriger, der andere beobachtet – und Sie haben keine Möglichkeit, ihm zu sagen, er soll es nicht tun, wenn er eine solche Gelegenheit hat –, daß er sexuell erregt wird und onaniert. Aber andererseits, in der Gesellschaft, in der wir leben, wenn es mein Sohn wäre, ich glaube, ich würde mich erkundigen, wer das Paar ist, und sie ganz höflich, ohne großes Trara, bitten, so nett zu sein, und die Jalousien herunterzuziehen. Ich glaube nicht, daß daran irgend etwas auszusetzen ist.«

»Warum glauben Sie, ist es schlecht, wenn er so etwas tu? Ist das in irgendeiner Form schädlich für ihn?«

»Nein. Ich meine auch, Sie sollten ihm die Gelegenheit bieten, in ein paar Jahren die Sexualität zusammen mit dem Mädchen zu erkunden, das er liebt, ohne daß er dauernd versucht ist, jetzt jemanden zu beobachten. Denn ich kann mir schon vorstellen, daß es sehr schwer ist, nicht zuzusehen, wenn es da unten in dem Appartment losgeht. Wo macht er seine Hausaufgaben? Genau an dem Fenster?«

»Ja. Wahrscheinlich kann er seine Hausaufgaben in der Nähe des Fensters machen, von wo aus er sie auch beobachten kann.«

»Wenn ich an Ihrer Stelle wäre, würde ich mit ihm reden. Hat er es Ihnen erzählt?«

»Ja, er hat es mir erzählt. Wir haben ein sehr offenes Verhältnis zueinander.«

»Das ist gut. Wissen Sie, was Sie noch machen könnten? Vielleicht wird er es nach einer Weile leid.«

»Das habe ich auch gedacht und daher gemeint, keinen so großen Wirbel deswegen zu machen und ihm zu sagen, es nicht zu tun.«

»Ich würde ihm nicht sagen, daß er es nicht tun soll. Denn das ist unrealistisch. Wenn so etwas geboten wird, praktisch eine Gratisshow – die bekommt er ja wirklich, ohne etwas dafür bezahlen zu müssen. Aber ich neige dazu, es dem Paar zu sagen. Ich will Ihnen noch etwas sagen. Wenn Ihr Sohn sie beobachtet, dann steht wahrscheinlich das ganze Haus – ich kann mir das richtig vorstellen – das ganze Haus da, und ...«

»Nehmen die Sache auf oder so.«

»Genau. Sie alle bekommen eine Gratisshow. Sie machen auf mich den Eindruck eines großartigen, besorgten Vaters. Sagen Sie Ihrem Sohn nicht, er solle nicht zusehen, denn das ist unrealistisch. Und stellen Sie sich auch nicht hin und schauen gemeinsam mit ihm zu. Das wäre nicht gerade das Beste. Wenn Sie zusehen, machen Sie es von einem anderen Fenster aus, ja? Dagegen ist nichts zu sagen. Gönnen Sie sich den Spaß. Aber ich würde dem Paar erzählen, daß sie wahrscheinlich eine Graitsshow liefern, und wenn sie wirklich nichts davon ahnen, werden sie Ihnen wahrscheinlich sehr dankbar sein.«

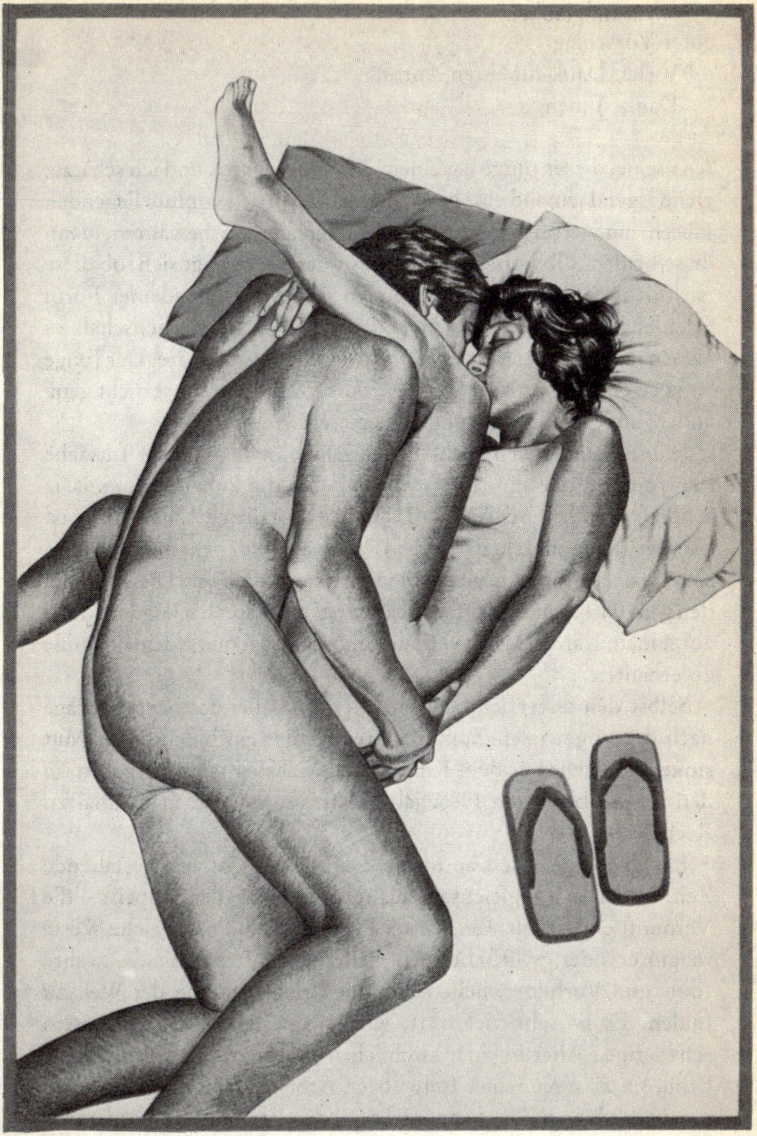

»Ich werde mir das zu Herzen nehmen. Ich glaube, das ist ein guter Vorschlag.«

»Vielen Dank für Ihren Anruf.«

»Danke Ihnen.«

Ich meine, dieser Junge hat einen sehr netten Vater, und ich schätze, wenn irgend jemand eine gute Chance hat, in den vor ihm liegenden Jahren ein vertrauenswürdiges Miteinander zu bewahren, dann diese beiden. Obwohl der Vater besorgt ist – er fragt sich, ob diese nächtliche Gratisvorstellung seinem Jungen in irgendeiner Form Schaden zufügen kann –, sieht er davon ab, ihn zur Rechenschaft zu ziehen und respektiert seine Gefühle, seine Privatsphäre. Der Junge ist ja eigentlich gar kein Spanner, oder? Müßte er sonst nicht ganz anders auf diese Darbietungen reagieren?

Häufig sehen sich manche Eltern ganz plötzlich mit der Tatsache konfrontiert, daß ihr »Baby«, ihr Kind in die Pubertät kommt, ja schon mittendrin ist. Wie ist das nur so plötzlich geschehen? Es ist wie bei Tevje und Jenta in dem Musical *Anatevka*: Beide fragen sich, was aus ihrem kleinen Mädchen geworden ist. Die Frau hat den ganzen Tag hart im Haus gearbeitet, der Vater hat auf der Straße auf seinem Karren Milch verkauft und sich abgemüht, seine Familie zu ernähren...

Selbst den zuversichtlichsten Eltern darf bei der bangen Frage nach der ungewissen Zukunft ihrer Kinder ein bißchen der Mut sinken. Wie wird es dem Kind in den nächsten Jahren ergehen, in den so wildbewegten Flegeljahren? fragen sie sich manchmal zu Recht.

Ich glaube ganz fest an Ideale. Die Pubertät ist eine gestaltende Zeit, in der sich – gleichsam aus mehreren Quellen gespeist – die Vernunft entwickelt. Ein starker Idealismus und moralische Werte religiöser oder politischer Art helfen dem Jugendlichen, wahre Idole und Vorbilder, helfen ihm die Orientierung in der Welt zu finden. Es ist sehr viel wert, wenn man Jugendliche in diesem schwierigen Alter in einer kirchlichen Jugendgruppe unterbringen kann, sie zu irgendeiner freiwilligen Arbeit – etwa in einem Sommerlager – bringt. Das formt nicht nur den Verstand und fördert das soziale Verhalten, sondern der junge Mensch kann sich einmal so richtig austoben, aus seinen vier Wänden ausbrechen. Die Abenteuerlust wird befriedigt, ohne daß der Jugendschutz in Gefahr gerät.

Die Eltern müssen wählen, welche Gruppe in Frage kommt. Dabei werden sie natürlich nach ihren Erziehungsgrundsätzen und Wertvorstellungen handeln. Manche werden deswegen sagen, dies komme der Gehirnwäsche eines unschuldigen Kindes gleich, weil es in die religiöse und weltanschauliche Schablone der Eltern gepreßt werde. Das ist richtig. Aber wenn die Eltern nicht versuchen, ihre Kinder zu beeinflussen, machen es andere. Eltern können das Kind nicht so lange im Zustand moralischer Unschuld halten, bis es – dem jugendlichen Alter entwachsen – über sich selbst bestimmen kann. Bis es soweit ist, ist das Mädchen oder der Junge bereits geformt, oder – was noch schlimmer ist – es ist überhaupt nichts geschehen, der Welt wurde eine weitere moralische Null beschert. Doch gerade das ist eine meiner Grundüberzeugungen: Jeder Mensch braucht Orientierung im Leben!

Jedes Elternpaar muß mit der plötzlichen Erkenntnis rechnen, die Verantwortung für einen Teenager, für einen Heranwachsenden – halb Kind, halb Erwachsener – übernehmen zu müssen, der uns manchmal durch seine ungewöhnliche Reife, dann aber wieder durch seine kindlichen Verhaltensweisen überrascht. Wir Eltern sind offen gestanden auf so etwas nicht gut vorbereitet. Das ist die Quittung für jene freiwillige Entscheidung, ein Kind zu haben, oder für jene unfreiwillige Hinnahme, ein Kind in die Welt gesetzt zu haben, ohne es eigentlich zu wollen.

»Was sollen wir jetzt machen?« fragte mich eine Freundin vor kurzem. »Was sollen wir uns alles zulegen? Gib uns eine Liste mit Büchern, die wir herumliegen lassen können, mit weisen Sprüchen, strategischen Maßnahmen, drakonischen Mitteln, Kondomen, Tampons ...«

Bevor Sie sich das Haus mit all diesen Sachen vollstellen, möchte ich Ihnen einige, etwas grundlegendere Dinge nennen, die Sie wirklich gebrauchen können: Gute Laune, die beste, die Sie aufbringen können, dann Humor, Geduld und Achtung. Diese Einstellung ist vorteilhaft, wenn man mit Erwachsenen oder teilweise Erwachsenen umzugehen hat. Versuchen Sie, es sich leicht zu machen. Nicht daß Sie träge oder nachlässig sein sollten, aber es läuft besser, wenn Sie den Dingen, die auf Sie zukommen, mit Gelassenheit und Zuversicht entgegensehen. Und wenn Sie das nicht ganz so schaffen, dann mogeln Sie ein wenig. Es hilft Ihnen und Ihren Kindern, wenn Sie guter Dinge sind.

Und rechnen Sie um Gottes Willen nicht immer mit dem Schlimmsten! Einen Sohn oder eine Tochter im Teenageralter zu haben (oder auch mehrere), kann ausgesprochen schön und häufig sogar eine große Freude sein. Glauben Sie mir, ich habe es am eigenen Leib erlebt. Machen Sie einen großen Bogen um all die pessimistischen Vorahnungen, die sich dann auch prompt erfüllen. Ich hoffe, daß Sie spätestens dann, wenn Sie entdecken, daß Ihr Kind im Begriff ist, ein Erwachsener zu werden, ihm schon einige wichtige Erkenntnisse vermittelt haben. Bevor im Leben Ihrer Kinder so manch Aufregendes (weil Unvorhergesehens) passiert, sollten Sie gewappnet sein.

Der geeignete Zeitpunkt für eine sinnvolle Sexualaufklärung läßt sich nicht allgemein festsetzen. Aus meiner Erfahrung – insbesondere denke ich da an einen Fall – würde ich bei einem Mädchen das Alter von neun Jahren für nicht zu früh halten. Das Mädchen, an das ich denke, bekam in diesem Alter in einem Sommerlager ihre erste Blutung und war völlig unvorbereitet. Erschrecken Sie also nicht, das Einsetzen der Monatsregel in diesem Alter ist nicht ungewöhnlich! Gerade heutzutage ist die körperlich rasche Entwicklung vieler Kinder mit ein Grund für das frühe Eintreten der Sexualreife. Früher als bisher üblich knospen die Brüste, wird die Stimme tiefer und das Kind zum »Mann« oder zur »Frau«.

Das junge Mädchen, von dem ich oben sprach, bemerkte einen Blutfleck in ihrem Schlüpfer und geriet daraufhin in Panik. Sie wußte nicht, was das zu bedeuten hatte und schämte sich zu fragen. So versteckte es das Höschen unter der Matratze. Mit dem nächsten machte sie es ebenso, und mit dem übernächsten auch. Doch dieses Versteckspiel flog bald auf, weil ein anderes Mädchen, das ebenfalls in dem Zelt schlief, festgestellt hatte: »Hier drin stinkt was!« Glücklicherweise war der Betreuer, der die versteckten Höschen fand, ein einfühlsamer junger Mann, der die Gemüter im Zelt sanft, aber entschieden beruhigte und dann ein ermutigendes Gespräch mit unserem Mädchen führte und die Schlüpfer ohne viel Aufhebens waschen ließ. Doch wenn man vorgesorgt hätte, hätte man dem Kind die Angst ersparen können.

Wie kann man Sexualaufklärung angstfrei und unverkampft vornehmen? Ich denke, es wäre vielleicht ein ganz guter Einfall, wenn ein Mädchen, das den betreffenden Tag bereits hinter sich hat, eine Party feiern ließe, vielleicht ein kleines Familienfest mit Kuchen und allem drum und dran.

Über die ersten Blutungen gibt es eine Menge von Schauergeschichten. Im letzten Jahrhundert, so wird berichtet, soll es einmal ein Mädchen gegeben haben, das gerade, als es die erste Regel bekam, allein zu Hause war. Das Mädchen bekam große Angst, weil es meinte, es müßte verbluten. Nun hatte es irgendwann einmal gehört, daß man Blut mit kaltem Wasser zum Stillstand bringen könnte und stieg deshalb in eine mit Eiswasser gefüllte Sitzbadewanne. Als das passierte, war das Mädchen 16 Jahre alt. Ihre Mutter hatte geglaubt, die Zeit für eine Aufklärung wäre noch nicht gekommen und hatte sich immer damit getröstet, dies könnte sie immer noch später in Angriff nehmen.

Man sollte Mädchen über die körperlichen Veränderungen in der Pubertätszeit in Kenntnis setzen und man sollte Jungen auf spontane Erektionen, unbeabsichtigte Ejakulationen und wilde Träume vorbereiten. Zu diesem Thema gibt es wertvolle Bücher, die sehr hilfreich sein können.

In unseren Tagen versuchen überall auf der Welt Eltern mit unterschiedlichem Geschick und dementsprechendem Erfolg, ihre Kinder auf das »Leben« vorzubereiten. Obwohl sie dabei selbst eine Menge Herzklopfen haben, springen sie in das kalte Wasser und tun ihre Pflicht, was gegenüber früheren Zeiten ein ungeheurer Fortschritt ist. Doch nicht in allen Gesellschaften wird diese Notwendigkeit als eine lästige Pflicht angesehen, im Gegenteil. Erst kürzlich habe ich gelesen, wie Mütter in ägyptischen Dörfern für gewöhnlich ihre Töchter aufklären: Verteilt über einen langen Zeitraum werden alle Einzelheiten in mehreren, im Plauderton gehaltenen Lektionen in der eigenen Hütte geschildert. Wenn dann ein Mädchen heiratet, ist es noch eine Jungfrau, was in diesem Land als selbstverständlich vorausgesetzt wird. Doch es ist keineswegs unschuldig, es weiß alles über die Sexualität, was in seinem späteren Eheleben sicher von Nutzen sein wird.

Eltern in Amerika oder Ehepaare, die oft die besten Absichten hinsichtlich ihrer Jeans-Kinder haben, raffen sich im allgemeinen nur zu ein paar qualvollen und gequälten Gesprächen auf. Und wenn sie dann das Thema erneut anschneiden wollen, stellen sie oft fest, daß die Kinder einfach nicht mit ihnen reden wollen und außer einem mit steinerner Miene vorgebrachten »Jaah« und dann einem »Muß jetzt weg« nichts herauskommt. Manchmal reicht es nicht einmal dazu! Der Gesprächsfaden ist abgerissen.

Wenn das in Ihrer Familie passiert, lassen Sie die Kinder in Ruhe. Versuchen Sie nicht, ein Gespräch zu erzwingen. Lassen Sie Bücher und Aufsätze im Haus herumliegen, damit jeder sie lesen kann, und warten Sie, bis das Thema von selbst zur Sprache kommt. Ansonsten lassen Sie die Jugendlichen den Lesestoff selbst entdecken. Sie werden die Sachen schon lesen.

Während dieser Zeit kommt es in einigen Familien vor, daß man sich über die Teenager lustig macht – eine ganz schlimme Sache! Die Spaßvögel in der Familie müssen an die Leine genommen werden, denn manchmal ist das Hänseln sogar sehr, sehr schädlich für den betreffenden Jugendlichen. Die jungen Brüste des Mädchens sind etwas äußerst Heikles. Es weiß vielleicht nicht, wie es unbefangen vor die anderen hintreten soll mit diesen sichtbaren Zeichen der Veränderung. Es wäre lieber ein Kind ohne Brüste oder eine erwachsene Frau mit voll entwickelter Brust, aber dieses Zwischenstadium gefällt ihm überhaupt nicht. Es macht sich Gedanken, daß die Brüste vielleicht nie die richtige Größe oder Form bekommen, wie es es von Filmen und BH-Anzeigen herkennt. Oder es geniert sich, daß es an seinem jungen, noch ziemlich unproportionierten Körper so riesig wirken. Nichts kann verletzender sein, als mit abgeschmackten Witzen auf seinen Busen aufmerksam zu machen.

Einen Jungen sollte man nicht damit necken, daß er sich so lange im Bad aufhält. Keine Späße darüber, was für ein Draufgänger er ist, denn er kann ohnehin vor Kraft schon nicht mehr geradeaus gehen!

Ich möchte nicht den Eindruck erwecken, daß man keinen Fehler machen darf, da der/die Jugendliche sonst zu einem Neurotiker wird, oder daß das Leben während dieser Zeit ein Muster vorbildlichen Verhaltens sein sollte: nie ein böses Wort, nie ein Türenschlagen. Aber die Ausbrüche sollten echte Ausbrüche, die Fehler wirkliche Fehler sein. Erfinden Sie keine Qualen für die sich entwickelnden jungen Leute!

Die Jugendlichen in diesem Alter sind selbst nicht immer sehr taktvoll. Sie können ganz unvermittelt fragen, warum Papa immer noch nicht diesen abscheulichen Schmerbauch losgeworden ist, oder die Meinung zum besten geben, daß die Mutter ja sowieso kein Sexualleben mehr hat, oder ähnliches mehr. Das sind gute Gelegenheiten zu beweisen, wie gut ein beherrschter Erwachsener mit Gedankenlosigkeit und Taktlosigkeit fertig werden kann. Bleiben Sie bei Kritik Ihrer heranwachsenden Kinder ganz ruhig, so als wäre diese zu Ihrem Besten gemeint. Auf eben dieselbe Weise sollen doch auch Ihre Kinder Kritik aufnehmen, nicht wahr? Sie müssen selbstverständlich nicht jedes schlechte Benehmen unterwürfig hinnehmen, aber zeigen Sie wenigstens hin und wieder, daß Sie einen guten Rat nicht nur geben, sondern auch annehmen können.

Achten Sie auf den persönlichen Bereich Ihrer Kinder und betrachten sie diese Maxime im familiären Miteinander als absolut notwendig. Klopfen Sie an die Tür, vor allem an die des Kinderzimmers. Nicht nur, damit die Kinder ungestört onanieren können, was sie auch sollten, sondern auch aus anderen Gründen. Da gibt es beispielsweise das besondere Buch, das besorgt wurde und an dem angeblich überhaupt nichts Interessantes ist, dann die Versuche vor dem Spiegel, eine Miene der Unnahbarkeit einzustudieren, das Betrachten der eigenen Körperformen im Spiegel und anderes mehr, das Sie einfach übersehen sollten. All das gehört nämlich zum Intimbereich, den Sie auch jedem Erwachsenen zugestehen würden, also warum auch nicht Ihrem Kind? Gerade gegenüber einem pubertierenden Teenager seien Sie besonders taktvoll! Überprüfen Sie nicht die Hausaufgaben; damit sollen sich die Lehrer herumschlagen. Signalisieren Sie lediglich Ihre Hilfsbereitschaft, wenn irgendwelche Fragen und Probleme bei den Schularbeiten auftauchen sollten. Wenn Sie einmal selbst eine Antwort nicht parat haben, zeigen Sie, wie man im Wörterbuch, im Lexikon nachschlägt, oder wie man sonstwo – etwa in einer Bibliothek – an

Informationen rankommt. Sollten dann auch Fragen mehr persönlicher Natur auftauchen, kommt Ihr Sohn oder Ihre Tochter vielleicht von selbst zu Ihnen, anstatt schweigend vor sich hinzugrübeln.

Ist der Heranwachsende beeindruckt von der Art, wie Sie die Dinge anpacken, steigen Ihre Aktien. Vielleicht wird Ihnen sogar die Ehre zuteil, daß Sie die erste Person sind, die Ihr Kind mit der Bitte um Rat aufsucht, wenn jene typischen Pubertätsschwierigkeiten auftreten. Anstatt sich fragwürdigen Freunden anzuvertrauen, wird es sich an Sie wenden und dabei mehr profitieren! Beachten Sie aber folgenden Rat: Lesen Sie nie das Tagebuch Ihres Kindes, etwa um es besser kennenzulernen! Mit ziemlicher Sicherheit enthält ein solches Büchlein Notizen, die nicht für Ihre Augen bestimmt waren. Würde Ihr Kind davon Wind bekommen, könnte das Verhältnis auf Jahre hinaus gestört werden.

Ich bin der Meinung, daß es sehr gut für einen Jugendlichen ist, wenn er die absolute Gewißheit haben kann, seine Gedanken, Empfindungen und persönlichen Erlebnisse in einem Tagebuch festzuhalten. Der junge Tagebuchschreiber baut sich aus Erinnerungen und Wunschvorstellungen seine rosaroten Luftschlösser. Es sind Träume, die möglicherweise in seinen späteren Jahren wahr werden. Dieses Gefühl der eigenen Identität, der persönlichen Empfindungen und angenehmen Seiten des Lebens ist sehr wichtig für ein späteres, emotional gefestigtes Leben. Es gibt dem Betreffenden das Gefühl, er hätte ein Recht so zu sein, wie er möchte. Er will das Gefühl haben, nicht von anderen überrollt zu werden. Wenn das Tagebuch einmal 20, 30 oder gar 40 Jahre alt ist, gibt es dem Verfasser einen guten Einblick in die eigene Vergangenheit. In diesem Zusammenhang sollten Eltern eine wichtige Regel beachten: Lesen Sie nie einen Brief, der nicht an Sie adressiert ist! Und noch eins: Seien Sie tolerant gegenüber kleineren Nachlässigkeiten. Die mitten im Zimmer liegenden Schuhe zu übersehen, macht das Leben für alle Beteiligten leichter. Sie müssen ja nicht ewig dort liegen bleiben, aber lassen Sie den Zorn wegen derartiger Dinge nicht zur Routine werden. Geduld ist in einer Familie etwas Besseres als militärische Ordnung.

Lassen Sie die Kinder ihre Zimmer selbst aufräumen. Es ist an der

Zeit, daß man ihnen diese Verantwortung überträgt. Ich meine, man sollte nicht die ganze Zeit deswegen hinter ihnen her sein. Lassen Sie sie in ihrem Zimmer schalten und walten. Sie sollten dort so leben können, wie sie es selbst möchten.

Ich kenne eine Frau, die dieses Laissez-faire mit beeindruckendem Erfolg praktiziert hat. Ihre Kinder wurden Muster an Ordentlichkeit und Sauberkeit, während es bei ihr selbst nie sehr aufgeräumt war. Wenn ein Jugendlicher selbst für sein Zimmer ganz allein verantwortlich ist, fördert das bei ihm das Gefühl, selbst die Verantwortung für die eigenen Angelegenheiten zu haben, das Gefühl, erwachsen zu sein. Sowohl Sie als auch Ihre Kinder müssen sich an diesen neuen Lebensabschnitt gewöhnen. Es ist zum Vorteil aller.

Das Ringen der Kinder um Unabhängigkeit beschert den Eltern so manchen bitteren Augenblick. Sie werden sich des öfteren traurig und verlassen fühlen. Aber es hat auch sein Gutes: Eine Freundin fuhr mit ihren Kindern in den Skiurlaub, stand dann stundenlang am Idiotenhügel und sah ihnen zu, fror sich die Zehen ab und wünschte, sie könnte mit ihren Freunden Ski laufen. Am Ende dieser selbstlosen Aufopferung bekam sie dann obendrein von ihren Kindern noch zu hören: »Du bist zu langsam, Mama!« Sie ließen sie stehen. Undankbare Bande! Tränen waren die Folge. Aber dann wurde der Mutter klar, daß sie von nun an, da die Kinder sie nicht mehr brauchten, mit ihren Freunden Ski laufen konnte. So empfand sie das schöne Gefühl, den Kindern zu ihrem Können verholfen zu haben. Sie wußte, die Kinder würden fortan auf eigenen Füßen stehen.

Sie als Eltern sind natürlich permanent bemüht, ihren Kindern auf die Sprünge zu helfen, solange Sie sie großziehen. Am Anfang, wenn die Kinder sich ihr Leben auch außerhalb der Familie einrichten, geht es nicht ohne einige Ängste ab. Viele Eltern befürchten den schlechten Einfluß irgendwelcher Straßenbekanntschaften und versuchen daher, ihre Sprößlinge bei Jugendgruppen und in Ferienlagern unterzubringen. Diese Eltern können ihren Kindern ein bestimmtes Maß an Freiheit gewähren und haben selbst das sichere Gefühl, daß alles in Ordnung ist.

Was hat das aber nun alles mit dem Sex zu tun? Warum kommt so etwas in einem Buch über guten Sex vor? Ganz einfach: In Jugendgruppen und Ferienlagern sind im Pubertätsalter für Ihr Kind bei Tanzveranstaltungen, gemeinsamen Spielen und Ausflügen ungezwungene Kontakte zum anderen Geschlecht möglich. Vielleicht wehren sich Ihre Kinder mit Händen und Füßen dagegen, zu einem so braven geselligen Beisammensein gepreßt zu werden. Aber der Versuch lohnt sich, und wenn Sie genügend aufrichtige Anteilnahme zeigen und etwas nachhelfen, bleibt vielleicht auch etwas hängen.

Wer hat die Zeit für all das? Niemand natürlich – aber Sie sollten es trotzdem versuchen. Versuchen Sie nicht, Ihre Kinder allein zu erziehen, ohne die vielen Hilfen, die Ihnen von staatlichen und kirchlichen Organisationen geboten werden. Die gleiche Gesellschaft, die so viele Gefahren für Kinder förmlich produziert, bietet auch mannigfachen Schutz: Kirchen, Synagogen, Gemeindehäuser und staatliche Organisationen, die Jugendzentren unterhalten, sind sehr zu empfehlen. Hier können sich Ihre Kinder in einer einigermaßen behüteten Umgebung, jedoch in ungezwungener Weise mit dem anderen Geschlecht treffen. Und kommen Sie mir nicht damit, Sie selbst seien kein geselliger Mensch! Kommen Sie Ihren erzieherischen Verpflichtungen nach, zum Besten Ihrer Kinder, und nutzen Sie die sozialen Einrichtungen in Ihrer Nachbarschaft, in denen ihre Kinder den notwendigen gesellschaftlichen Halt finden. Sie denken jetzt vielleicht, das ist ja alles schön und gut, aber furchtbar konventionell und bürgerlich. Ich kann nicht anders, mir gefällt dieser beschützende Aspekt einer bestimmten Art von Gemeinschaftsleben. Schließlich habe ich als Sexualtherapeutin eine offene und ungezwungene Sexualerziehung im Auge! In dieser Art von Einrichtungen sehe ich eine großartige Möglichkeit für Jungen und Mädchen, sich kennenzulernen und sich daran zu gewöhnen, miteinander umzugehen. Schließlich möchten Sie ja nicht, daß Ihr Kind zu schüchtern ist, um jemanden anzusprechen, um jemanden zum Schulball oder zu einer Party einzuladen. Diese Art von geselligem Beisammensein, an die ich denke, verdirbt niemandem die gute Laune und unterbindet weder Lächeln, Händchenhalten noch andere Gunstbeweise.

Ich bin nicht dafür, daß sich Teenager auf sexuelle Experimente einlassen. Für die starken sexuellen Drangperioden, die mit 13, 14 oder 15 Jahren auftreten, empfehle ich ganz offen, sich Phantasiebildern hinzugeben. Auch die Wunschbilder, die sich um Filmstars ranken, können keinen wirklichen Schaden anrichten, sondern nur irgendwelche Vorstellungen wachrufen, die den Beziehungen im wirklichen Leben im Weg stehen können. Wer ist schon in so jungen Jahren bereit, die Verantwortung für eine sexuelle Beziehung zu übernehmen? Die Phantasie und das Onanieren sind die eigentlichen Befreiungen, und sie sollten auch die Privatangelegenheit der Jugendlichen bleiben. Dazu gehören aber nun einmal das Tagebuch, die Briefe und das vielleicht nicht aufgeräumte eigene Zimmer.

Früher oder später wird der Teenager eine engere Beziehung zu einem Gleichaltrigen aufnehmen. Sie können dann nicht ständig als Tugendwächter dabei sein. Ab welchem Alter sollten Sie solche Kontakte also gestatten? Ich glaube nicht, daß Sie solche Beziehungen überhaupt verhindern können. Sie sollten es auch erst gar nicht versuchen. Sie sollten Ihr Kind beeinflussen, damit es sich zu einem gefühlsstarken und verantwortungsbewußten Erwachsenen entwickeln kann. Sie sollten Ihr Kind nach bestem Wissen und Gewissen sexuell aufklären, wozu auch gehört, wie und wo er/sie Verhütungsmittel bekommt. Sonst aber sollten Sie sich aus dem Sexualleben der Jugendlichen heraushalten und dankbar sein, wenn diese auch den Takt besitzen, nicht in Ihre Intimsphäre einzudringen. Ich weiß, daß es religiöse Gemeinschaften und Volksgruppen gibt, innerhalb derer die jungen Erwachsenen ein sehr eingeschränktes Leben führen, was von den Älteren auch nachdrücklich gewünscht wird. Unter meinen Klienten und Anrufern sind viele junge Leute, die wissen, daß man von ihnen die Keuschheit bis zur Eheschließung erwartet. Für sie ist das nichts Außergewöhnliches; es ist einfach die Art zu leben, die man von ihnen erwartet. Einige von ihnen werden vielleicht in späteren Jahren einen Sexualtherapeuten konsultieren müssen. Dabei glaube ich allerdings nicht, daß solche Menschen ihn nötiger brauchen als Leute, die weniger streng erzogen worden sind. Sie haben häufig spezifische Probleme, aber häufig ähneln ihre sexuellen Probleme denen von freier erzogenen Menschen. In diesem Zusammenhang möchte ich betonen, niemand möge glauben, ich verordnete jungen Leuten ein »befreites«

oder »permissives« Sexualleben. Die Kinder sexuell repressiver Eltern sind in vieler Hinsicht gar nicht so unglücklich, weil ihnen die festen Sitten und Gebräuche ihrer Religion oder ihrer Volksgruppe enge, aber eindeutige Verhaltensregeln an die Hand geben. Sie müssen nicht die schwere Last tragen und selbst entscheiden, wie sie sich sexuell verhalten sollen, müssen keine eigenen Regeln aufstellen oder versuchen, alles ohne Hilfe herauszufinden.

Liberale Eltern sind sich häufig nicht darüber im klaren, welchen Weg ihr Kind während der sexuellen Entwicklung gehen soll. Moderne Eltern sind theoretisch für ein freizügiges sexuelles Verhalten, doch insgeheim haben sie Angst um ihre Sprößlinge. Ich behaupte, daß das ein typisches Verhalten, wenn auch nicht die ausschließliche Regel ist. Zwar gibt es Eltern, die ihren hilfesuchenden Teenagern nicht nur emotionale Sicherheit durch ein behütetes Privatleben bieten können, sondern die darüber hinaus ganz praktisch denken, und ihren Kindern Verhütungsmittel in die Hand drücken, doch sehr viel häufiger treffe ich auf Eltern, die von Entschlußlosigkeit und Sorgen geplagt werden, eine Unsicherheit, die die Kinder natürlich spüren, deswegen unter Ängsten leiden und sich häufig nur widerstrebend und aus einer mißverstandenen Anpassung heraus auf den Sex einlassen.

Ich sage nicht, schickt eure Kinder nach draußen, damit sie sich selbst ein Bild vom Sex machen, das ist der Weg zu gesunder und glücklicher Sexualität! Mir sind jene Eltern unendlich viel lieber, die eindeutige Richtlinien bieten können. Doch wenn Sie nur ganz vage meinen, für die sexuelle Freizügigkeit eintreten zu müssen, andererseits aber Angst haben, sie Ihren Kindern zu gewähren und sich statt dessen lieber in mürrisches Schweigen hüllen, handeln Sie nicht so verantwortungsvoll wie jemand, der ein ganz klares Ziel vor Augen hat und der seinen Kindern dies ganz klar vermittelt.

Wenn Sie dem Jugendlichen nicht ausdrücklich und unmißverständlich erklären, daß Sie gegen Sex vor der Ehe sind oder gegen Sex unter 18 Jahren, sollten Sie sich darüber im klaren sein, daß Sie damit stillschweigend dem Sex der Halbwüchsigen zustimmen. Selbst wenn Sie aber gestatten, daß Ihre Kinder sich mit gleichaltrigen Partnern auf sexuelle Experimente einlassen, haben Sie immer noch das elterliche Recht, zu verlangen, daß sie sich dabei vernünftig verhalten, also sich vor etwaigen Schwangerschaften schützen sollen. Sie ersparen sich damit unnötige Sorgen und qualvolle Ängste. Wenn man 17 und verliebt ist, bedeutet das noch nicht, daß man das Recht hat, die Schule zu schmeißen oder die Eltern nächtelang in Angst und Schrecken zu halten.

Ab welchem Alter geben Sie stillschweigend Ihr Einverständnis?

Eine Mutter wurde rundheraus von ihrer Tochter gefragt: »Was würdest du sagen, wenn ich Sex mit Ted hätte?« Die Mutter sagte, sie hätte Bedenken, grübelte über das Für und Wider und schickte sich schließlich mit einigem Unbehagen in das Schicksal. »Aber was hat sie eigentlich gemeint?« fragte sich die Mutter später. »In der nächsten Woche oder in der vergangenen?«

Sie müssen versuchen, so gut Sie es können, Ihre Sprößlinge zu beeinflussen, damit diese sich so verhalten, wie Sie es gern hätten. Und dann können Sie nur noch hoffen, daß Ihr Einfluß irgend etwas bewirkt. Viele Teenager, vor allem ältere, gehen nur widerstrebend eine Beziehung ein, die höchste Verantwortung von ihnen verlangt und Verpflichtung bis zum letzten. Aber sobald man ihnen einmal erlaubt hat, sich zu verabreden und auch eine begrenzte sexuelle Bindung aufzunehmen, sollte man sich nicht mehr einmischen.

Ich kenne eine Mutter, die sich in das Bett ihres Sohnes legte, so daß er sie wecken mußte, wenn er von einer Verabredung nach Hause kam. Sie fragte ihn dann aus, wo er gewesen war, mit wem, ob er das Mädchen geküßt, seine Brust, seine Genitalien berührt hatte und so weiter. Das ist ungeheuerlich und trübt das ganze Bild, das der junge Mensch vom Sex hat, ganz zu schweigen davon, daß er zutiefst gedemütigt wird.

Sie können auf einer Zeit bestehen, zu der Ihre Kinder spätestens zu Hause sein müssen, zur Sicherheit der Kinder und auch zu Ihrer Beruhigung. Aber wenn Sie ihnen das Recht eingeräumt haben, abends auszugehen, sollte sich nicht eine Befragung der Intimsphäre anschließen.

In einigen Familien hat der verliebte Jugendliche das Vorrecht, das ihm entweder mündlich oder stillschweigend eingeräumt wurde, sich in der elterlichen Wohnung, im allgemeinen im Zimmer des Jugendlichen, sexuell zu betätigen. Das setzt voraus, daß Sie sich nichts anmerken lassen und so tun, als glaubten Sie, die Kinder würden im »Kinderzimmer« Platten hören. Vielleicht gehen Sie aber auch ganz einfach eine Weile aus dem Haus oder unternehmen sonstige Ausweichmanöver. Doch über das, was sich hinter der verschlossenen Tür abspielt, sollten Sie sich bemühen, keinen Ärger aufkommen zu lassen, den Sie vielleicht sogar am nächsten Tag wegen etwas völlig anderem – vielleicht wegen der Schuhe, die mitten im Zimmer liegen – abreagieren müssen. Fair ist fair – Sie haben die Erlaubnis gegeben und dürfen sie nicht auf diese Weise unterlaufen, ohne dann einzuräumen, daß Sie einen Fehler gemacht haben.

Ich bin eine große Verfechterin von Listen. Wenn Sie einen Teenager in der Familie haben, der verliebt ist, könnten Sie eine Liste anlegen, auf der steht, was Sie möchten und was Sie nicht möchten. Sie möchten nicht: Vernachlässigen der Hausaufgaben, Trinken, Rauschgift, Sex ohne Verhütungsmittel, Fortbleiben über die ausgemachte Zeit hinaus, ohne anzurufen, etc. Sie mögen: ein im großen ganzen höfliches und verantwortungsbewußtes Familienmitglied, einen fröhlichen Jugendlichen und einen netten Freund oder eine nette Freundin, wenn Sie dem Pärchen zufällig auf der Straße begegnen. Und so weiter. Selbst wenn Sie diese Liste Ihren Kindern nie zeigen, wird sie Ihnen vor Augen führen, was Sie möchten, und es Ihnen leichter machen, darauf zu bestehen.

»Ich toleriere sein Recht auf ein Liebesleben, aber ich kann das Mädchen nicht ausstehen.« Das ist eine weitverbreitete Meinung, die oft auf der Hand liegende Gründe hat. Die Kinder gehen nun einmal nicht immer mit den Leuten aus, die Ihnen gefallen. Gesellschaftliche Unterschiede, religiöse Vorbehalte oder ganz einfach ein bestimmtes Anderssein werden oft angeführt. Aber Sie können kein aufgeklärtes Kind von heute auf diese Weise überwachen. Ihre Kinder sind nicht dazu verpflichtet, Ihre Träume zu erfüllen. Sie müssen das Recht haben, ihr eigenes Leben zu wählen und zu leben.

Einen entsetzlich hohen Preis zahlt der Jugendliche, der wegen einer Bindung so gescholten wurde, daß er keinen anderen Ausweg mehr sah und davonlief. Sie müssen das Gefühl der Liebe respektieren, selbst wenn es in Ihren Augen nichts als Verblendung ist.

»Hallo, Dr. Ruth. Ich habe folgendes Problem, das heißt, es ist eigentlich nicht mein Problem, sondern das meiner Schwester. Meine Schwester ist 19 Jahre alt. Sie geht mit jemandem, der 27 ist.«

»Er ist 27?«

»Ja. Das Problem ist nun, daß mein Vater meine Schwester ihr ganzes Leben lang wie eine Zwölfjährige behandelt hat und so. Sie ist 19 Jahre alt, und wenn sie zu einer Verabredung geht, erwartet er, daß sie um elf wieder zu Hause ist. Gestern kam sie später, und er hat richtig verrückt gespielt und so. Was meinen Sie, sollte sie machen?«

»Also, zunächst einmal, Sie sind ein wirklich netter Bruder, daß Sie sich so um Ihre Schwester kümmern. Das gefällt mir sehr. Wenn sie noch zu Hause wohnt, hat sie halt keine andere Wahl. Sie muß sich diesen Regeln fügen. Auch wenn sie schon eine Erwachsene ist. Sie wohnt noch zu Hause; es hat also keinen Zweck, sich das Leben noch schwerer zu machen. Aber eine Sache möchte ich doch erwähnen, sie könnte sich nämlich einmal hinsetzen ... Ist eigentlich noch eine Mutter zu Hause?«

»Ja.«

»Ich meine, was Sie vielleicht machen könnten, Sie als Bruder, wäre, sich mit Ihrer Mutter und Ihrem Vater hinzusetzen und zu sagen, seht mal, die Schwester ist jetzt schon 19, sie ist kein kleines Mädchen mehr. Bisher hat sie immer alles befolgt, was ihr die Eltern gesagt haben, aber vielleicht sehen sie jetzt ein, daß sie einer Neunzehnjährigen durchaus einmal – sagen wir an einem Samstagabend, wenn sie am nächsten Tag ausschlafen kann – erlauben können, länger auszubleiben. Das würde ich an Ihrer Stelle machen.«

»Wissen Sie, das haben ihnen schon alle möglichen Leute erzählt. Ich sage meinem Vater nichts – ich bin noch ein Kind. Er hört mir überhaupt nicht zu.«

»Nein, nicht Sie. Ihre Mutter soll mit ihm reden. Sie reden mit Ihrer Mutter, und Ihre Mutter sollte mit Ihrem Vater sprechen und sagen: ›Sieh mal, anstatt sie unglücklich zu machen, warum versuchen wir es nicht einmal und sagen ihr, daß sie länger ausbleiben darf, aber daß sie uns anrufen muß, damit wir wissen, daß ihr nichts passiert ist.‹ Wissen Sie, das hat ein bißchen damit zu tun, daß man in der Großstadt lebt. Ich spreche jetzt als Mutter. Ich habe nämlich selbst zwei Kinder großgezogen. Manchmal sitzen die Eltern wirklich ziemlich unruhig zu Hause, wenn die Kinder außer Haus sind. Das ist keine böse Absicht. Das ist nicht der Wunsch, jemanden zu überwachen. Das hat schon was mit der Realität zu tun, denn wir leben in einer Großstadt. Sie sollte also Ihrer Schwester sagen, daß sie länger ausbleiben darf, daß sie aber so gegen zwölf anrufen soll, um mitzuteilen, wann sie etwa zu Hause sein wird. Dann können die Eltern schlafen gehen und brauchen sich keine Sorgen zu machen, ja?«

»Ist gut. Vielen Dank.«

»Danke, daß Sie für Ihre Schwester angerufen haben. Das war wirklich großartig. Auf Wiedersehen.«

»Danke.«

In diesem Fall soll also ein Familienmitglied sich so verhalten, als wäre es noch ein Kind, obwohl es bereits erwachsen ist. Es ist ein Beispiel dafür, wie man nicht mit einem gerade volljährig gewordenen Menschen umgehen sollte. Neunzehn, das weiß jeder vernünftige Mensch, ist in Wirklichkeit mindestens zwanzig oder einundzwanzig, höchstwahrscheinlich sogar eher fünfundzwanzig. Mir hat es wirklich gefallen, daß der Junge für seine Schwester angerufen hat. Außerdem hatte ich so das Gefühl, daß er vielleicht durchaus versucht, einen Präzedenzfall zu schaffen, der sich für ihn selbst einmal auszahlen könnte. Mehr Freiheit für das Schwesterchen bedeutet auch etwas mehr Freiheit für sich selbst.

Es gibt ganz unzweideutige Situationen, die Sie nicht selbst in den Griff bekommen können. Egal wie Sie Probleme in der eigenen Familie angehen wollen, einiges wird für Sie eine Nummer zu groß sein. Rauschgiftsucht und Alkoholismus können nicht vom Vater oder der Mutter bewältigt werden. Sie versuchen es vielleicht, aber am Ende braucht der Jugendliche doch Hilfe von außen. Holen Sie sich diese lieber früher als später.

Situationen innerhalb der Familie, die abträglich für die jugendlichen Kinder sind, verlangen nach Hilfe von außen.

»Hallo, Dr. Ruth. Ich heiße Audrey. Ich habe drei Töchter im Jugendlichenalter, das ist schon mal das erste Problem. Das eigentliche Problem ist aber meine älteste Tochter. Sie wurde schwanger, als sie 16 war. Sie hatte eine Fehlgeburt. Jetzt ist sie 18. Seit damals kommt sie nicht mehr von einem Gedanken los ... Sie will ein Kind haben. Sie ist nicht verheiratet. Sie hat sich mit einem Jungen überworfen, er ist in die Armee gegangen, er hat sie verlassen. Ich bin mit jemandem zusammen, ich bin geschieden, und sie trifft sich mit diesem Jungen, der mit dem Mann zusammenarbeitet, mit dem ich gehe.«

»Der Junge arbeitet zusammen mit Ihrem Freund?«

»Ja. Sie ist wie verzaubert von ihm und hat nichts anderes im Kopf... Sie geht erst seit kurzem mit ihm, und das einzige, worüber sie spricht, ein Kind zu bekommen. Ich weiß nicht, was ich ihr sagen soll.«

»Das verstehe ich. Ich will Ihnen etwas sagen. Was ich so heraushöre, ist ernster, als daß ich es jetzt am Telefon besprechen könnte. Ich würde Ihnen raten, mit ihr zu sprechen und ihr zu sagen, daß Sie sehr besorgt sind, daß Sie sie sehr lieben, daß das, was ihr widerfahren ist, vorbei ist, aber daß Sie der Meinung sind, sie sollte einen Therapeuten aufsuchen. Ist sie noch im College? Oder ist sie sonst irgendwo immatrikuliert?«

»Nein, sie ist nicht im College. Sie ist auf die High-School gegangen, dann auf eine Wirtschaftsfachschule, und dort ist sie ausgestiegen. Sie hat kein Interesse an der Arbeit und ist auch so ziemlich faul.«

»Arbeitet sie?«

»Nein, sie arbeitet nicht. Sie lungert im Haus herum und tut überhaupt nichts. Sie denkt die ganze Zeit nur an diesen Jungen. Sie denkt ans Heiraten und an Babys. Sie hat keine Lust zu arbeiten.«

»Wer unterstützt sie? Sie?«

»Ja, ich.«

»Das ist ein weiterer Grund. Ich meine, Sie sollten unbedingt Kontakt mit einer Familienberatungsstelle aufnehmen, entweder eine Ihrer Religionsgemeinschaft... Sie sagten, sie wohnen in Brooklyn?«

»Ja.«

»Nehmen Sie unbedingt Verbindung zu irgendeiner Beratungsstelle auf. Sie könnten folgendes machen, morgen früh anrufen bei... Welche Religion haben Sie?«

»Ich bin Jüdin.«

»Rufen Sie die jüdische Familienberatung an, und sagen Sie, Sie hätten ein ernstes Problem, es würde sich um Ihre Tochter handeln, Sie hätten gerne den Namen eines Sozialarbeiters oder Therapeuten in Brooklyn im Rahmen der jüdischen Familienberatung. Lassen Sie das nicht schleifen!«

»Ja, gut. Und dann noch etwas. Ich habe noch eine 14- und eine 16jährige Tochter, und ich befürchte, daß meine älteste Tochter einen schlechten Einfluß auf sie ausübt, denn sie reden über nichts anderes als Sex.«

»Natürlich. Und vor allem in Ihrem Fall, wo sie weiß, daß Sie einen Freund haben, was für Sie eine gute Sache ist. Das ist eine große Sorge. Ich würde darauf bestehen, daß sie mit jemandem spricht. Sie können darauf bestehen, vor allem weil sie nicht arbeitet. Mit den beiden Jüngeren, der 14- und der 16jährigen, würde ich selbst reden.«

»Deswegen mache ich mir ganz besonders Sorgen, denn sie hören die Sachen von ihr, und sie bekommen mit, daß sie laufend die Freunde wechselt.«

»Ich würde unbedingt mit ihnen sprechen. Ich würde ihnen sagen, seht mal, egal was eure Schwester macht, ich versuche, ihr zu helfen. Sagen Sie Ihnen, daß Sie versuchen, sie zu einem Berater zu bringen, aber sagen Sie ihnen auch, daß Sie glauben, daß Sexgespräche allein nicht genügen, um ein interessanter Mensch zu scin.

Wie ist es denn mit den jüngeren in der Schule? Machen sie sich gut?«

»Das geht gut, obwohl sie mehr an Sex denken als an ihre

Hausaufgaben. Das reibt sie völlig auf. Sie machen mir ganz schön Sorgen.«

»Das glaube ich. Ich meine, Sie sollten sich unbedingt an die jüdische Familienberatung wenden.«

»Vielen Dank.«

»Es hat mich gefreut. Alles Gute für Sie.«

»Danke.«

Eine solche Situation übersteigt alles, was eine Mutter tun kann, und je eher sie Hilfe von außen holt, desto besser.

Ich möchte als letzten Eindruck vom Leben mit Jugendlichen ungern ein so düsteres Bild stehenlassen, insbesondere dann nicht, wenn es Teenager sind, die nette Freundinnen oder Freunde mitbringen. Die Jugend, daran sollten wir uns erinnern, soll eine schöne Zeit sein, aber das ist sie nicht, wenn Sie immer nur an allem herummäkeln und sie ständig mit lauerndem Blick betrachten.

Ich meine nicht, daß Sie so dumm sein und nachgeben und sich mit den Gefahren anfreunden sollten, denen unsere Gesellschaft die Jugendlichen aussetzt. Aber die Erfahrungen aus diesen Jahren der Reifezeit sind etwas Natürliches und Unvermeidbares, und insgesamt eine bessere Lehre, wenn man sie mit etwas Humor nimmt.

Ich kenne zwei Frauen, die in einem Vorort von New Jersey wohnen und befreundet sind. »Warte nur ab«, sagt die etwas ältere der beiden. »Warte nur ab, bis dein Liebling anfängt, mit Jungen zu gehen.«

»Was ist Schlechtes an Jungen?« wollte die Jüngere wissen. »Ich mag Jungen.«

»Warte nur«, sagt die Erfahrene mit unheilvoller Stimme. »Du wirst die Jungen noch früh genug als etwas Schlechtes kennenlernen. Sie zerstören, schwängern und übertragen Krankheiten.«

»Jetzt komm aber«, meinte die Frau, die Jungen gern hatte.

Als ihre Tochter zu einem Teenager heranwuchs, wurde die Mutter Zeuge, wie ihre Tochter mit mehreren Jungen ausging. Sie mochte sie alle. Es waren fröhliche, kräftige junge Burschen, die ihr im Haus oder an Geräten kleinere Reparaturen ausführten. Umsonst. Das heißt, nicht ganz umsonst. Sie plünderten ihr den Eisschrank mit schöner Regelmäßigkeit. Aber das machte ihr nichts aus.

Vielleicht hatte die jüngere Frau nur Glück. Bei dem guten Benehmen und der netten, freundlichen Art der Jungen, mit denen ihre Tochter ausging, hatte sie vielleicht nur gute Karten gezogen. Aber ich bin sicher, daß ihr eigenes Verhalten sich auf ihr Glück ausgewirkt hat.

Den Töchtern beider Frauen widerfuhr nichts Schlimmes. Beide Mädchen sind inzwischen erwachsen und die ganze Freude ihrer Mütter. Aber die etwas ältere denkt an die Jahre, als ihre Tochter noch ein Teenager war, noch immer mit Grauen zurück, während die jüngere sich an sie als eine wunderschöne Zeit erinnert, in der in ihrem Haus nette Jungen ein- und ausgingen.

Keine der beiden Mütter weiß genau, wie intensiv der sexuelle Kontakt zwischen ihrer Tochter und den einzelnen Jungen war. Das ist auch lange her, und da sich alles so gut gefügt hat, wäre es auch Dummheit, sich heute noch deswegen den Kopf zu zerbrechen, oder nicht? Im übrigen, wen geht das überhaupt etwas an?

Wenn man sich richtig verhält, sind die schlimmen, angstvollen Jugendjahre der Kinder weder schlimm noch angstvoll.

19.

Die Jugendlichen und ihre Sorgen

Liebe Dr. Ruth,
ich bin 17 Jahre alt und treffe mich seit etwa über einem Jahr mit einem jungen Mann, der 19 ist.

Wir haben ein phantastisches Verhältnis; wir genießen das und achten uns. Ich kann mir wirklich nicht vorstellen, mit einem anderen zusammen zu sein. Wir widmen uns ganz dem Vorspiel, haben aber noch nie miteinander geschlafen. Wir sind beide noch unberührt. Wir sprechen ständig über Sex, sind uns aber nicht im klaren, ob wir bereit sind zu diesem Schritt. Wenn wir es allerdings wären, stände die Empfängnisverhütung ganz oben auf unserer Prioritätenliste.

Meine Frage an Sie lautet, wann »die Zeit reif ist«. Leidenschaft ist eine Sache, aber hingerissen zu werden bedeutet nicht notwendigerweise, sexuell reif und bereit zu sein.

Haben Sie irgendwelche Anmerkungen, Ideen oder Anregungen zu den Themen Reife, Sexualität oder auch Empfängnisverhütung? Wir wären Ihnen außerordentlich dankbar, denn wir sind augenblicklich beide ziemlich durcheinander.
Vielen Dank.

Missy

Liebe Missy,
Briefe, wie den Ihren, bekomme ich gerne. Er war einfach hinreißend, umsichtig, intelligent und besorgt. Sie stellen eine sehr wichtige Frage: Wie weiß man, wann der richtige Zeitpunkt gekommen ist, um mit dem Sex zu beginnen?

Ich wünschte, es gäbe eine einfache Antwort auf diese Frage, aber die gibt es leider nicht. Sie und Ihr Freund haben schon die richtigen Schritte unternommen. Sie sprechen offen miteinander, Sie lieben sich, und Sie können zwischen Leidenschaft und Liebe unterscheiden. Ich möchte Ihnen raten, sich mit den sexuellen Dingen ruhig noch etwas Zeit zu lassen. Halten Sie sich weiter an das Vorspiel und lieben Sie sich, soviel Sie können. Sie werden Ihre beiden Körper so gut kennenlernen wie sich selbst.

Vielleicht sollten Sie auch getrennt darüber nachdenken, wann Sie eine Entscheidung treffen wollen. Lieben Sie sich, ohne sich den Kopf über eine Entscheidung zu zerbrechen, und warten Sie ab, wie es Ihnen ergeht. Wenn Sie sich etwas Zeit für die Entscheidung lassen, hilft Ihnen das vielleicht, sich über Ihre Gefühle völlige Klarheit zu verschaffen und Sie von Zwängen zu befreien, die Sie eventuell verspüren.

Ich empfehle Ihnen, das Buch *Our Bodies, Ourselves* zu lesen. Ich denke, Sie werden es als recht nützlich empfinden.

Viel Glück

Dr. Ruth

Der richtige Zeitpunkt

Wann ist der richtige Zeitpunkt, um mit dem Sex zu beginnen, um es zum ersten Mal auszuprobieren? Diese Frage wird mir immer wieder – häufiger jedoch von Mädchen als von Jungen – gestellt, was auf viele unerfüllte Wünsche und Träume schließen läßt. Insgeheim wünscht sich jedes Mädchen, sobald es zur Frau geworden ist, heiraten zu können, auch wenn es weiß, daß dies eine erschreckend endgültige Verpflichtung ist. Sicherlich erträumt sich jede junge Frau einen richtigen Mann, der ihr finanzielle Sicherheit bieten kann und der in puncto Aussehen, Lebensstil und Selbstsicherheit besser abschneidet als ein Dutzend Filmschauspieler, aber das sind vergleichsweise Nebensächlichkeiten, wenn es um die Frage geht, ob es die wahre Liebe ist, ob sie wirklich diesen jungen

Mann liebt. Und sie hätte gerne die Gewißheit, wenn es mal nicht mit der Empfängnisverhütung klappt, sich darauf verlassen zu können, daß ihr Kerl das Problem Geburt oder Abtreibung nicht einfach beiseite schiebt und ihr in allen Lagen beisteht. Deswegen sage ich immer wieder: »Macht es nicht, wenn ihr nicht ganz sicher seid, daß ihr es auch machen wollt!«

Viele Mädchen im Alter zwischen 16 und 20 haben das Gefühl, sie müßten nur deswegen sexuelle Beziehungen aufnehmen, weil sie ja »schon ganz schön alt« wären. Doch die Sorge, eine alte Jungfer zu werden, sollte kein Grund sein, die Unschuld zu verlieren! Mit Genugtuung höre ich von vielen Mädchen, sie würden mit der Entjungferung solange warten, bis sie wirklich verliebt wären. Diese Einstellung ist mir sehr sympathisch. An dieser Stelle möchte ich ganz deutlich sagen: Jedes Mädchen, das so handelt, ist keine Außenseiterin. Andere Mädchen empfinden genauso.

Hier nur einige Sorgen von Jugendlichen, die jeder Teenager zur Kenntnis nehmen sollte, weil das eine oder andere Problem dabeisein könnte, das auch ihn betrifft:

»Bin ich normal?«

»Werde ich mal ein Liebhaber von solchem Format, daß die Zeitungen über mich berichten?«

»Wie kann ich es anstellen, daß ich nicht ejakuliere, wenn ich mit einem Mädchen tanze oder Petting mit ihr mache?«

»Wo kann ich einen sicheren, ruhigen Ort finden, um mit ihr zusammen zu sein?«

»Mann, wäre das nicht toll, ganz allein mit ihm an irgendeinem ruhigen Ort zu sein?«

»Ist das wirklich mein Körper? Werde ich nicht so einen bekommen, wie die Leute in den Filmen oder im Fernsehen?«

»Heißt das, daß ich verliebt bin, oder was?«

»Bin ich wirklich ein Draufgänger, oder träume ich mit offenen Augen?«

»Wird jemand meinen, ich bin wirklich ein Draufgänger?«

»Wenn ich ihn gewähren lasse, um ihm zu beweisen, daß ich ihn liebe, wird er es dann in der Schule herumerzählen?«

»Wird sie mich lassen, wenigstens ein bißchen, damit ich es allen in der Schule erzählen kann?«

»Sind meine Gefühle normal?«

»Wie kommt es, daß ich bei der Mathe-Arbeit einen hoch kriege, wo der Lehrer doch ein Mann ist? Bin ich vielleicht schwul?«

»Wie kommt es, daß ich in der Klasse sitze und vor mich hinträume, und es mir da unten feucht wird?«

»Werde ich den Filmstar finden, von dem ich träume?«

»Bin ich zu groß?«

Und selbstverständlich die Sorge: »Ist mein Penis groß genug?«

Ich sähe es gern, wenn die Jugendlichen das Recht hätten, die Wahrheit über all diese Fragen zu erfahren. Das ist zum Teil der Sinn meiner Rundfunksendung, den jungen Leuten, die in großer Zahl zuhören, die Wahrheit zu sagen und ein Gefühl der Sicherheit zu vermitteln. Es sollte ein Grundgesetz geben, das den Jugendlichen das Recht auf freien Zugang zu den Informationen und auf die ungehinderte Erörterung all dieser Fragen über Sex, Sexualität, Angemessenheit und Normalität einräumt. So sollte es beispielsweise einem Jungen leicht gemacht werden herauszufinden, ob der eigene Penis groß genug ist. Viele Ängste und Zweifel, Unglück und Depressionen könnten vermieden werden.

Rechte der Jugendlichen

Welche Rechte hat ein Jugendlicher eigentlich wirklich? Ich meine dabei nicht die Rechte, wie sie das Gesetz einräumt: das Recht, ein Auto fahren zu dürfen, zu wählen, in einer Bar Alkohol zu trinken, mit dem eigenen Körper zu machen, was man will, oder gegen körperlichen oder sexuellen Mißbrauch durch Ältere geschützt zu sein. Diese Bestimmungen sind eindeutig geregelt, auch wenn die Gesetze gegen den Mißbrauch offenbar leider nur schwer durchzusetzen sind. Aber ein Teenager kann auf jeden Fall feststellen, wie die Rechtslage ist, und sicher sein, daß er bestimmte Rechte hat. Werden einem Jugendlichen Rechte vorenthalten, die ihm das Gesetz garantiert, kann er oder sie zur nächsten Polizeistation, einer Rechtshilfeorganisation oder einer Sozialfürsorgeeinrichtung gehen und Unterstützung fordern.

Die Rechte aber, die die meisten Jugendlichen am stärksten berühren, sind diejenigen, die in der Familie gelten. Der Junge oder das Mädchen ist von der Familie abhängig, wohnt in der Wohnung der Eltern und muß um jedes einzelne Recht kämpfen. Welche Rechte kann der Jugendliche sinnvollerweise von Erwachsenen fordern, die ihm Geld, Vergünstigungen und Zustimmung vorenthalten können?

Außer einigen sehr forschen Jugendlichen legen die meisten Wert auf häuslichen Rückhalt, elterliche Liebe und Zuneigung. Selbst wenn sich einige sehr widerspenstig benehmen, ihre Eltern zu hassen scheinen und manchmal sogar weglaufen, die Mehrzahl zieht das behütete Leben zu Hause vor, wenn im Elternhaus das Verständnis für den Wunsch aufgebracht wird, die Welt der Altersgenossen erkunden zu dürfen, in der man sich nach Wärme, Zuneigung, Zustimmung und einer gewissen sexuellen Befriedigung sehnt.

Ich meine, folgende Rechte sollte jeder Jugendliche ohne weiteres von seinen Eltern fordern können, falls ihm diese nicht ohnedies automatisch eingeräumt werden; diese Rechte sind in unserer Gesellschaft weitgehend unumstritten, und auch mir erscheinen sie nur als recht und billig:

Das Recht auf ein gewisses Maß an Privatsphäre und persönliche Achtung zu Hause.

Das Recht, außerhalb der Familie ein eigenes Leben zu führen und die Fähigkeit zu entwickeln, eine Persönlichkeit in der Welt zu werden, in der der Jugendliche sehr bald auf sich selbst gestellt sein wird.

Das Recht, sich die Freunde selbst auszusuchen, wobei die Eltern nur bedingt Einfluß auf diese Wahl nehmen dürfen. So bleibt den Eltern zum Beispiel das Recht, den Kindern den Umgang mit Kriminellen oder solchen Personen zu verbieten, die sie ausnutzen oder ihnen Schaden zufügen würden.

Das Recht auf klare Richtlinien für das, was das Kind machen darf.

Das Recht, diese Richtlinien zum eigenen Schutz anzuwenden, indem man sich verteidigt, wenn die eigenen Leute Zeter und Mordio schreien und verrückt spielen, weil man zu spät nach Hause gekommen ist, die Hausaufgaben nicht zur Zufriedenheit des Lehrers gemacht wurden oder die Noten eine annehmbare Grenze überschreiten.

Das Recht, eine Beziehung zu Gleichaltrigen des anderen Geschlechts aufzunehmen. Dieses Recht ist veränderlich, je nachdem welche Vorstellungen die Eltern haben, wobei davon ausgegangen wird, daß sie im Interesse ihrer Kinder handeln. Die Kinder haben allerdings auch das Recht, die Eltern zu bitten, klar und konsequent zu sein.

Das Recht, sich für mehr persönliche Freiheit einzusetzen, zum Beispiel weiter von zu Hause wegzufahren, länger außer Haus bleiben zu dürfen, den Wagen fahren zu dürfen oder die Erlaubnis oder das Recht zu bekommen, sich Geld für die eigenen Belange zu verdienen. Wird dem Jugendlichen beispielsweise erlaubt, länger fortzubleiben, kann er/sie anbieten, bestimmte Verhaltensweisen einzuhalten, andernfalls er/sie dieses Recht wieder verliert. Wird den Kindern das Recht eingeräumt, für längere Zeit fortzufahren, können sie verpflichtet werden, zu Hause anzurufen und zu sagen, wo sie sind, was sie noch vorhaben.

Das Recht, eine Vergünstigung wieder eingeräumt zu bekommen, wenn sie vorher aus irgendwelchen Gründen zurückgenommen wurde.

Grundsatz bei alldem sollte es sein, daß die Jugendlichen, solange sie noch zu Hause sind, Rücksicht auf den Seelenfrieden ihrer Eltern nehmen, die für sie da sind und der Gesellschaft gegenüber für sie die Verantwortung tragen. Die Kinder haben das Recht auf gute Behandlung durch die Eltern, entsprechend den Maßstäben der Gemeinschaft, in der die Familie lebt.

Der Teenager hat das Recht, die Lebensart seiner gleichaltrigen Spielkameraden zu übernehmen, zumindest solange sie nicht abträglich ist. Von einem Jugendlichen zu verlangen, sich so zu kleiden, daß er/sie komisch aussieht, oder harmlose Vergünstigungen zu verweigern, die den meisten Kindern innerhalb der Gemeinschaft gewährt werden, belastet den Betreffenden mit einem unbilligen Nachteil.

Die Jugendlichen haben das Recht, mit zunehmendem Alter mehr persönlichen Freiraum und mehr Freiheiten eingeräumt zu bekommen. Das heißt, daß man ihnen erlaubt, ab einem bestimmten Alter für sich moralische Entscheidungen zu treffen, mehr Verantwortung für diese Handlungsweise der Gesellschaft als den Eltern gegenüber zu empfinden, ohne daß hinterfragt wird, wie sie diesen Freiraum oder diese Freiheiten genutzt haben.

Im Hinblick auf das sexuelle Verhalten bedeutet dies, daß der Jugendliche beispielsweise mit 17 das Recht hat, sich sexuell zu betätigen oder nicht, und das aufgrund eigener persönlicher Einschätzung. Dieses Recht wird rein aus dem gesunden Menschenverstand heraus eingeräumt. Das heißt, wenn es verweigert wird, nehmen sich die meisten Kinder in diesem Alter dieses Recht – was wiederum nicht heißt, daß alle Siebzehnjährigen sich sexuell betätigen, ob sie es dürfen oder nicht, sondern daß diese Entscheidung auf jeden Fall eine persönliche ist und nicht aus Gehorsam gegenüber den Eltern getroffen wird.

Unangemessener Mißbrauch speziell dieser Freiheit muß nicht notwendigerweise von den Eltern hingenommen werden, doch ist das nicht länger eine Frage der Autorität. Wenn sich ein Jugendlicher anmaßend anstatt zurückhaltend verhält, durch Sex in alberne Schwierigkeiten kommt – in eine oder gleich mehrere Vaterschaftsklagen verwickelt wird, Ärger mit der Polizei bekommt oder ähnliches –, können die Eltern ihre Bemühungen einstellen und ihr Kind in die Welt entlassen, damit es sich dort seinen Weg selbst sucht.

Jeder Jugendliche kennt die eigene Familie und kann daher beurteilen, welche Aussichten für die Einhaltung dieser Grundsätze bestehen. In der Realität wird es so sein, daß einige Eltern trotz grundsätzlicher Bedenken in der Praxis diesen Rechtekatalog einräumen, während andere Eltern nur bei einigen Forderungen nachgeben, bei anderen aber nicht. Doch dieser Rechtekatalog gibt einem eine gute Vorstellung von den Gewohnheiten der gegenwärtigen Zeit und davon, wie man sich für die eigenen Belange einsetzen kann.

Ich möchte diese Rechte nicht einfach so im Raum stehenlassen, ohne darauf hinzuweisen, daß deine Familie, lieber Teenager, mit all ihren Mängeln wahrscheinlich keine fremde Macht ist, mit der man nur aus taktischen Gründen verkehrt. Es sind Menschen, solange nicht das Gegenteil bewiesen ist, die dich wahrscheinlich lieben und die Liebe oder das Verständnis, das du für sie hast, gebrauchen können.

Sei bereit, Teenager, ihnen die eine oder andere Ungerechtigkeit nachzusehen, und nimm die Liebe deiner Eltern entgegen, wie seltsam sie sich auch äußern mag. Warte nicht auf die absolute Gerechtigkeit! Und halte dir immer eins vor Augen – fast alles, womit du deine Eltern verletzen kannst, trifft dich selbst weit mehr. Das weiß jeder.

Ich habe hier einige Briefe von jugendlichen Zuhörern ausgewählt, in denen die Sorgen der Jugendlichen zum Ausdruck kommen. Ich denke, das wird Sie berühren und interessieren.

Liebe Dr. Ruth,
ich bin 17 Jahre alt und habe mich in einen meiner Lehrer verliebt. Er ist 29. Wir waren die letzten zwei Jahre zusammen, und es gibt da einige Probleme. Er ist verheiratet, hat Kinder, und die Kinder in der Schule ahnen etwas, weil man uns in der Schule einmal erwischt hat, wie wir uns abgeknutscht haben. Wir nehmen keine Verhütungsmittel, weil es dann bei ihm nicht klappt, aber das geht jetzt noch, weil ich noch nie meine Periode gehabt habe. Er sagt, er wolle sich scheiden lassen, aber das sagt er schon seit einem Jahr, und ich weiß nicht, ob ich ihm noch glauben soll. Er erklärt immer wieder, daß er mich liebt, und ich liebe ihn ganz bestimmt, aber ich weiß nicht mehr, was ich machen soll. Es tut so weh, sich immer zu verstecken und zu lügen. Ich möchte nicht Schluß machen, aber ich habe das Gefühl, nur benutzt zu werden.

Joy

Liebe Joy,
zunächst einmal mußt Du wissen, daß Du auch dann schwanger werden kannst, wenn Du noch nie Deine Periode gehabt hast. Du kannst schon vorher empfängnisbereit sein. Das ist eine medizinische Tatsache. Du riskierst jedes Mal eine Schwangerschaft, wenn Du mit jemandem schläfst, ohne ein

Verhütungsmittel zu nehmen. Du solltest Dich mit der Familienberatung in New York in Verbindung setzen und einen Termin ausmachen, und zwar noch heute.
Und was ich Dir jetzt zu sagen habe, wird wahrscheinlich weh tun, aber es gibt keinen anderen Weg. Du mußt diesem Mann sagen, daß Du Dich nicht mehr mit ihm treffen kannst, daß Du mit Jungen zusammen sein möchtest, die in Deinem Alter sind, und Deine Eltern nicht mehr belügen willst. Wenn Du ihn nicht mehr siehst, wird es zunächst weh tun, aber das dauert nicht lange. Du wirst Dich für andere Jungen interessieren, und dann ist das andere Vergangenheit für Dich.
Ich kenne weder Dich noch diesen Mann, aber ich weiß, daß verheiratete Männer, die ihre Frau mit einer Jüngeren betrügen, sich fast nie scheiden lassen. Und wenn sie es doch tun, heiraten sie nicht die, mit der sie ihre Frau betrogen haben.
Du wirst nur benutzt. Mach das nicht weiter mit.

Dr. Ruth

Liebe Frau Doktor,
wie geht es Ihnen? Ich hoffe, gut.
Ich bin ein 15jähriges Mädchen und habe ein Problem. Als ich noch jünger war, so etwa sieben oder acht Jahre, hatte ich Sex mit anderen Mädchen. Ich habe Schuldgefühle. Ich möchte wissen, ob das falsch war. Ich glaube nicht, daß ich lesbisch bin. Ich mag Jungen. Nur meine Vergangenheit kommt hin und wieder hoch. Bitte, schreiben Sie.

Lisa

Liebe Lisa,
was Du mit sieben oder acht Jahren gemacht hast, ist kein Grund, Dich schuldig zu fühlen. Du hast nichts Schlechtes getan. Viele Menschen haben solche Erlebnisse in ihrer Jugend, und trotzdem werden aus ihnen normale, glückliche Erwachsene. Sage Dir also nur, daß Du noch jung warst und es vergangen ist.
Freu Dich auf die Zukunft!
Alles Gute.

Dr. Ruth

Liebe Dr. Ruth,
ich bin 18 und noch Jungfrau. Ich habe keinen Freund und bin nie in einer Situation gewesen, daß ich oder ein Junge Lust auf Sex gehabt hätte. Meine Frage lautet: Ich weiß, daß die meisten 18- bis 20jährigen Jungen schon mit einem Mädchen geschlafen haben, und ich habe Angst, daß ich nicht weiß, was ich machen soll. Ich habe außerdem Angst davor, daß es beim ersten Mal weh tut, und ich habe auch gehört, daß die Frau meistens blutet. Daher habe ich Angst, mit jemandem zu schlafen. Ich habe Freunde gehabt, aber wenn ich ihn nicht liebe, will ich auch nicht mit ihm schlafen. Ich will mit niemandem schlafen.
Ich habe noch eine Frage, aber Sie dürfen nicht lachen. Was ist ein Orgasmus? Lachen Sie jetzt?

Elyse

Liebe Elyse,
danke, daß Sie meine Sendung hören. Ich bin froh, daß ich Gelegenheit habe, Ihren Brief zu beantworten.
Sie haben im Zusammenhang mit dem ersten sexuellen Erlebnis Ängste ausgesprochen, die völlig verständlich und normal sind. Ich habe ein paar Anregungen für Sie. Zunächst einmal sollten Sie nie etwas tun, wogegen Sie eine starke Abneigung empfinden. Es ist sehr schön, daß Sie das Gefühl haben, in jemanden verliebt sein zu müssen, bevor Sie mit ihm schlafen.
Sie schreiben, Sie hätten Angst, daß es beim ersten Mal weh tut und Sie bluten. Bei einigen Frauen ist das so, aber für andere ist es ein wunderbares Erlebnis. Sie sollten darauf achten, daß Ihre Scheide feucht genug ist, und er langsam eindringt.
Sie fragen außerdem nach dem Orgasmus. Hier empfehle ich Ihnen, sich noch heute das Buch *For Yourself* von Lonnie Barbach zu kaufen. Es ist ein großartiges Buch für alle Frauen, die noch nie einen Orgasmus gehabt haben, und eine sehr gute Vorbereitung für die Frauen, die noch keine sexuelle Beziehung gehabt haben.
Viel Glück. Ich bin sicher, Sie machen Ihren Weg.
Viele Grüße,

Dr. Ruth

Liebe Dr. Ruth,
ich bin 14 Jahre alt. Ich bin in einer Jugendgruppe, in der auch ein Mädchen in meinem Alter ist. Ich möchte sie gerne einladen, aber ich weiß nicht, wie ich das anstellen soll. Ich habe mich noch nie mit ihr getroffen. Aber einige meiner Freunde aus der Schule sind oft mit ihr zusammen. Ich glaube, sie mag mich, aber ich wüßte gerne, was ich machen muß, um mich mit ihr zu treffen.

Viele Grüße
Sean

Lieber Sean,
es freut mich, daß Du meine Sendung im Radio hörst.
Du könntest einen Deiner Freunde nach ihrer Telefonnummer fragen. Wenn das nicht funktioniert, könntest Du, wenn Du im Club bist, auf sie zugehen und Dich vorstellen. Schließlich ist das einer der Gründe, warum es Jugend-Clubs gibt – damit man Leute kennenlernt. Viel Glück.

Dr. Ruth

Liebe Dr. Ruth,
ich komme aus einer sehr strengen Familie, wo Sex vor der Ehe außerhalb jeder Diskussion steht. Mein Freund, er ist der erste, ist 16 wie ich. Ich treffe meinen Freund seit einem Jahr etwa einmal alle zwei Wochen, und jedes Mal, wenn wir uns sehen, geschieht das gleiche. Wir küssen uns, und ich reibe ihn, bis er einen Orgasmus bekommt. Ist er befriedigt, ist alles vorbei, wir sprechen nicht mehr darüber. Darauf erstreckt sich unser Sexualleben. (Meistens geschieht das in einem Park, weil wir sonst nirgendwohin gehen können. Außerdem ist es immer abends.)
Ich habe eine ganze Reihe Probleme. Ich habe nichts davon. Ich mag die Art nicht, wie er küßt, und es ödet mich an, immer die gleiche Routine. Aber auf der anderen Seite möchte ich nicht, daß er mich bis zum Orgasmus reibt, weil ich nicht will, daß er mich da unten berührt, aber es macht mir nichts aus, wenn er meine Brust betastet. Es macht mir keinen Spaß ihn zu

reiben, und ich wünsche mir jedes Mal, daß es schnell vorbeigeht.

Wenn ich allein bin, kann ich mich durch Onanieren zum Orgasmus bringen, und ich stelle mir viele Sachen mit ihm vor. Ich wünschte, ich könnte mich entkrampfen, wenn ich mit ihm zusammen bin, denn dann bin ich immer ganz steif. Ich weiß, daß er mich nie zu etwas drängen würde, aber ich befürchte immer, zu weit zu gehen. Ich habe noch nie mit ihm darüber gesprochen. Ich weiß, daß wir sehr verlegen wären, wenn wir das täten. Jedesmal, bevor ich ihn treffe, sage ich mir, ganz entspannt zu sein und es zu genießen, aber das klappt nie. Ich bin einfach zu verkrampft. Ansonsten ist unsere Beziehung gut, aber sie wäre vielleicht noch besser, wenn ich diese Probleme nicht hätte. Außerdem träume ich davon, ihm den besten Kuß der Welt zu geben, aber wenn es dann soweit ist, laß ich einfach den Mund offen und ihn alles machen.

Bitte helfen Sie mir, Dr. Ruth. Ich weiß nicht, wie ich mir selbst helfen soll.

Viele Grüße Kathy

Liebe Kathy,

es freut mich, daß Du meine Sendung hörst.

Mir scheint, Du bist sehr zurückhaltend, was die sexuelle Betätigung und das Zuweitgehen betrifft. Es ist gut, daß Dein Freund Dich niemals drängen würde, denn Du willst offenbar noch keinen Sex. Das ist gut und normal. Es ist immer besser, solange zu warten, bis man bereit ist.

Wichtig ist auch, daß Du Dich nicht selbst zu etwas zwingst. Wenn Du ein ungutes Gefühl dabei hast, Deinen Freund jedes Mal bis zum Orgasmus zu reiben, wenn Du ihn triffst, dann tu es nicht. Sag ihm in aller Freundlichkeit, daß Du Dir viel aus ihm machst und Dich auf ein gutes Liebesleben in der Zukunft freust, daß Du aber jetzt nicht weiterhin das machen kannst, was Du bisher gemacht hast. Vielleicht muß er das tun, was auch Du tust, nach Hause gehen, sich etwas vorstellen und onanieren, bis er einen Orgasmus bekommt.

Wenn sich das gelegt hat, kannst Du Dich vielleicht entkrampfen, und es macht Dir Spaß, ihn zu küssen. Sag ihm in aller Freundlichkeit, so als wäre es ein Spiel, wie gerne Du ihn küssen würdest. Er hat wie Du, noch eine Menge zu lernen. Und das Küssen ist sowieso eine Kunst für sich.
Noch einmal danke und viel Glück.

Viele Grüße
Dr. Ruth

Liebe Dr. Ruth,
wie geht es Ihnen? Ich bin ziemlich durcheinander. Ich habe ein Problem und will versuchen, es Ihnen zu erklären. Ich bin völlig verschossen in einen Jungen, Terry. Ich bin übrigens 16 und noch Jungfrau. Vor etwa drei Wochen war ich auf der Party meiner Freundin, die ungefähr 40 Leute eingeladen hatte. Auch Terry war da, und ich war ganz aus dem Häuschen, weil ich ihn wirklich mag. Ich weiß nicht, wer es war, aber irgend jemand hat ihm erzählt, daß ich ganz wild auf ihn bin. Als die ersten anfingen zu gehen, schlüpften Terry und ich ins Schlafzimmer. Ich dachte wirklich, daß er mich mag, denn er war während der ganzen Party nicht von meiner Seite gewichen. Ich meinte, da er wußte, daß ich ihn mag, würde auch er mich mögen. Aber das war falsch. Als wir im Schlafzimmer waren, forderte er mich auf, ihn mit dem Mund zu befriedigen. Ich habe das rundweg abgelehnt, weil ich das noch nie gemacht habe, und wenn es eben geht, werde ich es auch nie tun. Er verhielt sich die übrige Zeit, die wir noch im Schlafzimmer waren, sehr kühl, und ich kam mir wie eine Ware vor, wie etwas, das benutzt wird. Als wir aus dem Schlafzimmer kamen, blieb er noch fünf Minuten und ging dann nach Hause. Er verabschiedete sich im Guten, aber am nächsten Tag tat er so, als würde er mich kaum kennen. Ich fühlte mich sehr elend und war äußerst verletzt. Mein Problem ist jetzt: Was mache ich, damit er mich liebt?
Das Dumme ist, daß alle meine Freundinnen denken, ich sei deshalb so verrückt nach Terry, weil irgendwie durchgesickert ist, daß wir es »bis zum letzten« gemacht hätten, was aber

nicht stimmt. Als uns einige Leute aus dem Schlafzimmer kommen sahen, müssen sie einen falschen Eindruck gewonnen haben. Hinzu kommt noch, daß Terry nicht sagt: »Nein, wir haben es nicht getan.« Er sagt einfach nur: »Laßt eurer Phantasie freien Lauf«, was mich total auf die Palme bringt. Ich mag ihn noch immer sehr, aber er behandelt mich wie ein Stück Dreck. Trotzdem mag ich ihn noch. Ist das Liebe? Bitte helfen Sie mir.

Maggie

P.S. Mir gefällt Ihre Sendung sehr, und ich weiß, daß Sie das gern hören.

Liebe Maggie,
ich habe zu dem, was Du wegen Terry machen solltest, nur eins zu sagen. Du mußt ihn vergessen. Ich habe den Eindruck, daß Du ein intelligentes und hübsches Mädchen bist, und es gibt keinen Grund, warum irgend jemand Dich so behandeln sollte, wie er das tut.
Du mußt Dir sagen, daß Du verdienst, von jemandem geliebt zu werden, der taktvoll und liebenswert ist, von jemandem, dem Deine Gefühle etwas bedeuten. Terry geht es offensichtlich nur darum, Gerüchte zu verbreiten. Es wird einige Zeit weh tun, ihn zu vergessen, aber danach wirst Du bereit sein, mit jemandem zusammen zu sein, der es verdient, mit dir zu gehen.
Was diese Gerüchte angeht, kannst Du nichts weiter tun, als sie zu übergehen. Übergehe auch Terry! Wenn Du das tust, werden die Leute bald aufhören, Fragen zu stellen, und alles wird wieder seinen normalen Gang gehen. Halte Dir einfach nur vor Augen, daß Du nichts getan hast, dessen Du Dich schämen müßtest.
Viel Glück. Dr. Ruth

Liebe Frau Dr. Westheimer,
ich bin 16 Jahre, und mein Freund auch. Wir gehen seit fast sechs Monaten miteinander. Wir lieben uns sehr. Er würde gerne mit mir schlafen (bedrängt mich aber nicht), und ich

auch gerne mit ihm, aber ich bin in einem Haus großgeworden, in dem mir das Verbot »Kein Sex vor der Ehe!« förmlich eingehämmert worden ist. Ich habe bisher auch noch keinerlei sexuelle Erlebnisse gehabt. Ich bin bereit, und ich habe das Gefühl, daß es auch richtig wäre, es zu tun, aber ich weiß, daß ich irgendwie Schuldgefühle hätte, nicht mir gegenüber, sondern gegenüber meiner Familie. Ich möchte nicht, daß mich das zurückhält. Außerdem würde ich mir große Sorgen machen, schwanger zu werden, auch wenn wir Verhütungsmittel nehmen. Ich möchte mit meinem Freund schlafen, weil ich ihn sehr liebe. Aber wie werde ich diese fixen Ideen los, die ich habe?
Noch eine andere Frage: Haben die Jungen es unter Kontrolle, ob sie ejakulieren wollen oder nicht?

Tanja

Liebe Tanja,
ich freue mich, daß Du meine Sendung im Rundfunk hörst.
Auch wenn Du sagst, zum Sex bereit zu sein (und es ist sehr verantwortungsbewußt, daß Ihr Verhütungsmittel nehmt), und obwohl ich Sex für etwas Schönes und einen natürlichen Bestandteil des Lebens halte, wäre es wahrscheinlich klug, wenn Du noch etwas warten würdest. Du brauchst noch Zeit, um Deine Gefühle über den Sex in Einklang mit den Wertvorstellungen zu bringen, die Dir Deine Eltern vermittelt haben. Da Du erst 16 bist und wahrscheinlich noch bei Deinen Eltern wohnst, ist das schwer. Deine Schuldgefühle, die Ängste, schwanger zu werden – Deine fixen Ideen –, werden wahrscheinlich verschwinden, wenn Du älter wirst und Dir Unabhängigkeit erwirbst.
Die Antwort auf Deine andere Frage lautet: Männer können ihre Ejakulation bis zu einem gewissen Punkt kontrollieren oder hinauszögern, aber diese Fähigkeit hat ihre Grenzen. Auf jeden Fall kann man sich nicht darauf verlassen und es als eine Verhütungsmaßnahme betrachten.

Viele Grüße
Dr. Ruth

Liebe Dr. Ruth,
ich bin 16 und gehe mit Joe, der 19 ist und den ich sehr liebe (das glaube ich jedenfalls). Dummerweise sind meine Eltern dahintergekommen, daß er hin und wieder auf Partys geht. Er ist außerdem mit zwei oder drei Jungen zusammen, von denen einer, wie meine Eltern glauben, ständig betrunken ist, obwohl das vielleicht gar nicht stimmt. Sie gehen alle aufs College, und ich auf die Mittelschule. Wenn meine Eltern merken, daß ich mit ihnen ausgehe, sagen sie immer, »Du bist um elf Uhr zu Hause«, oder »Ich mag nicht, daß Du mit denen weggehst«. Wir brauchen gar nicht immer zu trinken, um unseren Spaß zu haben, und wir wissen alle, wann wir genug haben. Wir achten sogar darauf, daß immer einer nüchtern bleibt, der dann fährt. Meine Eltern haben sich nie um das gekümmert, was ich mache, und fragen mich immer, ob ich rauche. Ich rauche nicht, aber einige meiner Freundinnen tun es. Ich weiß nicht, wie ich meine Eltern davon überzeugen kann, daß Joe nicht so schlecht ist, wie sie meinen.
Ein weiteres Problem ist, daß Joe sehr schüchtern und »langsam« ist. Kann ich irgend etwas unternehmen, damit er seine Schüchternheit ablegt und beim Sex die Führung übernimmt, ohne daß er das Gefühl bekommt, weniger männlich zu sein? Es ist nie zu mehr als ein paar verliebten Küssen gekommen, aber wir sind sehr eng befreundet (Verliebte?) und kommen gut miteinander aus. Ich habe Angst, daß wenn ich eine führende Rolle übernehme, er vielleicht das Gefühl bekommt, ich wäre zu forsch und wollte ihn drängen. Können Sie mir zu irgend etwas raten?

Jean

Liebe Jean,
Deine Eltern davon zu überzeugen, daß Joe nicht so schlecht ist, wie sie glauben, ist vielleicht gar nicht so einfach. Zunächst mußt Du Dich fragen, ob Deine Eltern vielleicht einen triftigen Grund haben. Kann es ein Schaden für Dich sein, wenn Du mit Joe zusammen bist? Wenn nicht, dann halte zu ihm. Vielleicht nimmst Du ihn einmal mit zu Dir nach Hause, damit

Deine Eltern einige seiner guten Eigenschaften kennenlernen, die Du an ihm magst. Wenn das fehlschlägt, erkläre Deinen Eltern höflich, aber bestimmt, daß es Deine Sache ist, Dir Deine Freunde auszusuchen, und daß sie Deinen Umgang jetzt ebensowenig noch bestimmen können, wie wenn Du demnächst erwachsen bist.

Noch ein Wort zu Joes langsamer Art. Manchmal ist Zurückhaltung bei Männern ein gutes Zeichen. Ganz offensichtlich trifft er sich nicht mit Dir wegen des Sex, sondern schätzt Dich als Mensch. Und vielleicht ist auch er noch nicht reif für den Sex mit Dir. Sei daher vorsichtig und dränge ihn nicht, denn er braucht womöglich mehr Zeit, um vertrauter mit Dir zu werden und Dir näher zu kommen. Du könntest ihm irgendwann einmal sagen, daß Du mit ihm schlafen möchtest, und dann sehen, wie er reagiert. Manchmal schmilzt das Eis, wenn man miteinander spricht. Gut wäre unter Umständen auch, noch gemeinsam zur Familienberatung zu gehen, damit Ihr Euch beide über Verhütungsmittel unterrichten und zusammen in eigener Verantwortung ein Liebesleben beginnen könnt, das unter einem guten Stern steht.

Dr. Ruth

Zum Schluß noch ein Anruf:

»Hallo, Dr. Westheimer! Ich will gleich zu meiner Frage kommen und es ganz kurz machen. Ich bin 19 Jahre und heiße Judy. Außerdem muß ich noch sagen, daß es keine sexuelle Frage ist. Ich habe die ganzen 19 Jahre meines Lebens bei meiner Mutter gelebt. Sie behandelt mich immer wie ... Sie errichtet ständig eine Mauer um mich. Sie ist sehr umsichtig und verlangt alles mögliche. Wenn etwas eingekauft werden muß, schickt sie meinen Bruder, und wenn ich einkaufen gehen will, sagt sie, ›Du kannst nicht allein gehen‹. Ich liebe meine Mutter und will ihr nicht widersprechen.«

»Stammt Ihre Mutter aus der Alten Welt? Ist Ihre Mutter Europäerin?«

»Ja. Meine Mutter ist Rumänin. Sie ist sehr altmodisch, weil auch ihre Mutter schon so zu ihr war.«

»Ich verstehe.«

»Ich bin ein recht ansehnliches Mädchen geworden, aber es ist wirklich schlimm. Alles, was sie von mir verlangt, tue ich für sie, aber ich mag nichts sagen. Was kann ich da machen? Ich kann doch jetzt nicht einfach ausziehen.«

»Gehen Sie noch zur Schule?«

»Ja.«

»Ist es ein College, ein College, das weiter weg ist?«

»Nein, es ist in New York.«

»In New York. Also folgendes. Gibt es in Ihrer Familie irgend jemanden, der mit ihr sprechen könnte, denn es wäre schade, wenn die Beziehung belastet würde. Gibt es vielleicht eine Tante? Oder sonst jemanden? Hat Ihre Mutter eine gute Freundin?«

»Ja, das hat sie.«

»Könnten Sie ein Gespräch arrangieren, aber ganz behutsam ... Aber versuchen Sie zuerst, mit Ihrer Mutter zu reden.«

»Gut. Dann habe ich noch eine Frage. Ich fasse mich ganz kurz. Ich liebe heimlich jemanden schon seit einem Jahr, aber es tut sich nichts. Wir sprechen nicht miteinander. ›Hallo‹ oder ›Auf Wiedersehen‹, das ist alles. Er ist sehr schüchtern. Er ist jünger als ich, aber mir macht das anscheinend nichts aus – das Alter ist egal. Ich liebe ihn schon lange und komme einfach nicht davon los. Was kann ich da am besten machen?«

»Interessiert er sich überhaupt für Sie?«

»Ich glaube nicht.«

»Wenn er sich überhaupt nicht für Sie interessiert, habe ich ein kleines Mittel, mit dem Sie es versuchen könnten. Wenn er überhaupt nicht an Ihnen interessiert ist und wenn Sie das wissen, dann kaufen Sie sich eine Schallplatte des Musicals *South Pacific.* Da gibt es einen Song, der heißt, ›Den Kerl schlag' ich mir einfach aus dem Kopf‹. Und ich sage Ihnen, Judy, das hilft. Es hilft wirklich. Denn wenn Sie wissen, daß er kein Interesse an Ihnen hat, und ich habe den Eindruck, Sie sind eine unwahrscheinlich ernsthafte junge Dame, wäre es ein Jammer, wegen jemandem unglücklich zu sein, von dem Sie glauben, daß er sich nicht für Sie interessiert.

Und mit Ihrer Mutter setzen Sie sich hin und reden. Aber sagen Sie ihr, daß Sie es verstehen, denn sie ist so aufgewachsen – mit einem Anstandswauwau, nie allein aus dem Haus gegangen –, aber die Welt hat sich inzwischen gewandelt. Sagen Sie ihr, daß sie Ihnen vertrauen muß, daß sie wissen muß, daß Sie verantwortungsbewußt sind und wissen, was Sie machen können und was nicht, und daß es Sie irgendwie ärgert, wenn jedesmal jemand mitkommt. Und was ich noch an Ihrer Stelle täte … Gehören Sie eigentlich irgendeiner Kirchengruppe oder Synagoge an?«

»Nein, eigentlich nicht. Ich gehe höchstens mal sonntags in die Kirche.«

»Wissen Sie, was ich an Ihrer Stelle täte? Ich würde nach einer Kirchengruppe suchen, in der junge Leute sind, die Ausflüge ohne Aufpasser machen. Wissen Sie, diese jungen Leute fahren mit einem Priester oder jemandem irgendwohin, aber ohne die Eltern, so daß also Ihre Mutter sich sagen kann, daß es schön für Sie ist, und Sie trotzdem in irgendeiner Form behütet sind. Sehen Sie, ich bin selbst Mutter und habe eine inzwischen 25jährige Tochter, und als sie noch 19 war – ich verstehe Ihre Mutter schon ein bißchen, denn wir wohnen in einer verrückten Stadt. Es ist also keine böse Absicht, wenn sie so übervorsichtig ist. Andererseits müssen Sie ein bißchen für Ihren Standpunkt eintreten und sagen, ›Mutter, ich bin sehr verantwortungsbewußt‹. Können Sie ihr das auf rumänisch sagen?«

»Ja, das kann ich.«

»Das würde ich machen. Ich würde es ihr in ihrer Muttersprache sagen und ihr sagen, daß Sie inzwischen 19 sind und ausgehen müssen. Und sagen Sie ihr auch, wohin Sie gehen. Und wenn es später wird, wenn Sie ausgehen, denken Sie daran, sie anzurufen. So bringen Sie ihr bei, daß Sie sie anrufen und ihr sagen, ›Mutter, es wird etwas später‹. Und sie wird sich langsam an den Gedanken gewöhnen, daß Sie 19 sind und auf eigenen Beinen stehen müssen, ja?«

»Ja. Gott schütze Sie.«

»Danke für Ihren Anruf.«

die [illegible] [illegible] [illegible] [illegible] [illegible] [illegible]
verraten [illegible] daß sie gesteckt [illegible] [illegible] [illegible]
und [illegible] [illegible] [illegible] [illegible] [illegible] [illegible] [illegible]
[illegible] [illegible] [illegible] [illegible] [illegible] [illegible] [illegible]
[illegible] [illegible] [illegible] [illegible] [illegible] [illegible]

[illegible] [illegible] [illegible] [illegible] [illegible] in die Fische.

Wag [illegible] [illegible] [illegible] [illegible] [illegible] ich wurde nach einer [illegible] [illegible] [illegible] [illegible] [illegible] [illegible] ohne [illegible]

[illegible] [illegible]

[illegible] [illegible]
[illegible] [illegible] [illegible]

20.

Denken Sie nach, bevor Sie mit jemandem ins Bett gehen!

Nachzudenken, bevor man mit jemandem schläft, heißt nicht einfach, nein sagen und auf die Bremse treten. Ganz und gar nicht. Es gibt tatsächlich Leute, die glauben, das Gehirn, das die erotischen Gedanken entstehen und die Genitalien anschwellen und feucht werden läßt, sei in Wahrheit ein hemmendes Organ, ein Feind der Lust, der Leidenschaft und der sexuellen Befriedigung. Tatsache ist jedoch, daß der Sex, wie wir Menschen ihn erleben, ohne das Gehirn unmöglich ist. Hier ein gutes Beispiel dafür, wie konstruktives Denken mehr aus dem Sex macht.

Ein Mann denkt auf dem Nachhauseweg daran, sich sexuell zu betätigen, und er hält das für den besten Einfall des ganzen Tages. Jeden Abend kommt er an einem Gasthof vorbei. Das heißt, manchmal fährt er vorbei, manchmal hält er aber auch und trinkt noch ein Gläschen. Aber an diesem Abend überlegt er, daß er nicht in den Gasthof gehen wird. Er überlegt, daß es besser ist, weiter bis zur Weinhandlung zu fahren und dort eine gute Flasche zu kaufen. Geht er in den Gasthof, fängt er dort vielleicht ein Gespräch mit jemandem an, überzieht die Zeit und kommt zu spät nach Hause. Das Essen hat dann zu lange auf dem Herd gestanden und die Frau ist eingeschnappt. Kommt er aber rechtzeitig mit der Flasche Wein nach Hause, denkt sie sich vielleicht, daß er doch ein guter Kerl ist, und vielleicht versetzt der Wein sie in eine noch bessere Stimmung. Er soll sie nicht beschwipst machen, damit er mit ihr schlafen kann, aber ein Glas Wein bringt sie einander näher. Das, so kommt es ihm beim Nachdenken, kann durchaus so passieren.

So ist es, wenn man vor dem Sex nachdenkt, etwa drei oder vier

Stunden vorher. Es ist eine gute Überlegung, die vielleicht sehr guten Sex zur Folge hat.

So gegen elf Uhr abends hat er vielleicht phantastischen Sex mit einer Frau, anstatt abgewiesen worden und womöglich auch noch zu allem Überfluß angesäuselt zu sein.

Ich wollte dieses Kapitel mit einem positiven Beispiel einleiten, wie man vor dem Sex nachdenken kann.

Man muß an vieles denken, wenn man überlegt, bevor man mit jemandem ins Bett geht. Daran, ein Verhütungsmittel genommen zu haben und die Frau gut genug zu kennen, damit man einigermaßen sicher ist, daß sie keinen Herpes hat – Sie wußten, daß Dr. Ruth die Empfängnisverhütung erwähnen würde, und ich wollte Sie nicht enttäuschen. Und es bedeutet, daß Sie, nachdem Sie nachgedacht haben, gelegentlich zu dem Schluß kommen werden, den Sex zu verschieben, weil es diesmal kein besonders guter Einfall war.

Schlechter Sex verdirbt den guten

Meine Vermutung ist, daß Sie, der Sie dieses Buch eingehend lesen, sich vornehmen, gelegentlich mit jemandem zu schlafen, und öfter, wenn Sie Ihre Linie gefunden haben. Aber ein guter Führer zu gutem Sex muß sich auch sachlich und wohlwollend damit auseinandersetzen, wie man schlechtem Sex aus dem Weg gehen kann. Viele Leute, die einiges von Geld verstehen, sagen, daß schlechtes Geld das gute vertreibt. Ich glaube, das stimmt, wenngleich ich nicht viel von Geld verstehe. Es klingt vernünftig. Aber vom Sex verstehe ich eine Menge, und ich weiß, daß schlechter Sex den guten vertreibt. Die kluge, attraktive Frau achtet auf Qualität beim Sex. Ich habe nicht gesagt: »Qualität, nicht Quantität.« Qualität *und* Quantität. Ich glaube nicht, daß es sehr viel Einmal-im-Jahr oder Einmal-im-Monat-Sex gibt, der wirklich gut ist. Aber ich treffe auch auf sehr viele Leute, die viel Sex haben, der nicht gut ist. Sie haben viel, aber haben nicht viel davon.

Ein typischer Fall: Der Mann, der ein Dutzend Jahre oder länger verheiratet war, meint plötzlich, er müsse Versäumtes nachholen und sich deswegen unter die Singles mischen. Es gibt sie wirklich, die Singlesszene, und jetzt kann er trotz des Geldes, das er seiner geschiedenen Frau zahlen muß, mehr ausgeben bei seiner Suche nach extravaganten Frauen, als zu der Zeit, als er das letzte Mal ein Single gewesen war. Aber diese Frauen haben ihr eigenes Geld und machen sich nichts aus ihm. Und zu etwa der gleichen Zeit, als er immer gesagt hat, »Ich glaube, ich geh' jetzt ins Bett«, sagt er jetzt: »Dein Platz oder meiner.«

Er hatte gedacht, wenn er viel Zeit für sich hätte, würde er irgend etwas machen, vielleicht Schachspielen lernen oder Bücher lesen, aber in Wirklichkeit ist er fast jede Nacht entweder in einer Bar oder in seinem oder ihrem Bett.

Ein tolles Leben! Ein Traum wurde Wirklichkeit! Aber warum sitzt er dann in der Praxis eines Sexualtherapeuten? Weil er Hilfe braucht, bei dem Tempo mithalten zu können? Nein, er langweilt sich. Er kann keine Beziehung zu diesen Frauen finden. Er ist zu einer Sexmaschine geworden und empfindet so viel für all diesen Sex wie eine Maschine.

Ich sage ihm, nichts zu überstürzen, nicht das Gefühl zu haben, jedesmal wenn eine Frau bereit ist, mit ihr schlafen zu müssen, nur weil sie da ist, wie der Mount Everest. Schalten Sie einen Gang zurück, erkläre ich ihm. Er braucht kein Einsiedler zu werden, sondern nur etwas zu warten, bis er eine Frau kennenlernt, die ihm vielleicht etwas bedeutet. Und dann muß er nachdenken, bevor er mit ihr ins Bett geht, die Beziehung zwischen ihnen reifen lassen. Denn es gibt ja keinen Grund, sich Hals über Kopf in den nächsten enttäuschenden Sex zu stürzen, oder?

Seit der sexuellen Revolution, die Anfang der 60er Jahre begann, hat es mehr Sex und weniger Freude gegeben. Inzwischen gibt es viele Sexbesessene, die es sich gründlich überlegen, ob sie mit jemandem schlafen, denn das Leben der unbegrenzten sexuellen Möglichkeiten wurde mehr und mehr zur sexuellen Leere.

Ich habe mir die Anregung, vor dem Sex ein wenig nachzudenken, nicht ausgedacht. Jeder gute Sexualtherapeut und viele andere vernünftige Menschen sind auch darauf gekommen. Aber für einige dürfte sie doch neu sein. Für den Mann in meiner Praxis zum Beispiel, der sich Sorgen macht, aber nicht weil er keine Erektion bekommen oder halten kann, sondern weil der vermeintlich gute Sex mit all seinen Zutaten und vielfachen Orgasmen langweilig geworden ist. Auf den Gedanken, daß man etwas ja gar nicht tun muß, wenn es einem langweilig ist, ist er noch nicht gekommen. Er sollte sich fragen: »Möchte ich das überhaupt tun?« und ich bin sicher, er hat die Chance, aus dem Teufelskreis ausbrechen zu können.

Sagen Sie nein bei der besten Freundin!

Schon so mancher Mann hat von einer Freundin geträumt, die es immer wollte. Vielleicht hat er sogar dafür gebetet. Aber man muß aufpassen, wofür man betet. Es kann in Erfüllung gehen:

»Hei, Dr. Ruth. Ich habe ein ziemlich einmaliges Problem. Vor ungefähr fünf Monaten habe ich ein reizendes Mädchen kennengelernt, und wir haben fast sofort so richtig losgelegt. Wir sind inzwischen an dem Punkt angelangt, wo wir uns drei- bis viermal am Tag lieben, und es geht immer weiter, aber jetzt halte ich nicht mehr mit.«

»Oh, einen Moment bitte, jetzt muß ich Sie aber doch erst etwas fragen. Müssen Sie denn beide nicht zur Schule oder irgend etwas arbeiten?«

»Doch, wir arbeiten beide und sehen uns ab etwa sechs Uhr abends.«

»Ah ja. Ich würde an Ihrer Stelle zunächst einmal versuchen, irgendeine andere Beschäftigung zu finden, zusammen mit Freunden, damit Sie nicht ständig unter dem Druck einer sexuellen Beziehung stehen. Aber nehmen wir an, daß Ihre Freundin Sie sehr liebt, und nehmen wir ferner an, daß sie sexuell sehr erregt ist, dann können Sie sie zum Orgasmus bringen, ohne selbst eine Erektion haben zu müssen. Deshalb sind Sie nicht weniger ein Mann. Das Verlangen der Menschen ist unterschiedlich. Es haben nicht alle das gleich starke Verlangen. Was Sie also ohne weiteres machen könnten, und Sie können das auch mit ihr besprechen – Sie können ihr sagen, ich hätte Ihnen das empfohlen, Sie können sie richtig zum Orgasmus bringen und sie umarmen und küssen, ohne selbst eine Erektion haben zu müssen.«

»Wenn wir das machen, hat es den Anschein, als wollte sie mehr und immer mehr.«

»Vielleicht besteht da irgendein Problem.«

»Und ich bin ganz kaputt. Und dann beschuldigt sie mich, ich träfe mich mit einer anderen, dabei habe ich gar keine Zeit, mich mit jemand anderem zu treffen.«

»Wie kommt es, daß sie Ihnen nicht vertraut?«

»Ich glaube schon, daß sie mir vertraut. Wir haben darüber gesprochen. Ich habe tagsüber manchmal unterwegs zu tun, und es bereitet mir sogar Schwierigkeiten, Zeit zum Essen zu finden, geschweige denn dazu, mich mit jemandem zu treffen.«

»Wissen Sie was? Ich glaube, Sie beide müssen etwas mehr miteinander sprechen, denn Sie können doch nicht herumlaufen und unterwegs arbeiten und sich ständig den Kopf darüber zerbrechen, ob sie denkt, Sie schliefen ununterbrochen mit anderen Frauen.«

»Das Problem ist, daß ich deswegen so kaputt bin, weil ich die ganze Zeit unterwegs bin.«

»Sie müssen es ihr sagen. Sie müssen es ihr unmißverständlich sagen. Sie müssen ihr sagen: ›Das nächste Mal schlafen wir am Freitagabend zusammen, und dann am Samstagabend und dann am Sonntagabend.‹ Und wenn sie zwischendurch sexuell erregt ist, bringen Sie sie zum Orgasmus. Wenn das nicht funktioniert, dann gibt es vielleicht andere Dinge zwischen Ihnen, die nichts mit Sex zu tun haben. Sehen Sie, es könnte sein, daß die Beziehung einige Aussprachen benötigt, verstehen Sie?«

»Vielen Dank.«

»Danke für den Anruf. Auf Wiedersehen.«

Das sexuelle Verlangen der Partner ist nicht immer gleich stark. Es gibt Zeiten, in denen ist der eine zum Sex aufgelegt, aber der andere nicht. Es ist nicht gut, sich auf Sex einzulassen, wenn man meint, um den anderen bei Laune zu halten, ziehe ich diesmal besser eine große Schau ab, obwohl ich gar nicht dazu aufgelegt bin. Es ist viel besser, mit dem Partner zu reden und etwa zu sagen: »Dies ist eine der Gelegenheiten, wo ich dich befriedigen werde. Leg dich einfach hin und laß mich machen und genieße es.«

Es ist nichts daran auszusetzen, den Partner zum Orgasmus zu bringen, wenn man selbst nicht in der entsprechenden Stimmung ist. Aber es ist wichtig, daß sich die Partner darüber verständigen. So kann der eine Partner zum anderen sagen: »Ich habe jetzt keine rechte Lust, aber ich befriedige dich.« Die Rücksicht auf die Bedürfnisse des anderen kann ein starkes Band zwischen zwei Menschen knüpfen.

Auf den anderen einzugehen ist sehr viel besser, als das ungute Gefühl zu haben, benutzt zu werden, oder das Gefühl, ein Lustobjekt zu sein. Das nämlich ist die normale Reaktion des Partners mit dem geringeren sexuellen Verlangen.

Diese Art des Nachdenkens, bevor man mit jemandem ins Bett geht, kann dem erschöpften oder vielbeschäftigten Partner eine Menge kräftezehrender Anstrengungen ersparen und die Intensität der Beziehung nur fördern.

Eine Gelegenheit abwenden, unglücklich zu sein

Manchmal lernt man jemanden kennen, auf den man sofort fliegt, doch der/die Betreffende ist an einer sexuellen Beziehung nicht interessiert und scheint auch nicht zu begreifen, wie man empfindet:

»Hallo, Dr. Ruth ... Ich habe vor zwei Monaten ein entzückendes Mädchen kennengelernt. Wir haben uns schon einige Male getroffen, vielleicht zehn- oder fünfzehnmal. Es hat den Anschein, als wäre sie sexuell an mir interessiert, aber ich habe sie noch nicht ein einziges Mal angefaßt. Ich weiß, daß sie sich mit einem anderen trifft.«

»Oh je! Sie trifft sich mit einem anderen? Ist sie in einen anderen verliebt?«

»Nein. Sie war in einen Jungen verliebt. Sie waren lange zusammen, aber vor ungefähr fünf Monaten hat sie Schluß gemacht. Dann lernte sie diesen Jungen kennen. Und einen Monat danach lernte sie mich kennen.«

»Aber warum geht sie noch mit dem anderen aus?«

»Ich weiß es nicht genau. Ich habe sie gefragt: ›Ist dieser Junge wichtig in deinem Leben?‹ So konnte ich erfahren, wo ich stehe, und ich engagierte mich emotionell nicht so sehr.«

»Das ist richtig. Und was hat sie gesagt?«

»Sie sagte, als sie mit ihrem alten Freund Schluß gemacht hat, mit dem sie lange zusammen war, war sie niedergedrückt, und dieser Junge half ihr über ihre Niedergeschlagenheit hinweg.«

»Und aus Dankbarkeit muß sie also noch weiterhin mit ihm zusammen sein? Ich rate Ihnen, mit ihr keine sexuellen Beziehungen aufzunehmen. Wissen Sie warum? Sie werden leiden. Lassen Sie sich nicht auf Sex mit ihr ein, denn Sie sind im Begriff, sich mit Leib und Seele hinzugeben und sich zu verlieben. Sie werden sehr unglücklich sein, wenn sie dann immer noch mit dem anderen zusammen ist.«

»Ich bin mir nicht sicher, ob sie mit ihm schläft.«

»Das ist egal. Solange sie sich nicht entschließt... Es hört sich so an, als wären sie wirklich ein so aufrichtiger Bursche.«

»Das bin ich. Das ist eines meiner Probleme«

»Solange sie sich nicht entscheidet, daß Sie es sind, der der Mann in ihrem Leben sein sollte, einfach dadurch, daß sie sich sexuell für Sie interessiert...«

»Dessen bin ich mir sicher.«

»Ja, aber trotzdem. Sogar die nackte Tatsache, daß sie sexuell mit Ihnen zusammen sein möchte, und daran ist nichts Schlechtes, vor allem dann nicht, wenn Sie Verhütungsmittel nehmen, nicht wahr? Aber es wäre schlecht, wenn sie sich nicht wirklich sicher ist, daß Sie der einzige sind... Sie würden sich, weil Sie so sensibel sind, in Sie verlieben, wären aber nicht der einzige. Sie wollen sie aber doch nicht mit einem anderen teilen, oder?«

»Natürlich nicht.«

»Und nur weil der andere ihr über eine schwere Zeit in ihrem Leben hinweggeholfen hat, was ich sehr schön finde und anerkenne, und was ich auch verstehe, daß sie es anerkennt, sollte das

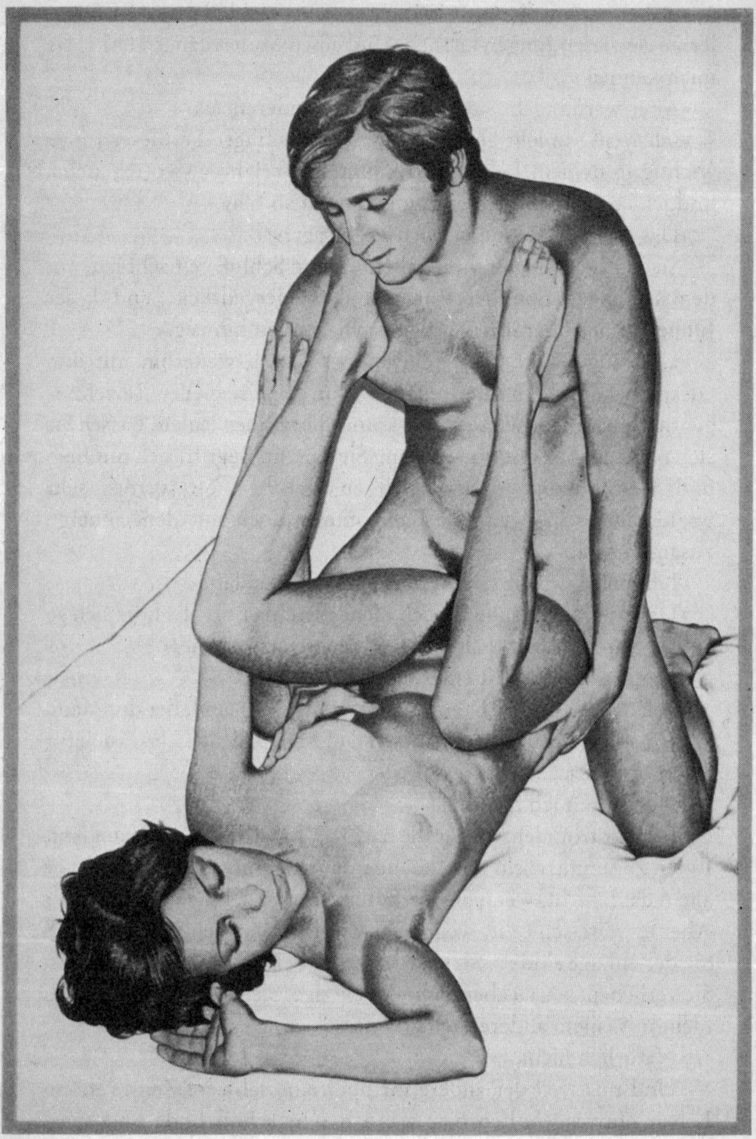

Sie nicht veranlassen, etwas zu unternehmen, bevor Sie nicht sicher sind, daß Sie derjenige sind, welcher. Verstehen Sie, was ich meine?«

»Ja.«

»Sobald Sie sich sicher sind, daß Sie *der* Mann in ihrem Leben sind, kann sie auch *die* Frau in Ihrem Leben werden. Verstehen Sie?«

»Ja, ich verstehe. Ich möchte noch etwas sagen. Ich habe ein Foto von diesem Jungen, den sie einen Monat vor mir kennengelernt hat, in ihrem Geldbeutel gesehen. Das hat mich sehr geärgert. Ich habe versucht, mir nichts anmerken zu lassen, aber sie hat es doch gemerkt, und ich glaube, das hat bei ihr den Eindruck aufkommen lassen, ich sei so ein kleiner Trottel.«

»Ob Trottel oder nicht, es kann nichts schaden, wenn Sie ihr sagen: ›Hör mal, ich mag dich, ich möchte eine Beziehung zu dir, aber wenn ich eine Beziehung zu dir habe, dann nur ich allein.‹ Trägt sie Sie auch bei sich?«

»Wie bitte?«

»Hat sie auch ein Bild von Ihnen in ihrem Portemonnaie?«

»Ich habe ihr keins angeboten, und sie hat nicht darum gebeten.«

»Ah ja. Dann würde ich sagen, verhalten Sie sich eine Weile ruhig. Gehen Sie mit ihr aus und geben Sie ihr zu erkennen, daß Sie interessiert sind. Aber lassen Sie sich nicht auf irgendwelche sexuellen Dinge ein. Es wäre schade, wenn Sie nur benutzt würden, verstehen Sie, wenn Sie nur zum Sex benutzt würden. Die Gefahr besteht durchaus, weil Sie ihr wirklich sehr zugetan zu sein und sie sehr zu lieben scheinen. Genießen Sie dann einfach das Gefühl, verliebt zu sein, aber unternehmen Sie nichts. Verhalten Sie sich ganz ruhig, ja?«

»Gut. Dann habe ich noch eine Frage.«

»Ja bitte?«

»Eines meiner Hauptprobleme ist, daß ich einerseits ein sehr sexuell betonter Mensch bin, andererseits aber sehr emotional fühle.«

»Wieso ist das ein Problem? Das ist doch wunderbar!«

»Ich meine nicht, daß das irgendwie schlecht wäre, aber manchmal macht mir das bei einigen Leuten ganz schön zu schaffen.«

»Das glaube ich, aber ich will Ihnen etwas sagen. Das Mädchen, das Sie einmal bekommt, wird großes Glück haben, denn sie bekommt zwei Eigenschaften in einer Person: Sie bekommt jemanden, der sehr sexy ist, also sexuell sehr anregend und anziehend, und sie bekommt außerdem jemanden, der sehr sensibel ist. Machen Sie sich also deswegen keine Gedanken, ja?«

Wenn Sie nein sagen wollen

Der Druck, sexuell aktiv zu sein, ist in unserer Gesellschaft sehr groß. Er lastet nicht nur auf jungen Leuten, sondern auch auf allen allein lebenden Männern und Frauen jeden Alters. Viele Frauen merken, daß jeder beiläufig mit jedem schläft, und glauben, daß sie, wenn sie nicht mit einem Mann ins Bett gehen, mit dem sie einen Abend verbracht haben, nichts mehr von ihm hören. Der Zwang zum Sex ist so allgemein geworden, daß viele Frauen zugeben, mit Männern zu schlafen, aus denen sie sich gar nicht viel machen und die sie vielleicht nicht einmal besonders gut kennen. Und mancher Mann glaubt, daß er, wenn er nicht wenigstens den Versuch macht, mit einer Frau ins Bett zu gehen, auch wenn er gar nicht dazu aufgelegt ist, bei der Frau den Eindruck erweckt, es stimme etwas nicht mit ihm – er sei »asexuell«, impotent, ängstlich, unmännlich und vielleicht sogar homosexuell.

Seinen Kopf zu gebrauchen, bevor man mit jemandem ins Bett geht, bedeutet, sexuell nichts zu unternehmen, wenn man nicht wirklich dazu aufgelegt ist. Und wenn man dann tatsächlich mit jemandem schläft, zu wissen, daß es wirklich das ist, was man in dem Augenblick will.

»Hei, Dr. Ruth. Ich bin 17 Jahre alt und gehe seit fast einem Jahr mit einem Jungen. Wir haben, jedesmal wenn wir zusammen sind, ausgiebig Geschlechtsverkehr. Er sagt, daß er mich liebt. Immer wenn wir uns treffen, steigen wir ins Bett. Und dann will er ganz plötzlich nicht mehr mit mir zusammen sein, oder will nichts mehr mit mir zu tun haben. Ich habe den Eindruck, als würde ich ihn nicht zufriedenstellen.«

»Hmm. Ich will dir etwas sagen. Wenn das einzige, das er von dir will, Sex ist, und wenn er jedesmal, wenn ihr euch seht, nur mit dir ins Bett will, würde ich mich doch ein bißchen fragen, ob das der Junge ist, mit dem ich befreundet sein möchte. Willst Du sagen, daß er mit dir nicht über das Wetter redet oder über Politik oder Literatur oder über die Schule? Will er nur Sex?«

»Nein, wir reden schon miteinander. Ich meine, das passiert einfach so.«

»Geht er mit dir ins Kino?«

»Nein.«

»Nein?«

»Nein. Abends trifft er sich mit seinen Freunden.«

»Da habe ich wirklich eine ernste Frage. Du sagst, er geht nicht mit dir aus, und geht auch nicht mit dir essen?«

»Er arbeitet nicht.«

»Er arbeitet nicht, er hat also kein Geld?«

»Stimmt.«

»Und er macht also nichts anderes mit dir als Sex?«

»Ja.«

»Was macht er so den ganzen Tag?«

»Er ist bei mir.«

»Bist du noch in der Schule?«

»Nein.«

»Hmm. Ich glaube, daß du Hilfe brauchst von einem Beratungszentrum oder einem Therapeuten. Schieb es nicht auf, ja?«

»Gut.«

»Danke für den Anruf.«

»Danke.«

Sie wissen ja, daß ich nie versuche, im Rundfunk eine Sexualtherapie zu geben. Ich gebe einen Ratschlag, eine Anregung, eine Information, und die Zuhörer nehmen das auf. Er ist ein Sexualunterricht, keine Sexualtherapie. Wenn jemand anruft, und ich merke, daß es ein Fall ist, etwas für einen Sozialarbeiter oder einen Therapeuten, rate ich dem Anrufer, sich mit seinem Problem dorthin zu wenden.

Dieses Mädchen hier denkt nicht, bevor sie mit ihrem Freund ins Bett geht, sie wundert sich nur. Er sagt, er liebt sie, er hängt herum, solange er tagsüber nichts zu tun hat, und hat Sex mit ihr. Dann zieht er mit seinen Freunden los. Keine Arbeit, kein Geld, um mit ihr auszugehen, und wer weiß, ob er mit ihr ausginge, wenn er Geld hätte. Vielleicht ist sie eine Freundin für die Zeit, in der er keine Arbeit und kein Geld hat.

Wenn sie sich wundert, ist sie nahe daran, einen Gedanken zu fassen, aber die Gedanken kommen ihr nicht so leicht. Das sexuelle Verlangen kommt ihr sehr viel leichter.

Sie weiß, daß er sie benutzt. Aber wenn sie ihn aufgibt, was bleibt ihr dann? Das nennt man Hilfe in höchster Not – mehr als man in weniger als fünf Minuten über das Telefon bekommen kann. Man ist in arger Bedrängnis, wenn man sich sexuell in jemanden verrannt hat und nicht weiß, wie man da wieder herauskommen soll.

Frei wählen

Diese Gesellschaft bietet keine guten Voraussetzungen, um schon in jungen Jahren mit dem Sex anzufangen, bevor man also die Schule abgeschlossen hat, bevor man weiß, wer man ist und Vertrauen in die eigenen Fähigkeiten hat, bevor man seinen eigenen Weg gefunden hat. Auf wen diese Merkmale zutreffen, der ist noch ein Kind. Dennoch erlaubt unsere Gesellschaft einem Kind, sich sexuell zu betätigen. Niemand zahlt dir etwas, niemand lobt dich, du hast kein Selbstvertrauen. Wer so ist, entschließt sich nicht aus freien Stücken, eine Beziehung auf gleicher Grundlage einzugehen. Man tauscht den Sex für das bißchen Aufmerksamkeit ein, das man ihr schenkt. Ich zeige nicht mit dem Finger auf dieses überforderte Mädchen, aber ich meine, es ist furchtbar, daß junge Menschen mit jemandem ins Bett gehen, bevor sie selbständig entscheiden können.

Intelligent vielleicht, aber sie denken nicht!

Natürlich sind es nicht nur gefühlsbetonte Kinder, die beim Sex zu wenig denken. Erwachsene, die gut verdienen und im Geschäft den ganzen Tag über ihren Kopf gebrauchen, hören auf zu denken, wenn es um Sex geht. Ein Gutteil davon ist auf die sogenannte Kultur zurückzuführen, wobei ich nicht Konzerte und Museen meine, sondern die volkstümliche Kultur der Gegenwart. Der Sex ist als etwas Wundervolles dargestellt worden, das uns glücklich hält, wie ein sechsjähriges Kind mit einem neuen Luftballon, solange sich uns nichts in den Weg stellt.

Eine junge Frau arbeitet den ganzen Tag, verdient sich ihren Lebensunterhalt und lebt ihr Leben. Sie gebraucht im Büro ihren Verstand, den sie beim Sex im gleichen Augenblick ausschaltet, wie abends ihre elektrische Schreibmaschine. Sie weiß alles über Mr. Goodbar, und dann gabelt sie sich einen Fremden in einer Bar auf und nimmt ihn mit nach Hause. Am Tage hätte sie Angst, allein mit einem Fremden in einem Aufzug zu fahren, aber nachts schläft sie mit einem.

Eine junge Frau nahm einen Mann mit nach Hause und war mit ihm mehrere Stunden im Bett. Als es auf den Morgen zuging, bat sie ihn zu gehen. Er wurde wütend. Warum konnte er hier nicht noch ein paar Stunden schlafen? Sie bekam einen Schreck bei seinem Wutausbruch und fragte ihn: »Du willst doch nicht gewalttätig werden?« Er sah sie an, erkannte, was sie dachte, und lachte. Er zog sich an und ging. Sie war glücklich.

Ein Anwalt mit einem sehr regen Sexualleben nahm eine junge Frau mit in seine Wohnung. Sie schliefen zusammen und unterhielten sich über dieses und jenes. Sie ließ sich alles über seine Sammlung von Schnitzereien erzählen, nette, teure Kleinigkeiten aus

Fischbein, die Bootsleute auf den alten Walfängern geschnitzt hatten. Als er am Morgen aufwachte, war sie verschwunden, und mit ihr die gesammelten Schnitzereien, die ein kleines Vermögen gekostet hatten.

All diese Leute waren intelligent, aber sie hatten nicht nachgedacht, bevor sie mit einem anderen Menschen ins Bett gingen.

Optimistische Gedanken

Ich möchte dieses Kapitel mit einem optimistischen Gedanken schließen, denn – wie ich schon am Anfang dieses Kapitels gesagt habe – Nachdenken über den Sex bedeutet nicht einfach abschalten. Nachdenken, bevor man mit jemandem ins Bett geht, heißt, etwas über den Sex zu lernen, über Beziehungen, über das richtige Umfeld für guten Sex, über die Voraussetzungen, um das Liebesleben abwechslungsreich zu gestalten, gemeinsam Wunschbilder zu erleben und sich die kleinen Anregungen zu merken, die der Partner mag und die nur Sie kennen können.

21.

Bin ich normal?

Alle möglichen Leute machen sich Gedanken darüber, ob sie normal sind.

Ein Mann von untadeligem Wesen träumt eines Nachts, er verkehre sexuell mit seinem Chef, der gleichzeitig sein Onkel ist. Er hat nie mehr ein homosexuelles Erlebnis gehabt, seit er in der dritten Klasse war. Er wacht in der Dunkelheit auf und fragt sich, ob er anomal, und niemand außer ihm weiß davon.

Das mit dem Träumen möchte ich ein für allemal klarstellen. Nichts, was Sie träumen, macht Sie anomal. Nichts, worüber Sie nachdenken, macht Sie anomal. All das gehört zur unglaublichen, nicht unterdrückbaren Erfindungsgabe des menschlichen Geistes. Das beste ist, sich im stillen darüber zu amüsieren.

Eine sehr oft geäußerte Sorge ist: »Ist mein Penis ungewöhnlich klein?« und »Bin ich eine Außenseiterin, weil ich noch nie einen Orgasmus gehabt habe?« Es ist schwer, sich isoliert mit diesen Sorgen auseinanderzusetzen, aber genau das haben die Menschen jahrelang getan. Sie sind herumgelaufen und haben die Frage auf alle möglichen indirekten Arten an andere gerichtet.

Anomal ist ein Begriff aus der Statistik. In einem Land, in dem es keinen Käsekuchen gibt, ist jemand, der süchtig nach Käsekuchen ist, anomal.

Es ist völlig normal, sich zu fragen: »Bin ich normal?« Das ist Teil unseres Wunschdenkens, gleich zu sein, was gut, aber auch schädlich sein kann. Es ist normal, aber sehr belastend.

Hier ein Brief, den ich in einer meiner Sendungen einmal vorgelesen habe.

Liebe Dr. Ruth,
ich bin seit drei Jahren mit meinem Freund zusammen. Ich möchte so gern, daß er weiß, wie sehr er mich befriedigt, aber während des Geschlechtsverkehrs kann ich das nicht. Ich nehme ein Verhütungsmittel. Wir haben ein absolut phantastisches Sexualleben, in dem Liebe und Phantasie herrschen. Aber wenn er mich bittet, ihm zu sagen, was mir gefällt, oder wenn er hören möchte, wie glücklich er mich macht, bringe ich kein Wort heraus.
Ist irgend etwas mit mir nicht in Ordnung? Wie kann ich das ändern? Bitte, bitte helfen Sie mir.

Kaye

»Als erstes würde ich sagen, machen Sie sich nicht so viele Gedanken. Wenn Ihr Freund ... Sie kennen ihn ja immerhin schon drei Jahre, Sie nehmen ein Verhütungsmittel – Sie wissen, wie mich das freut –, und ich bin sicher, Ihr Freund weiß, was Sie empfinden und was für ein guter Liebhaber er ist. Vielleicht eine Anregung. Wenn er möchte, daß Sie etwas sagen, würde ich folgendes vorschlagen. Vergessen Sie hin und wieder, daß Sie erregt sind, und wenn er sexuell sehr erregt ist und sich bei ihm das Gefühl ankündigt, daß er gleich ejakulieren wird, dann würde ich etwas innehalten und sprechen. Wenn er ejakuliert und seinen Orgasmus gehabt hat, könnten Sie folgendes tun, sich von ihm bis zum Orgasmus bringen lassen, damit Sie nicht unter dem Druck stehen, zur gleichen Zeit sprechen zu müssen, zu der er Sie liebt. Ich würde Ihnen raten, sich abzuwechseln.

Schreiben Sie mir, ob das geholfen hat.«

Sie kann in diesem Augenblick höchster Ekstase nicht sprechen, weil sie völlig benommen ist – und sie fragt sich, ob etwas mit ihr nicht in Ordnung ist! Sie sollte glücklich sein über diese Intensität.

»Hallo, Dr. Ruth. Ich heiße Greg und bin 25 Jahre. Vor kurzem unterhielt sich eine Anruferin mit Ihnen über die Größe ihres Freundes. Ich frage mich, welchen Rat Sie denen geben können, die nicht so gut dran sind, wie der Freund dieses Mädchens.«

»Als erstes möchte ich Ihnen etwas sehr Wichtiges sagen. Die Größe des Penis hat nichts mit der sexuellen Befriedigung einer Frau zu tun, denn der Penis wird größer, und das viel Wichtigere ist, daß die Scheide sich der Größe des Penis anpaßt. Nun gibt es Männer, die von der Natur besonders gut bedacht worden sind, und andere, die sich wegen der Größe ihres Penis grämen. Wenn jemand eine gute Freundin oder Frau hat und die Beziehung gut ist, sollte er aufhören, sich den Kopf über die Größe zu zerbrechen. Sie hat absolut nichts mit gutem Sex zu tun. Alles klar? Danke für den Anruf.«

»Vielen Dank.«

»Hallo, Dr. Ruth. Ich habe Sie kürzlich in der David Letterman-Show gesehen. Sie waren großartig.«

»Ha ha, danke. Haben Sie auch die Zwiebelringe gesehen?«

»Oh, das war gut. Ich habe gar nicht aufgehört zu lachen. Das war ganz toll.«

»Ja.«

»Ich heiße Mike und komme aus Mahopac.«

»Keine überflüssigen Namen, ja, Mike?«

»In Ordnung. Ich habe folgendes Problem. Immer wenn ich mit meiner Freundin Geschlechtsverkehr habe, ejakuliere ich zu früh. Was kann ich tun, um die Ejakulation hinauszuzögern?«

»Mike, wer sehr schnell ejakuliert, und ich will Ihnen gleich sagen, daß es in unserer Gesellschaft sehr, sehr viele Männer gibt, die zu schnell ejakulieren, und wir wissen nicht genau warum. Sie wissen im allgemeinen, wann Sie ejakulieren wollen. Ich möchte Ihnen etwas raten. Wenn das hilft, gut, wenn nicht, würde ich Ihnen empfehlen, einen Therapeuten aufzusuchen, denn es ist eine sehr leicht zu behebende sexuelle Störung. Wenn Sie mit einer Frau schlafen und versuchen, es hinauszuzögern, versuchen Sie dann, an irgendein Problem zu denken? Versuchen Sie, an irgend etwas Unangenehmes zu denken? Woran versuchen Sie zu denken?«

»Ich versuche, die Ejakulation hinauszuzögern.«

»Ja. Sie sollten ganz angestrengt an das Gefühl in Ihrem Penis denken und dann versuchen, ihre Freundin aufzufordern, Sie bis zur Erektion zu stimulieren, nicht während des Geschlechtsverkehrs natürlich, sondern vorher, beim Vorspiel, solange bis der Penis voll erigiert ist. Aber bevor Sie ejakulieren, wenn sich dieses Gefühl ankündigt, wenn Sie spüren, daß Sie kurz davor sind, wenn Sie das spüren, bitten Sie sie aufzuhören. Die Erektion wird zum Teil zurückgehen. Bitten Sie sie, es noch einmal zu tun, drei-, viermal hintereinander, und ejakulieren Sie erst beim vierten Mal. Verstehen Sie, was ich meine?«

»Ja.«

»Auch wenn Sie onanieren, können Sie das probieren. Onanieren Sie verhalten. Und wenn Sie spüren, daß Sie kurz davor sind zu ejakulieren, halten Sie inne. Bringen Sie Ihren Penis dann erneut zur Erektion, unterbrechen Sie wieder, und so weiter. Beim vierten Mal ejakulieren Sie dann, wenn das funktioniert, erkennen Sie den Augenblick, bevor es zu spät ist. Wissen Sie, wie ich das meine?«

»Ja.«

»Versuchen Sie es. Und wenn es nicht hilft, gehen Sie zu einem Sexualtherapeuten. Wenn Sie in Mahopac keinen kennen, schreiben Sie mir, und ich nenne Ihnen ein paar Namen.«

»Ist gut, Dr. Ruth. Ich habe noch eine Frage. Ist es anomal zu onanieren? Meine Freunde halten mich für komisch, weil ich onaniere.«

»Überhaupt nicht.«

»Oh, danke.«

»Es ist nichts gegen das Onanieren einzuwenden. Und wissen Sie was? Die meisten machen es. Selbst Eheleute machen es hin und wieder, wenn der Partner nicht greifbar ist. Es ist nichts gegen das Onanieren einzuwenden.«

»Haben Sie vielen Dank.«

»Oh, bitte sehr. Danke für Ihren Anruf.«

Wie ich schon erwähnt habe, die Araber nennen das Onanieren das *Geheimnis*. Aber Mike nicht, denn all seine Freunde wissen davon. Aber jetzt kann er ihnen erzählen, was Dr. Ruth darüber gesagt hat.

»Hallo, Dr. Ruth. Ich habe eine Frage. Ich würde gerne wissen, meine Freundin hält es für unnatürlich, daß ich mir ein Magazin kaufe und dann onaniere.«

»Das ist ganz und gar nicht unnatürlich. Nicht nur Männer machen das. Es gibt auch Frauen, die sich solche Magazine kaufen, sexuell erregt werden und onanieren. Dagegen läßt sich nichts sagen. Sagen Sie ihr, daß das nicht bedeutet, Sie würden sie nicht mehr lieben. Frauen sind manchmal sehr beunruhigt und meinen, der Mann liebe sie nicht mehr, wenn er ein solches Magazin in die Hand nimmt.«

»Ich bin nicht in die Mädchen in diesen Magazinen verliebt. Ich denke an unsere Beziehung.«

»Sagen Sie ihr das. Sie denken an Ihre Beziehung.«

»Es ist reines Phantasieren.«

»Ich habe eine Idee. Sagen Sie ihr, daß Ihr Kopf an Ihre Beziehung denkt, aber Ihr Penis von den Bildern angeregt wird, ja?«

»Das mache ich.«

»Vielen Dank für den Anruf.«

Die Briefe, die mich im Sender erreichen, enthalten immer wieder die Frage nach der Normalität:

> Liebe Dr. Westheimer,
> ich bin seit sechseinhalb Jahren fest mit meinem Freund zusammen. Ich bin 21, er ist 24. Es verschafft uns beiden Befriedigung, wenn wir uns lieben. Unsere Liebe ist so überwältigend, daß ich mir nicht vorstellen kann, wie es noch besser sein könnte. Ich habe eine Frage, die anfängt, mich zu beunruhigen. Etwas, das Sie über mich wissen müssen:
> Ich bin sehr natürlich. Es ist nichts Ungewöhnliches für mich, nackt zusammen mit ihm herumzulaufen (und für ihn auch nicht). Das heißt, überall, im Bad (wir baden und duschen oft zusammen), in der Küche, beim Zelten usw.
>
> Vor etwa einem Jahr bat er mich zum ersten Mal, einen Strumpfgürtel und Strümpfe zu tragen. Ich habe das nicht verstanden. Ich bin ein Typ, der glaubt, daß der nackte Körper genügen sollte, um jemanden anzuregen. Egal, ich habe mich darauf eingelassen und trug den Strumpfgürtel und die Strümpfe. Zuerst war es mir zuwider. Jetzt macht es mir nichts mehr aus, solange ich ihn damit glücklich machen kann.

(Danach reißen tue ich mich noch immer nicht.) Aber ich wäre lieber ich selbst ohne diese Zutaten.
Ich möchte wirklich wissen, ob das normal ist. Machen viele Paare das so?

Fredda

Liebe Fredda,
seien Sie nicht zu beunruhigt wegen der Bitte Ihres Freundes, Strumpfgürtel und Strümpfe zu tragen. Wenn zwei Menschen mehrere Jahre zusammen sind, haben sie manchmal das Bedürfnis nach etwas anderem oder Pikantem, und das ist normal.
Wenn Sie sich allerdings nicht wohl mit Strümpfen und Strumpfgürtel fühlen, dann ziehen Sie sie nicht an. Wenn Sie ihm nur hin und wieder das Vergnügen bereiten können, sollten Sie es vielleicht als etwas ganz Besonders in Reserve halten. Wir können nur das machen, was uns richtig und angenehm erscheint, und sollten nie etwas tun, was uns nicht richtig erscheint, nur um dem Partner damit eine Freude zu machen.

Dr. Ruth

Liebe Dr. Ruth,
ich habe Ihre Sendung im Radio gehört. Das hat mich veranlaßt, Ihnen zu schreiben. Ich habe mehrere Fragen. Zunächst einmal: Ich bin siebzehndreiviertel Jahre alt und noch Jungfrau. Ich möchte mich jedoch darauf vorbereiten, wenn der richtige Zeitpunkt kommt, und ich meine Unschuld verliere. Ich weiß, daß ich ein Verhütungsmittel brauche; ich glaube nicht, daß ein Präservativ reicht. Mich würde interessieren, was Sie empfehlen. Bisher habe ich nur mit den männlichen Genitalien gespielt, habe es aber noch nie jemandem mit dem Mund gemacht. Ist das normal? Ich habe mich von meinem Freund mit der Hand stimulieren lassen und so einen Orgasmus bekommen. Ich habe versucht, auch ihn zu stimulieren, aber ich weiß nicht, wie ich das machen soll. Ich habe zuviel Angst, ihn das zu fragen. Können Sie mir helfen? Und dann:

Muß das Mädchen beim Küssen immer der Führung des Jungen folgen? Ich meine, es ist Sexismus, immer den Jungen zu folgen. Ist das richtig? Vielen Dank.

Pauline

Liebe Pauline,
Sie haben mir sehr gute Fragen gestellt. Ich hoffe, ich kann sie alle beantworten.

Ich halte es für sehr gut, daß Sie sich auf den Geschlechtsverkehr vorbereiten und Verhütungsmittel nehmen wollen. Ich schlage Ihnen zwei Dinge vor. Leihen oder kaufen Sie sich zunächst das Buch *Our Bodies, Ourselves.* Dort sind die verschiedenen Arten der Empfängnisverhütung beschrieben. Und dann rufen Sie die Familienberatung an und machen Sie einen Termin mit einem Berater aus, der Ihnen etwas über Empfängnisverhütung sagen kann. Er wird Ihnen helfen, die für Sie richtige Methode zu finden.

Daß Sie es noch nie einem Mann mit dem Mund gemacht haben, ist völlig normal. Wenn Sie es versuchen möchten, können Sie damit anfangen, nur die Basis des Penis zu küssen und dann einfach das machen, was Ihnen richtig erscheint. Sie schreiben, daß Sie sich komisch dabei vorkämen, mit Ihrem Freund darüber zu reden, ihn zu stimulieren. Vielleicht können Sie es, wenn Sie sich nicht lieben. Sagen Sie ihm, daß Sie ihn befriedigen möchten, er Ihnen aber zeigen muß, wie Sie es machen sollen beim nächsten Mal, wenn Sie miteinander schlafen. Außerdem sollte es in der Liebe keinen »Führer« und keinen »Dulder« geben. Es sollte ein wechselseitiges Erlebnis sein, so daß einmal der eine, und dann der andere die Führung übernimmt. Aber am wichtigsten ist, tun Sie nur das, was Sie gerne tun!

Dr. Ruth

Liebe Dr. Ruth,
ich schreibe Ihnen, um Sie zu fragen, ob es anomal ist, irgendwie Angst vor dem Sex zu haben. Ich habe viele Gelegenheiten gehabt, mit jungen Frauen zu schlafen, aber ich

schrecke davor zurück, weil ich meine, sie könnten nicht mit mir zufrieden sein. Ich bin außerdem aggressiv, wenn ich Alkohol getrunken habe, aber dann haben meine Partnerinnen keine Lust. Was soll ich machen?
Einige meiner Freunde haben mir erzählt, daß man, wenn man vor dem Geschlechtsverkehr ejakuliert, beim Sex dann mehr Zeit vor sich hat, bis man erneut ejakuliert. Außerdem frage ich mich, wie ich erkennen kann, ob meine Partnerin beim Sex einen Orgasmus bekommen hat oder nicht.
Vielen Dank. Bob

Lieber Bob,
Sie schreiben, Sie hätten Angst vor dem Sex. Ich glaube, das ist nicht normal. Sie sollten sich genau überlegen, wenn Sie mit jemandem schlafen möchten. Sie sagen, Sie hätten Angst, Sie könnten Ihre Partnerin nicht befriedigen. Wenn Sie zuerst eine starke Bindung aufbauen und viel küssen und Zärtlichkeiten austauschen, dann verschwindet diese Angst vielleicht. Dann wüßten Sie, daß sie Sie liebt und umgekehrt Sie auch sie, und Sie wären frei, sich gegenseitig zu befriedigen (mit einem Verhütungsmittel).
Dann fragen Sie, ob das Ejakulieren vor dem Geschlechtsverkehr die Ejakulation beim Geschlechtsverkehr hinauszögert. Das kann bei einigen Männern so sein, weil sie mehr Zeit brauchen, um erregt zu werden. Aber eine Regel gibt es da nicht.
Ihre letzte Frage lautete, wie Sie erkennen können, ob Ihre Partnerin einen Orgasmus gehabt hat. Der einzige Weg, es wirklich zu erfahren ist, sie zu fragen und dann darauf zu achten, wie ihr Körper sich verändert, wenn sie den Orgasmus erlebt. Mit anderen Worten, seien Sie empfänglich für die Botschaften, die sie Ihnen übermittelt!

Dr. Ruth

Liebe Dr. Ruth,
ich bin mit vielen Jungen zusammen gewesen und habe endlich den richtigen gefunden. Wir sind etwa achtmal ausgegangen.

Ungefähr beim fünften Mal haben wir angefangen, sexuell aktiv zu sein. Beim sechsten Mal habe ich ihn mit dem Mund befriedigt. (Es war das erste Mal, daß ich es überhaupt gemacht habe.) Als ich ihm sagte, daß mir das nicht sonderlich gefalle, gab er mir einige Tips, ähnlich wie die, die Sie Frauen geben, denen es schwerfällt, es einem Mann mit dem Mund zu machen. Sie wissen, wenn Sie den Frauen sagen, sie sollten sich, wenn sie den Penis in den Mund nehmen, vorstellen, sie würden an einem Eis lutschen. Ich mag sehr gern geschlagene Sahne. Und Paul besorgte prompt einen ganzen Kübel voll und sagte, ich solle sie ihm auf den Penis schmieren. Als ich es ihm dann mit dem Mund machte, waren wir beide zufrieden. Er war zufrieden, daß ich es machte, und ich war zufrieden, daß der Penis nach geschlagener Sahne schmeckte.

Das Lustige ist, daß ich wohl zehnmal einen Orgasmus hatte, und er hatte mehr als zehn.

Ist es anomal, so viele zu haben, wenn man berücksichtigt, was wir gemacht haben? Er sagt, das sei normal, aber woher weiß er das?

Carla

Liebe Carla,

es ist absolut nichts dagegen zu sagen, wenn Sie zehn Orgasmen bekommen oder mehr, solange es Ihnen beiden Spaß macht und sich keine schädlichen Nebenwirkungen zeigen. Machen Sie weiter und genießen Sie es.

Dr. Ruth

Liebe Dr. Ruth,

ich habe zwei Probleme, die meinen Freund und mich betreffen. Wir sind beide Mitte Zwanzig.

Das erste Problem betrifft meinen Freund. Wenn er eine Erektion hat, ist sein Penis nicht gerade. Er ist nach unten gebogen. Er hatte nie eine Verletzung, onaniert aber sehr viel. Wir können Geschlechtsverkehr haben (mit einem Verhütungsmittel), aber wegen der Krümmung nur in einigen Stellungen, und er ejakuliert auch. Ist das ungewöhnlich? Bitte

schreiben Sie mir, wohin und zu wem er gehen kann, um dieses Problem zu besprechen.
Das zweite Problem hat vielleicht etwas mit dem ersten zu tun. Mein Freund und ich, wir haben oralen Sex. Ich verspüre sehr viel Lust und bekomme Orgasmen, wenn er mich mit dem Mund oder den Fingern stimuliert. Leider kann ich bei meinem Freund nicht das gleiche machen. Er bekommt zwar eine Erektion, kann aber nicht ejakulieren. Ich weiß, daß es nicht an mir liegt, denn ich habe es mit Erfolg bei anderen jungen Männern gemacht, mit denen ich zusammen war. Könnte sein erstes Problem damit zusammenhängen? Bitte raten Sie mir, was ich machen kann.

Alice

Liebe Alice,
bei vielen Männern ist der Penis nach unten oder zur Seite gebogen. Das ist nichts Ungewöhnliches. Falls Ihr Freund sich Sorgen macht, sollte er mit einem Arzt sprechen.
Ich meine, die Unfähigkeit Ihres Freundes zu ejakulieren, wenn Sie Fellatio praktizieren, ist ebenfalls nichts Ungewöhnliches. Vielen Männern fällt es schwer, dann einen Orgasmus zu bekommen. Vielleicht versuchen Sie es einmal mit einer anderen Technik, aber machen Sie sich keine Gedanken, wenn er auch dann noch keinen Orgasmus bekommt. Ich bin sicher, es gefällt ihm so und so. Sie könnten sich auch das Buch *The Joy of Sex* besorgen, um sich eventuell noch Anregungen zu holen.

Dr. Ruth

Liebe Dr. Ruth,
ist es anomal, wenn das Jungfernhäutchen nicht reißt oder platzt, wenn ein Mädchen zum ersten Mal Geschlechtsverkehr hat? Ich würde auch gerne wissen, ob alle Mädchen bluten, wenn sie zum ersten Mal Geschlechtsverkehr haben. Bei mir hat es nicht geblutet, aber viele meiner Freundinnen sagen, daß sie geblutet haben. Ich hoffe doch, daß das nicht anomal ist.

Angie

Liebe Angie,
ich freue mich, daß Sie meine Sendung hören.
Das Jungfernhäutchen, das nicht zerreißt, wenn eine Frau zum ersten Mal Geschlechtsverkehr hat, ist wahrscheinlich schon vorher bei irgendeiner körperlichen Betätigung gerissen. So erklärt sich wahrscheinlich auch, daß es nicht blutet. Das ist völlig normal. Falls Sie irgendwelche Zweifel in dieser Richtung haben, empfehle ich Ihnen, einen Arzt aufzusuchen.

Dr. Ruth

22.

Würde ich mich heiraten?

Liebe Dr. Ruth,
mein Problem hängt mit meiner Ehe zusammen. Ich habe zuviel in sie investiert, um noch aussteigen zu können, aber ich fühle mich bei dem Leben, das ich jetzt führe, wie eine Gefangene. Ich bin seit 14 Jahren verheiratet. Wir haben zwei Kinder, und ich könnte den Kummer nicht ertragen, den eine Scheidung ihnen bereiten würde. Aber mein Mann und ich, wir haben kaum noch Kontakt miteinander, obwohl wir im gleichen Haus wohnen. Wir schlafen zusammen und sagen uns Dinge wie: »Ich gehe nach dem Essen noch ins Einkaufszentrum« oder »Der Bürgermeister hat angerufen. Er möchte, daß Du zurückrufst«. Das ist es dann schon. Mein Mann kann reden wie ein Buch, er spricht mit seinen Freunden, er redet vor Gericht (er ist Anwalt), aber er spricht nicht mit mir. Ich fühle mich sehr verletzt, denn als wir heirateten, habe ich gearbeitet, damit er sein Jurastudium fertig machen konnte ...

Diese Frau war, als sie diesen Brief schrieb, sehr niedergedrückt. Da ich Geschichten wie diese oft höre, weiß ich, daß sie sich hilflos und unzulänglich vorkam. Ich habe ihr geraten, zu einem Eheberater zu gehen, denn sie muß ihr Problem ganz nüchtern sehen, nach einer Lösung suchen, und sie braucht Hilfe von irgend jemandem, Hilfe, die sie zumindest im Moment von ihrem Mann und »seinen« Freunden nicht erwarten kann. Bemerkenswert ist, daß sie nicht von *ihren* Freundinnen spricht.

Sie ist in einer sehr mißlichen Lage, auf die man häufig stößt. Als seine Frau hat sie gearbeitet, damit er seine Ausbildung abschließen konnte. Das ist völlig verständlich. Verständlich wäre nun, wenn auch er ihr eine Ausbildung in ähnlicher Form ermöglichen würde. Ich kenne mehrere Ehepaare, die das so gemacht haben. Aber als er dann Anwalt war, hatte er plötzlich Freunde; sie wurde ausgeschlossen. Das ist in ihren Augen eine ungeheure Ungerechtigkeit ihr gegenüber, aber ihre Situation verbessert sich nicht dadurch, daß sie jetzt in dumpfes Grübeln versinkt.

Wenn ein Partner arbeitet, um dem anderen eine Weiterbildung in der Hoffnung zu ermöglichen, die Verdienstmöglichkeiten des anderen zu erhöhen und seine Stellung zu verbessern, damit sie beide ein sorgenfreies Leben führen können, sollte derjenige, der das Geld verdient und das Opfer für den anderen bringt, einen Blick in die Zukunft werfen. Im allgemeinen ist derjenige, der dem anderen die Ausbildung finanziert, die Frau. Doch wenn sie ihm hilft vorwärtszukommen, muß sie sich bemühen, auch sozial und geistig mit ihm Schritt zu halten. Das muß kein völlig auf den Mann zugeschnittenes Bestreben sein, indem sie vielleicht Kurse besucht, sich weiterentwickelt oder lernt, sich unter Leute zu mischen, die über Politik oder Kunst reden. Zu ihrem eigenen Vorteil muß sie eigene Interessen wahren, ihr Selbstvertrauen stärken und sich eine eigene Meinung bilden. Sonst ist sie, wenn der Mann sich beruflich etabliert, seine Ausbildung und die ersten Berufsjahre hinter sich hat, nicht in der Lage, gesellschaftlich mit den Kollegen und Freunden ihres Mannes Schritt zu halten.

Unsere Anwaltsfrau muß nicht herausfinden, worüber sich die Frauen anderer Anwälte unterhalten, sondern sie sollte auf eigenen Füßen stehen, selbstsicher sein und eigene Interessen haben, die von anderen geachtet und mit einer gewissen Anteilnahme verfolgt werden. Denn es zählt nicht so sehr, was andere über sie denken, sondern die Art von Respekt, die sie dadurch einflößen kann, daß sie ein angemessenes Selbstwertgefühl hat.

Wenn ein Partner nicht mit dem anderen Schritt hält, nicht mit ihm »wächst«, dann entwickelt sich eine Kluft zwischen ihnen, die nicht immer das Ende für die Beziehung bedeuten muß, aber doch immerhin einiges Unbehagen auslösen kann.

Ein Ehepartner kann sich nicht schon deswegen glücklich preisen, weil er einen phantastischen Menschen geheiratet hat und von dieser Ehe profitiert. Das ist keine gute Ausgangsposition für das Geben und Nehmen in einer Ehe. Beide Partner müssen glauben, daß auch der andere davon profitiert hat und auch weiterhin davon profitieren wird, solange die Verbindung anhält.

Die Frau, die ihrem Mann das Studium ermöglicht hat und dann gesellschaftlich isoliert dasteht, verdient unser Mitgefühl. Man wird zunächst nicht umhin können, den Ehemann für einen undankbaren Burschen zu halten, der nicht gerade Bewunderung verdient. Aber der Mann kann nichts dafür, wenn er feststellt, daß seine Frau weniger interessant ist als die Leute, mit denen er zu tun hat.

In der Vergangenheit waren es die Eltern, die erlebten, wie ihre Kinder besser ausgebildet wurden als sie selbst. Aber während die Eltern glücklich sein können, wenn ihr Kind sich mehr Fähigkeiten und mehr Wissen aneignet, als sie es konnten, kann ein Ehepartner kaum Gefallen daran finden, derart zurückzubleiben.

Aus diesem Grund sollten Sie sich fragen: »Würde ich mich heiraten?« Nehmen wir an, Sie sind verheiratet. Aber stellen Sie sich vor, Sie wären es nicht. Würden Sie jemanden heiraten, der wie Sie ist? Ich frage das nicht, um Sie zu deprimieren, sondern damit Sie etwas unternehmen können, sich selbst zu helfen. Sie sollten nie in die Lage kommen, in der Sie glauben, weniger als ein interessanter Mensch zu sein, der seinen gesellschaftlichen Beitrag leistet. Die Art, wie Sie Ihre Kraft einsetzen und etwas beisteuern – ob Sie nun malen oder halbtags für eine Versicherung arbeiten –, ist nicht so wichtig wie die Tatsache, daß Sie es gern tun, daß Sie sich dadurch selbst bestätigen, daß es Ihnen das Gefühl vermittelt, daß der, der mit Ihnen verheiratet ist, einen guten Partner hat.

Eine Liste machen

Einer meiner Klienten, ein Witwer, wollte unbedingt wieder heiraten. Erstens war er einsam und hatte sich daran gewöhnt, verheiratet zu sein und ständig Gesellschaft zu haben, zum zweiten hatte er Kinder. Sich um sie und um seine Arbeit zu kümmern, ging über seine Kräfte. Nun hatte er aber das Gefühl, daß keine Frau, wie er sie sich wünschte, ihn unter diesen Umständen heiraten würde.

Er ging mit Frauen aus, und Freunde versuchten, ihn mit Frauen zusammenzubringen. Aber es passierte immer das gleiche: Er erzählte von seinen Kindern. Wie langweilig! Welche Frau möchte schon, daß der Mann von seinen Kindern erzählt, anstatt sich auf sie zu konzentrieren?

Ob die Frauen von seiner väterlichen Besessenheit abgeschreckt wurden, weiß ich nicht. Vielleicht hat er sich das größtenteils eingebildet. Aber mit keiner Frau bekam er engeren Kontakt. Dennoch wünschte er sich sehnlichst eine Frau. Seine Mißerfolge ließen ihn verzweifeln. Er glaubte, sein Fall wäre hoffnungslos.

Selbst wenn jemand keine Kinder hat und zum zweiten oder dritten Mal eine Frau sucht, kann er auf Grund mangelnden Selbstbewußtseins das Gefühl haben, abgenutzt und schäbig zu sein. Er hat Angst, um eine Frau zu werben oder mit ihr zu schlafen.

Mein Klient hatte einige dieser Selbstzweifel und glaubte, daß keine Frau ihn in dieser Verfassung und noch dazu mit einem Haus voller Kinder haben wolle. Ich bat ihn daraufhin, eine Liste der Eigenschaften anzufertigen, die er in seine Ehe mitgebracht hatte. Ich wende diese Methode, Listen machen zu lassen, ziemlich oft an. Mein Klient ging nach Hause, machte eine Liste und zeigte sie mir. Er war bei seiner Selbsteinschätzung sehr nüchtern und aufrichtig gewesen, was die Menschen meistens sind, wenn sie gebeten werden, eine solche Liste zu erstellen. Die Menschen sind nicht so überheblich, wie vielleicht allgemein angenommen wird. Die Liste, die ich bekam, zeigte das Bild eines Mannes mit vielen guten Eigenschaften. Wir sprachen über die Liste, und dann fragte ich ihn: »Würden Sie sich heiraten?«

Er mußte zugeben, daß er es tun würde. Er war ein angenehmer Mann, der hart arbeitete. Ihm selbst hätte es nichts ausgemacht, einen Mann zu haben, der Kinder hat und die ganze Zeit an sie denkt.

»Und«, fragte ich ihn, »glauben Sie nicht, daß es Frauen gibt, die ebenso über einen netten, väterlichen Mann denken und ihm gern bei seinen Problemen helfen würden?«

Mit diesem positiven Gedanken ging er weg, und siehe da, schon bald fand er eine Frau, die selbst Kinder hatte, um die sie sich noch kümmern mußte. Er fand, was er sich gewünscht hattc. Aber er hätte es nicht vermocht, wenn er nicht voller Zuversicht auf die Suche gegangen wäre und seine beste Seite hervorgekehrt hätte.

Die Angst vor der Verpflichtung

Zu geringes Selbstvertrauen hält die Menschen manchmal davon ab, eine Verpflichtung einzugehen. In meine Praxis kam einmal eine Frau, die einige Zeit mit einem Mann zusammengelebt hatte, der 15 Jahre jünger war als sie. Sie war bereit gewesen, die Beziehung solange aufrechtzuerhalten, solange sie eben dauerte. Sie erwartete nicht zuviel und war sich ziemlich sicher, daß er sich irgendwann absetzen und eine Frau suchen würde, die in seinem Alter oder auch jünger war.

Eines Tages machte er ihr einen Antrag: Er wollte das Band enger knüpfen, nämlich die schwere Verpflichtung der Ehe gemeinsam mit ihr tragen. Sie war aufgebracht, weil sie *wußte*, daß eine solche Ehe nicht gutgehen konnte. Sie wußte, sobald sie verheiratet wären, würde sie ihm älter vorkommen. Es würde ihm wie dem Mann ergehen, der sich ohne größere Überprüfung ein Haus kaufte, und erst dann die Risse an den Wänden bemerkte, als es ihm bereits gehörte.

Sie erklärte ihrem Freund, daß sie ihn nicht heiraten würde und legte ihm auch die Gründe dar. Er lachte und sagte, daß er eigentlich gar nicht so viel jünger sei. Wenn sie eine junge 46jährige wäre, wäre er ein alter 32jähriger, der auf die Sechzig zuginge. Er war ein ruhiger Mann, liebte das Leben mit ihr, liebte ihre Kinder und hatte nicht den Wunsch, selbst noch Kinder zu haben. Wenn sie ihn also nicht heiratete, würde er sein ganzes Leben allein bleiben müssen.

Er hielt seinen Antrag aufrecht, und eines Tages kam sie zu mir, weil die Situation sie beunruhigte. Ich ließ sie mehrere Listen anfertigen. Eine mit ihren Eigenschaften als möglicher Ehefrau, eine andere mit den Merkmalen, die sie sich von einem Mann wünschte, den sie eventuell heiraten würde.

Als die Listen fertig waren, und wir sie analysiert hatten, stellte sie fest, daß sie eine gute Partie für den richtigen Mann wäre. Der jetzige Bewerber hatte große Ähnlichkeit mit dem Mann, den sie eventuell heiraten würde. Und so heirateten sie.

Sie hatte sich die Frage gestellt, ob sie es sich vorstellen könnte, jemanden wie sich selbst zu heiraten, der noch dazu 15 Jahre älter wäre. Sie dachte darüber nach und kam zu dem Schluß, daß das durchaus ein Gedanke wäre, mit dem sie sich anfreunden könnte.

Sich selbst mögen

Wenn Sie sich nicht mögen, wer dann? Es ist schwer, jemanden zu mögen, der nicht allzuviel von sich selbst hält. Man muß glauben, daß man die Liebe eines anderen Menschen verdient, daß derjenige, der Sie liebt, etwas Vernünftiges tut, wenn er/sie Sie heiratet.

In den meisten Ehen besteht zu Beginn gegenseitige Achtung. Aber in einer Ehe, in der zwei Menschen unter Druck zusammen kommen – etwa von Seiten der Eltern –, wird dieser Punkt, der von vorrangiger Bedeutung ist, wahrscheinlich vernachlässigt. Die Frage, ob sie sich mögen, achten und lieben, tritt hinter Dingen zurück wie etwa dem Wunsch, aus dem Haus der Eltern herauszukommen, fort von dem Gezänk und der Langeweile. Bei einer Geldheirat könnte dahinter der Ehrgeiz stecken, in eine vornehmere soziale Schicht aufzusteigen. Diese Art der Ehe gehört keineswegs der Vergangenheit an, wie ich leider sagen muß. Ich höre die Klage, aus diesem Grund geheiratet zu haben, zwar öfter von Frauen als von Männern, aber auch Männer beklagen, diesen Fehler gemacht zu haben.

Eine Ehe kann neben der Tatsache, daß man gut miteinander auskommt, auch noch andere echte Vorteile haben. »Praktische Erwägungen«, wie man sagt. Lehnen Sie nicht gleich einen Menschen ab, nur weil er Geld hat. Aber wenn eine solche »sensible«

Ehe gutgeht, sind die beiden Partner auch gerne miteinander zusammen. Beieinander zu sein, macht sie glücklich. Sie haben nicht zugelassen, daß die anderen Vorzüge dem im Wege standen.

Dieses gewisse Gefühl

Der Anblick, wenn *sie* sich die Haare bürstet, elektrisiert Sie als Mann. Sie spüren eine sexuelle Spannung, die Sie verwirrt.

Angenommen, Sie sind eine Frau und sehen *ihn* die Straße entlang schlendern, auf dem Weg zu einer Verabredung. Die Art, wie er sich bewegt, fasziniert Sie. Es ist seine männliche Ausstrahlung. Sie fühlen sich schwach und gleichzeitig beschwingt.

Das ist dieses starke, unerklärliche Etwas, das sich ereignen und ein sehr wichtiges Element in einer Ehe sein kann, wenn andere gute Voraussetzungen vorhanden sind. Diese Ausstrahlung des Mannes oder der Frau, das sexuelle Band, kann das stärkste Glied in einer Ehe sein. Aber es ist nicht nötig, damit eine Ehe eine gute Ehe wird.

All die anderen guten Gründe für eine Ehe können zusammen eine gute Grundlage für eine Ehe sein, *ohne* daß diese starke sexuelle Anziehung besteht. Ich sage dies, weil es viele gute Gründe gibt zu heiraten, und viele Menschen möchten auch gerne heiraten, aber sie werden getäuscht vom alten Hollywood-Zauber, ohne den es, wie sie glauben, nicht geht.

Wenn Sie einen Menschen so gern haben, daß Sie die meiste Zeit mit ihm zusammen sein möchten, und wenn Sie den Wunsch verspüren, mit diesem Menschen zu schlafen, sind das Anzeichen für eine gute Ehe. Sätze wie diesen höre ich oft: »Ich fand, daß er mit der Zeit immer besser aussah. Wissen Sie, ich halte ihn jetzt für richtig hübsch.« Das habe ich von einer Frau gehört, deren Mann wirklich gut aussah. Sie hatte es einfach nicht bemerkt, als sie heirateten. Zu diesem Zeitpunkt hielt sie dies für kein gewichtiges Kriterium.

Die Menschen, die auch gerne miteinander sprechen, haben einen stärkeren Grund zu heiraten, als diejenigen, die sich nur sexuell sehr stark zueinander hingezogen fühlen. Man muß schließlich sehr viel mehr miteinander reden, als sexuell miteinander verkehren.

Listen mit sexuellen Wünschen

Es gibt noch eine andere Liste, die ich die Leute manchmal machen lasse, dann nämlich, wenn sexuelle Schwierigkeiten bei ihnen aufgetreten sind oder wenn sie erwägen zu heiraten, aber hinsichtlich der sexuellen Umstände irgendwelche Zweifel haben. Ich schlage den Leuten manchmal vor, eine detaillierte Liste der Dinge zu machen, die sie sich in ihrer Ehe wünschen. Es ist wichtig, dabei ehrlich und realistisch vorzugehen. Man darf die Beziehung nicht nur mit dem verklärten Blick der Liebe betrachten, man muß auch nüchtern und praktisch denken. Machen Sie die Liste so, wie Sie sie machen würden, wenn sie sich mit dem Gedanken trügen, eine neue Stelle anzunehmen, zur Schule zu gehen, ein Haus oder einen neuen Wagen zu kaufen. Sie müssen sich ehrlich fragen, was Sie sich erhoffen und was nicht, oder wo Sie eventuell bereit sind, einen Kompromiß zu machen. Der Teil, bei dem Sie Kompromisse eingehen müssen, ist der wichtige, denn dort müssen Sie flexibel sein.

In einer sexuellen Beziehung ist es wichtig, von Zeit zu Zeit bereit zu sein, den besonderen sexuellen Wünschen des anderen entgegenzukommen. Die Partner sollten offen über ihre Vorlieben sprechen, wenn sie vorhaben zu heiraten. Selbstverständlich ist nichts auf ewig festgelegt. Auch der sexuelle Geschmack ändert sich. Trotzdem können solche Gespräche und Vergleiche in sexuellen Fragen ein guter Ausgangspunkt sein. Es gibt Partner, die ihre sexuellen Prüflisten austauschen und vergleichen, um sich ein Bild zu machen, inwieweit ihre sexuellen Vorstellungen übereinstimmen.

Die Kunst, Kompromisse zu schließen

Ein Mann stellte eine sexuelle Prüfliste zusammen und führte unter anderem an, daß er jeden Abend mit seiner Frau schlafen wolle. Weiter war ihm wichtig, daß seine Frau bei jedem sexuellen Beisammensein einen Orgasmus bekommen müsse. Als er seiner Frau die Liste zeigte, war sie überrascht und betrübt. »Was ist, wenn ich nicht jeden Abend zu Sex aufgelegt bin?« fragte sie bekümmert. »Und was, wenn ich nicht jedesmal einen Orgasmus bekomme?«

Für sie war es nicht so wichtig, bei jeder sexuellen Begegnung einen Orgasmus zu haben. Sie stellte fest, daß es Tage gab, an denen sie keinen Orgasmus bekam. Und sie erklärte ihm, daß es ihr nichts ausmache, ihn zum Orgasmus zu bringen, wenn ihm danach wäre, ihr aber nicht. Er brauche sich nur hinzulegen und sich von ihr befriedigen zu lassen.

Er erkannte, daß er zu unbeweglich bei seinen Forderungen war, und seine Frau einen sehr viel realistischeren Standpunkt hatte. Der Kompromiß, den sie schlossen, stellte beide zufrieden.

Ist jedoch der Partner so starr in seinen sexuellen Ansichten, daß er nicht den einen oder anderen Kompromiß eingehen kann, sind Schwierigkeiten möglicherweise vorprogrammiert. Hält beispielsweise einer der Partner den Sex für eine unliebsame Pflicht, der man nur einmal im Monat nachkommen sollte oder nur in einer Stellung oder nur in einem bestimmten Rahmen oder zu einer bestimmten Zeit, ist mit Komplikationen zu rechnen.

Funktionsstörungen und körperliche Beeinträchtigungen im Hinblick auf die Ehe

Wer an einer sexuellen Funktionsstörung leidet, etwa an vorzeitiger Ejakulation oder Vaginismus, sollte vor der Ehe mit seinem Partner darüber sprechen.

Da die Therapie bei vielen sexuellen Funktionsstörungen erfordert, daß beide Partner über einen längeren Zeitraum und mit viel Geduld und Verständnis zusammenarbeiten, ist es nur realistisch, das Problem anzusprechen, bevor man heiratet. Ist der zukünftige Partner nicht bereit, gemeinsam mit Ihnen das Problem anzugehen, sind das nicht gerade gute Voraussetzungen für eine Ehe.

Aber wer sexuelle Funktionsstörungen hat, muß auch den Wunsch haben, sich mit diesen auseinanderzusetzen. Wenn zum Beispiel eine Frau einem Sexualtherapeuten erklärt: »Der Grund für mein Hiersein ist, daß mein Mann wünscht, daß ich lerne, wie man einen Orgasmus bekommt«, stehen die Chancen schlecht, daß sie das Problem in den Griff bekommt. Sie muß es selbst wollen, das Problem in den Griff zu bekommen. Ähnlich habe ich manchmal mit Männern zu tun, die mir erklären, sie wollten lernen, wie sie etwas gegen die vorzeitige Ejakulation tun könnten, weil die Frau das wünschen würde. Auch in diesem Fall sind die Aussichten nicht gut. Der Mann muß selbst den Wunsch haben, seine Ejakulation zu steuern.

Wer eine nicht sexuell bedingte körperliche Behinderung hat, sollte mit seinem zukünftigen Partner darüber sprechen. Es ist unbillig und unrealistisch, von der Frau zu verlangen, daß sie erst nach der Heirat erfährt, daß Sie am Oberschenkel einen Beutel zur Aufnahme der Exkremente tragen, weil Sie einen künstlichen Darmausgang haben. Ihr Partner muß in der Lage sein, sich vor der Heirat mit diesem Problem befassen zu können. Sie erwarten sicher von einem Partner, daß er Ihnen gegenüber ebenso aufrichtig ist.

Unterschiede im sexuellen Verlangen

Eine Frau liebte einen Mann, und beide machten sich mit dem Gedanken vertraut zu heiraten, doch sie war besorgt durch die Tatsache, daß sein sexuelles Verlangen weit schwächer war als ihres. In den zwei Jahren, in denen sie inzwischen zusammen waren, hatte sie jeden Tag mit ihm schlafen wollen, manchmal sogar mehrmals am Tag. Er dagegen war damit zufrieden, ein- oder zweimal in der Woche mit ihr ins Bett zu gehen. Sie machte sich Sorgen, daß ihre Ehe für beide ein großer Fehler werden könnte.

Sie gingen zu einem Berater und stellten fest, daß er sie befriedigen konnte, auch wenn er selbst nicht sexuell erregt war. Er konnte sie in den Armen halten, küssen und sie durch Stimulieren mit den Fingern oder dem Mund zum Orgasmus bringen, ohne selbst sexuell erregt zu sein. Zunächst hatten sie gemeint, bei der nur einseitigen Befriedigung stimme irgend etwas nicht. Aber da sie sich sehr liebten und auch sonst in jeder Beziehung so gut zueinander paßten, stellten sie fest, daß es nichts daran auszusetzen gab, wie sie diese eine Nichtübereinstimmung in ihrem Geschmack auf die bestmögliche Art überwanden.

Immer wieder höre ich von Leuten, daß sie sich lieben, obwohl es irgendwelche dauernden sexuellen Schwierigkeiten gibt. Ich glaube ihnen, und je länger ich auf diesem Gebiet arbeite, desto mehr glaube ich ihnen. Die Menschen lieben sich trotz sexueller Schwierigkeiten, sie lieben sich sogar, wenn es keinen Sex zwischen ihnen gibt. Homosexuelle und Lesbierinnen waren lange in heterosexuellen Ehen verheiratet, in denen viel Liebe herrschte, nicht nur, um etwas zum »Zudecken« zu haben. Ich könnte jetzt umständlich über Kameradschaft, wechselseitigen Geschmack, Absichten und Ideale sprechen, aber die Wahrheit ist, daß die Liebe ein Geheimnis bleibt.

Und wenn sich zwei Menschen lieben und für beide befriedigenden Sex haben wollen, können sie in den meisten Fällen bekommen, was sie möchten. Die Liebe findet ihren Weg. Die ganz besondere und vertraute Art, wie zwei Menschen sich lieben oder sexuell miteinander verkehren, ist ein sehr starkes Band.

Die Verwandten des Partners

Es ist eine Lebenserfahrung, daß man in gewissem Sinne nicht nur einen Menschen heiratet, sondern auch gleich dessen Familie. Im allgemeinen hat man irgendein Verhältnis zu den Eltern und anderen Verwandten des Ehepartners. Auch wenn die Art, wie man mit den angeheirateten Verwandten auskommt, vielleicht kein entscheidender Umstand dafür ist, ob man jemanden heiratet oder nicht, sind solche Beziehungen doch von Bedeutung.

Hier nun ein Fall, der ziemlich oft in unserer Zeit mit ihren häufigen Scheidungen vorkommt: Eine Frau hatte keine schöne Kindheit gehabt, und sie gab zu, daß sie ihren Mann nicht so sehr deshalb geheiratet hatte, weil sie ihn liebte, sondern weil sie die Wärme und Geborgenheit seiner Familie so schätzte, von der sie ein Teil werden wollte. Sie ließen sich nach einigen Jahren scheiden, und sie war überrascht, als seine Familie ihr gegenüber deutlich kühler wurde. Die angeheirateten Verwandten spielen tatsächlich eine Rolle bei einer Ehe, doch sollte ihre Rolle in der richtigen Dimension gesehen werden.

Die Bedeutung des richtigen Zeitpunkts

Die Frage, »Würden Sie sich heiraten?« sollte man durch das Wort *jetzt* ergänzen.

Es gibt Zeiten im Leben, in denen jemand vielleicht nicht imstande ist, der Entwicklung einer Beziehung genügend Zeit und Kraft zu widmen. Und arbeiten muß man an einer Ehe unbedingt!

Es ist im allgemeinen nicht ratsam, jemanden zu heiraten, der erst vor kurzem geschieden worden ist und sich noch etwas verloren und orientierungslos fühlt. Ein Mann oder eine Frau, der oder die sich ganz der aufreibenden Arbeit widmet, ein Geschäft zu eröffnen, beruflich vorwärtszukommen oder ein Examen zu machen, ist vielleicht nicht in der Lage, die Überlegungen und den emotionalen Einsatz aufzubringen, die notwendig sind, eine gute Ehe einzugehen.

Wenn der Zeitpunkt nicht richtig ist, aber der Partner, ist nichts dagegen zu sagen, wenn man noch etwas wartet. Die Ehe muß auf einer guten Beziehung aufbauen, und eine gute Beziehung nimmt keinen Schaden, wenn noch etwas Zeit verstreicht. Würden Sie denn nicht auf sich warten?

23.

Rezept für eine sexuell befriedigende Ehe

»Eine *sexuell* befriedigende Ehe?« werden Sie vielleicht fragen. »Was denn sonst? Was gibt es denn sonst noch für Ehen?«

Vielleicht wissen Sie es wirklich nicht. Wenn doch, dann bitte ich um Nachsicht, auf etwas Selbstverständliches hingewiesen zu haben. Viele, viele Ehen bieten ein Bild der Zufriedenheit, der Harmonie und des liebevollen Zusammenseins, einer Partnerschaft, in der sich beide gegenseitig helfen. Das Paar lächelt und hat nur die kleinen Meinungsverschiedenheiten, die man vielleicht erwartet. Man sieht, wie die beiden sich küssen und gut miteinander auskommen. Und das ist keineswegs nur gespielt! In der gemeinsamen Wohnung ist jeder dem anderen ein guter Gesellschafter, ein Umstand, der besser ist, als wenn man das Radio anstellen muß, um eine menschliche Stimme zu hören, oder auch besser, als allein leben zu müssen und nur ein paar Pflanzen oder eine Katze als Gesellschaft zu haben. Einer leistet dem anderen viele gute Dienste: Der eine fährt Auto, der andere kümmert sich um die Rechnungen und die Einkommensteuer. Wenn sie eine Party geben, fassen beide mit an, um das Haus oder die Wohnung schön zu machen. Beide kaufen ein. Einer erinnert den anderen an den Termin beim Zahnarzt. Einer kann den anderen anrufen und bitten, die Sachen aus der Reinigung zu holen oder ein Buch in der Buchhandlung zu besorgen. Auf hunderterlei Arten tun sie etwas füreinander, in erster Linie aber vermitteln sie sich das angenehme Bild einer Ehe, die beiden hilft, die Achtung vor sich selbst aufrechtzuerhalten.

Von all Ihren Freunden, so werden Sie vielleicht von Zeit zu Zeit sagen, werden die beiden wohl am ehesten zusammenbleiben, denn sie führen die beste Ehe.

Vielleicht erfahren Sie nie etwas anderes. Die große Überraschung, daß sie sich eines Tages trennen, trübt vielleicht nie das Bild, das Sie haben. Aber was Sie nicht wissen, ist die Tatsache, daß obwohl es eine in vieler Hinsicht gesunde Ehe ist – der Sex fehlt. Ihre Ehe ist ein Beispiel für die erstaunliche Anpassungsfähigkeit des Menschen an bestimmte Umstände, an Enttäuschungen und Entbehrungen. Ihr gemeinsames Leben ist nicht so eigenartig wie das einiger anderer Leute, von dem Sie gehört, oder das Sie miterlebt haben. Sie sind keine Mönche oder Einsiedler, keine sexuellen Abenteurer, die in erster Linie für sich und in einer isolierten Welt leben, keine ewigen Wanderer.

Vielleicht stört Sie nicht einmal wirklich das Fehlen des Sex in Ihrem Leben. Vielleicht haben Sie diese Enttäuschung hinuntergeschluckt und aufgesaugt. Oder Sie leben vielleicht insgeheim mit einer Bitterkeit, die nur ganz selten zum Ausdruck kommt.

Manchmal halten solche Ehen bis ans Lebensende. Heutzutage geht die Ehe ohne Sex eher irgendwann auseinander oder macht irgendeine Krise durch. Bitte lesen Sie diesen Brief einer meiner Zuhörerinnen, den ich im Radio vorgelesen habe:

> Liebe Dr. Westheimer,
> ich weiß nicht, an wen ich mich wenden soll, und habe mich daher entschlossen, Ihnen von unserem Problem zu schreiben. Vor etwa zwei Jahren fing mein Mann an, nach und nach das Interesse am Geschlechtsverkehr mit mir zu verlieren. Die wenigen Versuche, die er unternahm, gingen kläglich daneben. Er lehnte es ab, sich helfen zu lassen. Ich bin zu einem Therapeuten gegangen, aber er sagte mir, daß wir beide behandelt werden müßten und daß wir nicht zu lange warten sollten, da sich die Lage sonst verschlimmern würde. Mein Mann erzählte mir schließlich, daß er sich habe körperlich untersuchen lassen, und der Arzt habe gesagt, daß er keine körperlichen Probleme habe. Die Zeit vergeht, und mein Mann zeigt immer weniger Interesse an mir und äußert kaum einmal den Wunsch nach oralem Sex.

Unser Liebesleben war nie so besonders, um das vorwegzuschicken, aber jetzt fühle ich mich vernachlässigt und bin kühl, wenn er tatsächlich einmal versucht, mit mir zu schlafen. Ich spüre, daß das zu noch mehr Frustration führt. Er sagte mir einmal, er wisse, daß er nicht impotent sei und daß sich das wieder gebe. Er meint, nach 13 Jahren Ehe sei das nichts so Ungewöhnliches. Er sagt mir zwar, daß er mich liebt, dies aber nur höchst selten. Dieses Problem hat er sozusagen auf Eis gelegt. Wir haben keine Kinder. Für alle, die uns kennen, sind wir ein glücklich verheiratetes Paar, was auch stimmt, bis auf dieses Problem.

Er hat außerdem erwähnt, daß meine »übertriebene Sauberkeit« im Haus ihn aufrege. Ich habe versucht, es in dieser Frage so gemächlich angehen zu lassen, wie ich kann, aber ich spüre, daß mehr dahintersteckt als das. Ich bezweifle entschieden, daß er ein Verhältnis hat oder homosexuell ist. Bitte schreiben Sie mir, was wir Ihrer Meinung nach machen sollten. Mir geht das ständig durch den Kopf, und ich möchte nicht so weit kommen, daß ich mich wegen des Sex nach anderen Männern umschauen muß. Wir sind beide Mitte Dreißig und sollten unsere kostbare Zeit nicht durch ein solches Liebesleben vergeuden. Bitte helfen Sie mir.

»Das ist ein ernsthaftes Problem«, erklärte ich dieser Zuhörerin am Radio. »Ich stimme Ihnen zu, es nicht auf die lange Bank zu schieben, unter gar keinen Umständen. Zunächst einmal, Sie sind in den Dreißigern, aber selbst wenn Sie älter wären, würde ich sagen, daß es etwas ist, das wahrscheinlich nicht körperlicher Natur ist, denn Ihr Mann hat sich ja untersuchen lassen. Es könnte sehr gut sein, nach diesem Zwischenfall, als er sexuell versagte – Sie haben geschrieben, daß es kläglich danebengegangen sei –, daß er sich tatsächlich deswegen kläglich vorkommt. Es könnte auch sein, daß er bei jedem neuen Versuch jetzt solche Angst hat, erneut zu versagen, und es daher einfach nicht wagt, etwas zu unternehmen.

Wenn er sagt, er wisse, daß mit ihm alles in Ordnung sei, daß er nicht impotent sei, bedeutet das wahrscheinlich, daß er weiß, daß er Erektionen hat, vielleicht manchmal morgens, vielleicht nicht jeden

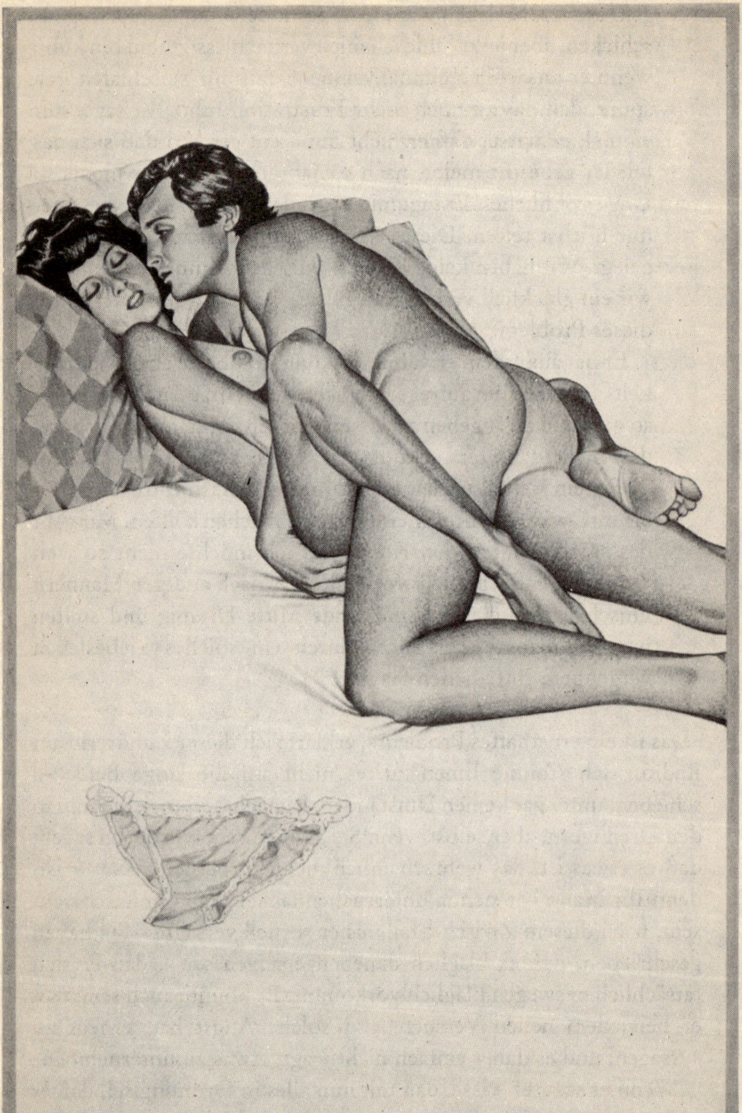

Morgen. Außerdem sagt mir das, daß es noch einen anderen Grund dafür gibt.

Nun bin ich völlig Ihrer Meinung, daß Sie nicht einfach eine Lösung finden, indem Sie denken, daß er wahrscheinlich kein Verhältnis hat oder sich wahrscheinlich nicht von Männern angezogen fühlt. Ich würde mich ganz ruhig mit ihm unterhalten und sagen: ›Sieh mal, wir müssen beide zu einem Therapeuten.‹ Es gibt genügend auf Sexualfragen spezialisierte Kliniken und Sexualtherapeuten, die auf Beratungen eingestellt sind. Ich bin Ihrer Meinung, daß Sie beide zu einer solchen Beratung gehen sollten. Wenn Sie die Anschrift eines privaten Therapeuten brauchen, schreiben Sie mir, 30 Rockefeller Plaza, New York 10020, und ich schicke Ihnen eine Liste mit Namen von Therapeuten. Ansonsten bieten auch einige Krankenhäuser Programme für Humansexualität. Glauben Sie nicht, daß dies etwas ist, das von selbst wieder verschwindet. Ich glaube auch nicht, daß Ihre übertriebene Sauberkeit allein ein Grund für diesen beklagenswerten Zustand und für dieses Problem ist.

In der Zwischenzeit, so hoffe ich, onanieren Sie und verschaffen sich selbst sexuelle Befriedigung und halten Ihr Interesse am Sex wach. Bleiben Sie hartnäckig, denn trotz allem scheinen Sie doch eine gute Beziehung zu haben. Sie sind 13 Jahre verheiratet. Es wäre wirklich ein Jammer, die Lösung darin zu suchen, einfach wegzugehen und sich nach einem anderen Mann umzusehen, gerade wenn es nur aus sexuellen Gründen wäre. Ich hoffe sehr, wieder von Ihnen zu hören, und daß Sie die Sache nicht schleifen lassen. Vielen Dank für Ihren Brief.«

Die Klage über »übertriebene Sauberkeit« ist etwas, das ich sehr oft höre. Es hat etwas mit dem großen Problem eines todkranken sexuellen Ehelebens zu tun und greift etwas Unbedeutendes auf. Entweder ist es ein kleiner Fehler oder eine überzogene Tugend, die den Partner irritieren kann. Die ist aber nicht so ernst wie das Sexualleben, das nur noch dann und wann aus ein paar flüchtigen Zärtlichkeiten besteht. Ein Haus, das so sauber ist, daß es mehr einem Ausstellungsraum gleicht, oder jemand, der zwischen den Leuten herumspringt und den Aschenbecher leert oder Dinge zurück an ihren Platz legt, die Sie gerade benutzen, oder saubermacht, wenn Sie lesen, das kann sehr irritieren. Vielleicht denkt er, ich bin impotent, und du machst die Wohnung sauber, das ist alles, was du noch für mich empfindest. Aber ich habe auch schon Ehepartner über Unordnung und Staub klagen hören, wenn es darum ging, der eigentlichen Frage auszuweichen.

Vielleicht hat er ein Verhältnis. Vielleicht bezahlt er eine Prostituierte für irgend etwas. Das ist zwar symptomatisch, aber nicht das Wichtigste. Das Kernproblem ist das völlige oder fast völlige Fehlen des Sex mit seiner Frau. Vielleicht oder wahrscheinlich befriedigt er sich selbst, was weniger anstrengend ist, als sich dem Versagen im Schlafzimmer zu stellen.

Eine Therapie kann diesem Paar das Sexualleben zurückbringen, wenn man den Mann dazu überreden kann, den Schaden wiedergutmachen zu wollen. Hätten sie ein Rezept für eine sexuell befriedigende Ehe befolgt, eine Ehe, die die sexuellen Bedürfnisse der Partner befriedigt, wäre es nicht soweit gekommen.

Wie würde ein solches Rezept aussehen?

Wer zu Hause kocht, hat Rezepte gesammelt, die dem Geschmack des Kochs oder der Familie angepaßt sind, und ein Rezept für eine sexuell glückliche Ehe würde beim Gebrauch kleine Änderungen erfahren. Aber ich glaube, dieses Rezept könnte mit kleinen Variationen in den meisten Ehen von Nutzen sein, nämlich in den Fällen, in denen Ehepartner zusammen wohnen, sich jeden Abend sehen und jeden Morgen Auf Wiedersehen sagen (Ein Seemann und seine Frau machen das natürlich nicht, oder? Sie hätten sicher andere Probleme und Vergnügungen.):

– Führen Sie vor der Heirat oder zu Beginn der Ehe den Brauch ein, Sex als etwas allgemein Interessierendes zu diskutieren. Das kann seinen Anfang damit nehmen, daß man ein gutes illustriertes Sexbuch kauft, es gemeinsam liest und dann darüber spricht. Ich sähe es gerne, wenn die Geistlichen das den jungen Paaren beim Eheunterricht empfehlen würden. Sie könnten den Paaren sagen, daß dies eine ernste Angelegenheit ist, ebenso ernst wie die Sorge für den Unterhalt der Familie, und sie könnten sagen, daß Ehen im Schlafzimmer gemacht und ruiniert werden und daß jedes Paar es sich früh angewöhnen sollte, über Sex im allgemeinen und den eigenen Sex im speziellen zu reden.

– Das Paar sollte im Kalender für jede Woche einen Tag reservieren, an dem man sich zusammensetzt und die gemeinsamen Angelegenheiten durchgeht: Rechnungen, das Haushaltsgeld, Besorgungen, die gemacht werden müssen, Verabredungen, Pläne für Ausflüge oder Urlaub usw. Nun ist dies schon an sich etwas Gutes, doch es hat den Zweck, gute regelmäßige Gewohnheiten einzuführen, die sich auf das Sexualleben übertragen.

– So wie sie regelmäßig einen Abend für Familienangelegenheiten haben, sollten sie auch regelmäßig zu Gesprächen über Sex zusammenkommen oder zur Kritik am Sex oder zur Selbsterziehung in sexuellen Fragen. Das sollte ebenso ernst wie die anderen Zusammenkünfte genommen werden, und wenn man es an einem Tag versäumt, sollte es auf einen anderen Tag gelegt werden. Sie meinen, ich mache Witze? Durchaus nicht. Es ist unter Umständen nicht leicht, sich hinzusetzen und zu sagen: »Also gut, Sex. Du sagst was.« Man sollte also etwas planen für ein solches Gespräch. Man kann über ein neues Buch oder einen Zeitungsartikel sprechen. Und wenn das wöchentlich oder zweiwöchentlich zu anstrengend ist, kann man etwas anderes versuchen. Man kann sich einen Film ansehen, in dem es laut Kritiken um eine sexuelle Beziehung geht, oder man kann in eine Ausstellung in einem Museum oder einer Galerie gehen, wo Akte und Liebesszenen zu sehen sind, oder man stöbert in Geschäften nach Bildern, die erotischer Natur sind (es muß nichts Pornographisches sein; es können ernstzunehmende Bilder sein, die man an die Wand hängen und dort lassen kann, egal wer zum Essen kommt).

Das Problem besteht nicht darin, daß die Menschen keine Versuche in Richtung Sex unternähmen, sondern darin, daß sie sich nicht angewöhnt haben, auf vielen Ebenen darüber zu sprechen. Sie können sich der Gesprächsinformationen großzügigst und mit all ihrer Phantasie bedienen – jeder kann zum Beispiel ein Gedicht oder eine Kurzgeschichte über ein sexuelles Thema schreiben, oder sie können spazierengehen, um Liebespaare zu entdecken, so wie ein Vogelkundler bei seinen Spaziergängen Vögel erspäht. Aber machen Sie es zu einer Einrichtung und einem kleinen Fest, miteinander über Sex zu sprechen.

– Der Fernseher muß an die Leine genommen werden, an seinem Platz bleiben. Lassen Sie ihn dunkel und stumm, solange Sie nicht darüber gesprochen haben, was im Programm ist und was anzusehen sich lohnt. Wechseln Sie sich immer wieder ab! Jeder Partner soll an einem Abend das Programm allein auswählen dürfen. Aber lassen Sie den Apparat an keinem Abend die ganze Zeit laufen. Legen Sie fest, was Sie sehen wollen, und begrenzen Sie die Zeit auf ein oder zwei Stunden. Und lassen Sie die Spätnachrichten aus! Und lassen Sie den Fernseher an wenigstens zwei Abenden in der Woche ganz aus, setzen Sie sich zusammen, lesen Sie, hören Sie Musik in einer Atmosphäre, in der man mit dem anderen reden kann, wenn einem etwas durch den Kopf geht. Sie werden staunen, wieviel Sie sich zu sagen haben, wenn der Fernseher nicht läuft.

– Jeden Tag sollte man dem anderen eine Botschaft zukommen lassen. Wechseln Sie sich dabei ab. Es kann ein Anruf sein, aber die Botschaft muß etwas beinhalten, was über das bloße »Also, das ist der Anruf« hinausgeht. Seien Sie erfinderisch. Wenn Sie den Anruf verpassen, schreiben Sie eine kurze Nachricht, und klemmen Sie sie an den Eisschrank oder den Badezimmerspiegel. »Liebling, ich bin ganz wild geworden, als ich dein Bild auf meinem Schreibtisch betrachtet habe. Meinst du, wir könnten es mal im Büro probieren?« Oder einfach: »Ich bin gerade an dem Obststand vorbeigekommen, wo wir damals die Kirschen gekauft haben, als du dir den Fuß gebrochen hast. Der Obstverkäufer ist immer noch da, und er hat noch immer einen Tropfen unter der Nase.« Denken Sie sich irgend etwas für die tägliche Botschaft aus, Sie, der Mann, und Sie, die Frau. Sie meinen, ich scherze, nicht wahr? Ganz und gar nicht.

– Derjenige, der den ganzen Tag außer Haus ist, muß einen Nachtisch mit heimbringen. Was wird es wohl diesmal sein? Es muß nichts Aufwendiges sein, sollte es vielleicht auch nicht (die Kalorien!). Aber derjenige, der tagsüber zu Hause ist, weiß nie, was es ist. Das wählt der andere aus. Ein kleines Ritual, eine tägliche Überraschung, jeden Tag eine kleine Liebenswürdigkeit. Wenn beide arbeiten, soll derjenige den Nachtisch mitbringen, der nicht das übrige Essen einkauft.

– Schlafenszeit: Zeit außer der Reihe, reserviert für ein wenig Liebe. Manchmal heißer, leidenschaftlicher Sex, ein andermal nur in den Armen des anderen liegen und miteinander plaudern, vielleicht ein sexuelles Hors d'oeuvre oder eine Nachspeise ohne den Hauptgang. Aus diesem Grund sollten Sie die Spätnachrichten ausfallen lassen, damit Sie Zeit für sich haben.

– Massieren. Jedem tut eine Massage gut. Falls Sie es nicht mögen, versuchen Sie es, dann werden Sie es mögen. Besorgen Sie sich ein Buch und üben Sie Rückenmassage, Ganzkörpermassage, Hand- und Fußmassage. Das ist ein Labsal für den erschöpften, geplagten Körper und ist nicht immer erotisch angehaucht. Trotzdem ist es ein körperlicher Kontakt, der beide Partner erfreut.

– Die Stellung des Monats. Probieren Sie jeden Monat eine neue Stellung aus. Das kann ganz verrückt werden, und das sollte es auch. Aber warum sollten Sie nicht zu den vielseitigsten Liebhabern der Welt gehören? Machen Sie am Letzten des Monats ein Zeichen in Ihren Kalender, das nur Sie beide kennen. Das soll bedeuten, daß Sie in dem Monat eine neue Stellung ausprobiert haben.

– Machen Sie es wenigstens einmal im Monat außerhalb des Schlafzimmers. Bestimmen Sie abwechselnd, wie und wo es geschehen soll. Planen Sie es oder lassen Sie sich überraschen, aber versäumen Sie dieses aufregende Ereignis nicht.

– Kaufen Sie sich ein kleines Notizbuch, und benutzen Sie es nur, um diese monatlichen Ereignisse festzuhalten. Schreiben Sie auf, wo Sie sich geliebt haben und wann. Etwa so:

5/7/84 – Bei Bill und Sally beim Babysitten, als die beiden bei einem Konzert waren.

13/8/84 – In der kleinen Bucht am Leuchtturm.

11/11/84 – Im Roten Löwen in Stockbridge.

Das ist sehr gut als Aufzeichnung, denn es zeigt Ihnen, wie ernst Sie das nehmen.

– Machen Sie einmal im Monat, was der andere will, was er sich ausdenkt. Sie ist an der Reihe, und sie sagt: »Ich möchte, daß du mir die Füße massierst und die Zehennägel lackierst, und wenn sie trocken sind, stell ein anständiges Musikprogramm ein und mach es mir mit dem Mund, während ich eine Zeitschrift lese und einen Apfel esse.« Er ist an der Reihe, und er sagt: »Ich bin in einem Motel, habe eine Schlafmaske auf, und irgend jemand, ich erfahre nie wer, kommt herein, bringt mich auf Touren und macht es mir.«

– Halten Sie einmal im Monat eine Beschwerdestunde ab. Setzen Sie sich ernsthaft zusammen und sagen Sie sich gegenseitig, was Sie möchten und was der andere falsch macht – Hausarbeit, der Aufzug des anderen, wenn Sie miteinander spazierengehen, sexuelle Angewohnheiten; vergessen Sie nie den letzten Punkt. Das ist natürlich verrückt, aber machen Sie es trotzdem. Und wenn es keine wirklichen Klagen gibt, dann machen Sie einen Ulk daraus und erfinden welche. Denn irgendwann haben Sie einmal tatsächlich etwas zu bemängeln, dann ist das die Zeit, diese Klagen vorzubringen, und keiner von beiden sollte sich stur stellen oder genieren, diese Dinge anzusprechen.

– Essen Sie zweimal im Monat auswärts, ohne daß sonst noch etwas auf dem Programm steht. Einfach nur zusammen essen, ohne daß jemand kochen oder abspülen muß; statt dessen schlendern Sie vorher oder nachher noch etwas herum.

– Jeder Partner sollte außerhalb des Hauses irgendeine Betätigung haben, gemeinsam oder getrennt. Ein Abendkurs, ein Foto-Club, ein Kurs in Schnitzen oder Malen, die Laienbühne (wo Sie jederzeit auf der Bühne stehen können, wenn Sie sonst keine Rolle bekommen), Kirchenarbeit, freiwillige Hilfe im Krankenhaus, Arbeit in einer politischen Vereinigung oder eine Dienstleistung.

– Zuhören lernen. Für Eheleute ist das Zuhören ein Problem. Der eine oder andere hört nicht zu, wenn der andere etwas sagt. Lernen Sie zuhören. Jeder sollte das Recht haben zu sagen, »Jetzt bin ich an der Reihe, Schatz, du guckst ganz glasig. Hör auf, ans Büro zu denken.« Hören Sie dem anderen zu, und stellen Sie sich (in netter Form) hin und wieder kleine Quizfragen über das, was geredet worden ist. Merken Sie sich die Namen der Freunde und Bekannten des anderen, und auch die Namen der Leute, mit denen er/sie redet. Und üben Sie das Zuhören.

Ich habe zum Zuhören zwei Dinge zu sagen. Ich kenne einen Mann, der jede Frau bezaubert, mit der er zusammenkommt. Und das einfach dadurch, daß er sich für das interessiert, was sie sagt, zuhört, wenn sie spricht, und gute Fragen zu dem stellt, was sie gesagt hat.

Und das zweite: eines der Merkmale eines guten Schauspielers ist, daß er den Eindruck macht zuzuhören, wenn der andere Schauspieler etwas sagt. Das bewirkt die Wirklichkeitsnähe auf der Bühne. Ich erzählte einem Schauspieler einmal, ich wüßte, daß er gut auf der Bühne zuhöre. Wie machte er das, was war sein Trick? »Ich höre wirklich zu«, erklärte er. »Es ist die beste Methode.«

Gutes Zuhören üben: Sehen Sie sich eine Talkshow an, etwas eher Trockenes und Informatives, keine von den billigen Unterhaltungsshows, und üben Sie das Zuhören. Lassen Sie sich nicht ablenken. Wenn die Sendung vorbei ist, stellen Sie das Gerät ab und schreiben Sie in Stichworten nieder, was Sie gehört haben, so gut Sie können. Nur Stichworte, keinen Text. Nur das, woran Sie sich erinnern können. Knüllen Sie dann das Blatt zusammen und werfen Sie es in den Papierkorb.

Wenn Sie mit anderen reden, achten Sie darauf, daß Sie zuhören und dann etwas erwidern, das zeigt, daß Sie zugehört haben, daß Sie über diese Sache nachgedacht haben, die den anderen brennend interessiert.

Ein versierter Zuhörer bringt es dahin, sich wirklich für das zu interessieren, was der andere sagt. In der Ehe wirkt es Wunder, wenn man diese Fähigkeit hat. Man kann noch nach Monaten einen Gesprächsfaden wiederaufnehmen. Ihr gesamtes gemeinsames Leben ist eine lange Unterhaltung, die Interesse weckt und fordert.

Ich brauche wohl kaum zu betonen, daß die Fähigkeit zuzuhören Ihrer Arbeit sicher nicht schadet, was immer Sie machen. Vielleicht nicht, wenn Sie Bildhauer sind, aber sonst bestimmt in jedem Beruf, bei dem man mit Menschen zusammenkommt.

Wenn der geliebte Partner derjenige ist, mit dem man gern spricht, wird die Unterhaltung die Ehe. Sie ist das überragende Mittel, Probleme zu lösen. Wenn man miteinander redet und Probleme aller Art anspricht, ist es um vieles leichter, mit heiklen Meinungsverschiedenheiten fertigzuwerden, die zwischen den Partnern aufkommen.

– Seien Sie stets höflich, wenn Sie über Sex sprechen. Sie können ein bißchen scherzen, aber denken Sie daran, daß dies ein Thema ist, bei dem jeder empfindlich reagiert. Jeder. Das ist die sicherste Regel, an die man sich im Leben halten kann. Auch wenn Sie Bett, Bad und alles sonst teilen, wenn der Sex zur Sprache kommt, verhalten Sie sich so, als hätten Sie einen Kunden, Klienten, irgend jemanden vor sich, den Sie überreden können, den zu beleidigen Sie sich dagegen nicht leisten dürfen.

– Fordern Sie nie von jemandem Sex. Bitten Sie darum, regen Sie es an, aber fordern Sie nie. Flirten Sie, streicheln Sie die erogenen Zonen im Nacken oder anderswo, aber fordern Sie nichts.

– Gebrauchen Sie immer die taktvolle Art, etwas im Bett zu sagen. Manche Frau ist erschöpft und wird trocken in der Scheide, wenn der Mann eine ganze Stunde an ihr herumstochert. Sie wünscht sich, daß er aufhört, ihr zu demonstrieren, wie lange er es hinauszögern kann. Am liebsten würde sie sagen: »Komm schon!« Aber sie sagt es nicht. Sie stöhnt: »Oh, oh, oh! Das ist herrlich! Komm!« Es gibt immer eine taktvolle Möglichkeit, etwas zu sagen.

– Streiten Sie sich nie im Schlafzimmer. Machen Sie es sich beide zur Regel, so daß immer einer sagen kann: »Bitte nicht hier, Liebling.« Und wenn man in nur einem Zimmer wohnt? Dann nicht auf dem Bett, oder finden Sie sonst einen Weg, den Ort oder die Zeit, die dem Sex vorbehalten sind, von den Orten und der Zeit zu trennen, in denen Sie sich so richtig schön zanken können.

– Machen Sie sich zur Regel, nie im Bösen einzuschlafen. Es muß irgendeine Entschuldigung geben, die Annahme einer Entschuldigung, eine Berührung oder einen Kuß, bevor man einschläft. Damit beide schlafen können und nicht daliegen, keinen Schlaf finden und sich innerlich aufzehren.

Es ist etwas sehr Gutes, wenn man Regeln hat, an die man sich halten kann, anstatt ziellos umherzuirren bei dem Versuch, eine zerbrechliche Beziehung ohne richtungweisende Anhaltspunkte zu gestalten. Einigen Sie sich früh in Ihrer Ehe oder Beziehung auf ein paar Regeln, gleichgültig ob es die erste, zweite oder fünfte ist.

Und haben Sie keine Angst, pedantisch oder albern mit all diesen Regeln und Ritualen zu wirken. Das tun Sie nicht. Die beeindruckendsten Leute der Welt halten sich an langgeübte Regeln, die sie gelernt, und an die sie sich gewöhnt haben.

24.

Ihr sexueller Intelligenzquotient

Ich meine, es macht immer Spaß, an einem Test teilzunehmen, bei dem niemand Noten vergibt oder die Gefahr des Durchfallens besteht. Einfach nur um zu sehen, wie gut man auf einem bestimmten Gebiet ist, vor allem wenn etwas getestet wird, woran man wirklich interessiert ist – zum Beispiel der Sex.

Auf den folgenden Seiten werden 100 Fragen gestellt, die mit »Richtig« oder »Falsch« zu beantworten sind. Sie können an diesem Test also teilnehmen und dabei bequem im Sessel sitzen, auf der Couch oder im Bett liegen. Die Antworten stehen immer direkt unter der Frage, so daß Sie sofort nachprüfen können, ob Sie richtig oder falsch gelegen haben. Wenn Sie möchten, können Sie die Antworten abdecken, damit Sie nicht in Versuchung kommen zu mogeln.

Nachdem Sie dieses Buch gelesen haben, müßten Sie eigentlich ganz gut abschneiden, und wenn Sie den Test einmal gemacht und die Antworten gelesen haben, müßte es beim nächsten Mal noch besser gehen, wenn Sie sich den Test erneut vornehmen – was ich allerdings bezweifle. Es kann ganz lustig sein, den Test einem Freund vorzulegen.

Man kann natürlich nicht alle 100 Fragen richtig beantworten, das würde auffallen und wäre außerdem langweilig. Niemand würde Ihnen glauben, da Sie nur an Ihr Ehrgefühl appelliert haben, bei der Beantwortung der Fragen nicht zu schwindeln.

Und nun testen Sie sich, und sehen Sie, wie bewandert Sie auf sexuellem Gebiet sind:

1. Im Zeitalter der sexuellen Gleichberechtigung und Freizügigkeit ist es Sache der Frau, empfängnisverhütende Mittel zu nehmen, denn schließlich ist sie es, die schwanger werden kann.

Richtig ☐
Falsch ☐

Antwort: Falsch und primitiv! Der verantwortungsbewußte Mann ist jederzeit bereit, empfängnisverhütende Mittel anzuwenden, etwa Präservative. Insbesondere bei flüchtigen Kontakten wird er Kondome benutzen, weil sie ihn gegen Herpes und andere beim Geschlechtsverkehr übertragbare Krankheiten schützen.

2. Eine Frau kann nicht schwanger werden, wenn sie gleich beim ersten Mal aufs Ganze geht.

Richtig ☐
Falsch ☐

Antwort: Völlig falsch. Wie in den altmodischen Filmen kann sie auch im wirklichen Leben schon beim ersten sexuellen Kontakt schwanger werden. Nur eine Samen- und Eizelle sind für die Befruchtung notwendig.

3. Eine Frau kann nicht schwanger werden, wenn sie im Stehen Geschlechtsverkehr hat.

Richtig ☐
Falsch ☐

Antwort: Falsch. Die Spermatozoen oder Samenzellen können nach oben und unten, nach Norden, Süden, Osten und Westen wandern, wenn sie einmal in der Scheide sind.

4. Ein junger Mann sollte sich ein Präservativ besorgen und es bei sich haben, damit er jederzeit gewappnet ist, selbst wenn er es jahrelang mit sich herumtragen muß.

Richtig ☐
Falsch ☐

Antwort: Falsch. Sie sollten ein Präservativ nie mehr als drei bis vier Monate in Ihrer Tasche haben. Gummi verliert seine Elastizität und wird brüchig, und wenn man es außerdem in der Gesäßtasche der Jeans trägt, ist es bald durchgescheuert.

5. Eine Frau, die ihre Regel hat, kann schwanger werden.

Richtig ☐

Falsch ☐

Antwort: Richtig.

6. Ein berühmtes kohlensäurehaltiges alkoholfreies Getränk kann eine Empfängnis verhindern, wenn man es nach dem Sex zum Ausspülen verwendet.

Richtig ☐

Falsch ☐

Antwort: Falsch. Weder vor noch nach dem Sex, nur wenn man es *statt dessen* trinkt. Das gilt auch für alle anderen alkoholfreien Getränke.

7. Eine Frau kann, wenn sie mit einem Mann zusammen ist, schwanger werden, auch wenn sie keinen Orgasmus gehabt hat, selbst dann, wenn sie sich entsetzlich gelangweilt hat und enttäuscht nach Hause geht.

Richtig ☐

Falsch ☐

Antwort: Richtig. Den Samen- und Eizellen ist es egal, ob Sie sich amüsiert haben oder nicht.

8. Wenn der Mann sein Glied vor der Ejakulation zurückzieht, wie Onan in der Bibel, wird die Frau nicht schwanger.

Richtig ☐

Falsch ☐

Antwort: Falsch. Irgend jemand hat Onan einen falschen Rat gegeben. Sie kann sehr wohl schwanger werden, weil wenigstens ein Samentropfen austritt und in die Scheide gelangt, bevor der Mann ejakuliert.

9. Wenn ein Junge Pickel hat, heißt das, daß er onaniert.

Richtig ☐

Falsch ☐

Antwort: Falsch. Er kann der eine Neuntkläßler sein, der nicht onaniert (das gibt es), und trotzdem Pickel haben. Er kann genausogut der Weltmeister im Onanieren sein, ohne daß sich auch nur eine Pustel zeigt.

10. Wenn du ein Junge bist und möchtest, daß dir Haare auf dem Handrücken wachsen, nützt es nichts, wenn du onanierst.

Richtig ☐
Falsch ☐

Antwort: Richtig. Das gilt übrigens auch für Mädchen.

11. Es stimmt nicht, daß man vom Onanieren blind, kahl, schwachsinnig und impotent wird.

Richtig ☐
Falsch ☐

Antwort: Richtig. Das ist falsch.

12. Frauen können durch Masturbieren lernen, wie sie einen Orgasmus bekommen.

Richtig ☐
Falsch ☐

Antwort: Richtig. Das ist eine gängige Technik bei Sexualtherapien.

13. Das Masturbieren beim Mann ist mit vorzeitiger Ejakulation in Verbindung gebracht worden.

Richtig ☐
Falsch ☐

Antwort: Richtig. Die Theorie besagt, daß Jungen sich angewöhnen, so früh wie möglich zu ejakulieren, um nicht erwischt zu werden.

14. Es ist schlecht für die Gesundheit eines Mannes, eine Erektion einfach abklingen oder vorbeigehen zu lassen.

Richtig ☐
Falsch ☐

Antwort: Falsch. Diese Erkenntnis gestattet es einem Mann, einem Abenteuer aus dem Weg zu gehen, das er vielleicht bereut hätte.

15. Wenn ein Mann in Gegenwart einer Frau eine Erektion hat, bedeutet das, sie sollten miteinander schlafen.

Richtig ☐
Falsch ☐

Antwort: Falsch. Dem Mann steht das völlig frei. Der Frau ebenso.

16. Häufige Erektionen aus keinem ersichtlichen Grund sind ein gutes Zeichen. Richtig ☐

Falsch ☐

Antwort: Richtig. Ein Zeichen sexueller Spannkraft.

17. Die Frau sollte sich beim Sex winden, aufbäumen und wie wild gebärden, um zu beweisen, daß sie nicht frigide ist. Richtig ☐

Falsch ☐

Antwort: Falsch. Das kann sie machen, wenn sie wirklich so empfindet. Aber wenn sie es vortäuscht, kann das den Mann in dem irrigen Glauben bestärken, sie zu befriedigen, was gar nicht der Fall ist. Bei ihr kann es ein ständiges Frustriertsein hervorrufen, bis sie schließlich zugeben muß, daß sie nur gespielt hat – falls sie überhaupt den Mut dazu findet.

18. Wenn ein Mann beim Anblick eines Pin-up-Fotos oder beim Gedanken an eine erotische Szene keine Erektion mehr bekommt, kann er dennoch hoffen, noch jahrelang ein befriedigendes Sexualleben zu führen. Richtig ☐

Falsch ☐

Antwort: Richtig. Der Verlust der psychogenen Erektion bedeutet keineswegs das Ende. Körperliche Reize können noch immer eine sehr starke und ausreichende Erektion hervorrufen.

19. Wenn ein Paar bestimmte sexuelle Routinetechniken beherrscht, sollte es dabei bleiben und nichts Neues ausprobieren.

Richtig ☐

Falsch ☐

Antwort: Falsch. Es ist ratsam, ein abwechslungsreiches sexuelles Repertoir zu entwickeln, um der Langeweile beim Sex vorzubeugen.

20. Samen zu schlucken ist schädlich. Richtig ☐

Falsch ☐

Antwort: Falsch. Samen ist eine in geringem Umfang nahrhafte Flüssigkeit ohne irgendeinen schädlichen Stoff.

21. Die Frau kann schwanger werden, wenn sie Samen schluckt.

Richtig ☐
Falsch ☐

Antwort: Falsch. Der Samen kommt im Magen oder Darmtrakt der Frau nicht mit Eizellen in Berührung.

22. Der Cunnilingus kann gefährlich für denjenigen werden, der ihn ausführt.

Richtig ☐
Falsch ☐

Antwort: Richtig. Aber man läuft die gleiche Gefahr, wenn man jemanden küßt. Man kann auf diese Weise zum Beispiel Herpes-Organismen aufnehmen, doch der Cunnilingus an sich ist ungefährlich.

23. Da Fellatio und Cunnilingus harmlose sexuelle Spielarten sind, sollte jeder dazu bereit sein.

Richtig ☐
Falsch ☐

Antwort: Falsch. »Sollte« ist die falsche Art. Diese Dinge sind harmlos, wenn die Betreffenden dazu bereit sind. Niemand »sollte« sie praktizieren, wenn sie ihm widerstreben.

24. Um das Kaposi-Sarkom zu verhindern, muß man jeden Analverkehr meiden.

Richtig ☐
Falsch ☐

Antwort: Falsch. Um dieser Krankheit aus dem Weg zu gehen, sollten Sie Analverkehr mit Personen vermeiden, die dieses Leiden haben könnten, also mit Fremden oder Personen, die als promiskuitiv bekannt sind.

25. Der umsichtige Mann vermeidet jeden Sex mit einer schwangeren Frau.

Richtig ☐
Falsch ☐

Antwort: Falsch. Wenn die Schwangere während der Schwangerschaft irgendeine Form von Sex wünscht und der Arzt es nicht untersagt hat, ist es richtig, Sex mit ihr zu haben. Man sollte sich allerdings nicht auf die zukünftige Mutter legen oder in irgendeiner Form ungestüm werden.

26. Männer fühlen sich von schwangeren Frauen grundsätzlich abgestoßen. Richtig ☐

Falsch ☐

Antwort: Falsch. Viele Männer fühlen sich zu Frauen hingezogen, die in anderen Umständen sind.

27. Das Paar muß sich bemühen, das beiderseitige sexuelle Verlangen auf gleicher Ebene zu halten. Richtig ☐

Falsch ☐

Antwort: Falsch. Das könnte zu erheblicher Ablehnung führen. Unterschiedlich starkes sexuelles Verlangen ist bei Paaren etwas ganz Normales. Die Partner können sexuelle Begegnungen akzeptieren, bei denen der eine dem anderen Lust verschafft, ohne selbst bis zum letzten mitzumachen – das heißt, ohne zum Orgasmus zu kommen.

28. Der große Traum, den alle Liebenden träumen, ist es, zur gleichen Zeit zum Orgasmus zu kommen. Richtig ☐

Falsch ☐

Antwort: Falsch. Diese abenteuerliche Vorstellung hat sehr viel Schaden angerichtet und völlig unbegründete Gefühle der Unzulänglichkeit hervorgerufen. Manchmal macht es Spaß, zur gleichen Zeit den Orgasmus zu erleben. Aber es bringt ebenso Lust zu beobachten, wenn der andere den Höhepunkt früher oder später erlebt.

29. Wenn Ihr Partner beim sexuellen Zusammensein keinen Orgasmus bekommt, und Sie nicht wissen warum, sollte Sie das beunruhigen. Richtig ☐

Falsch ☐

Antwort: Richtig, und Sie sollten mit viel Liebe versuchen, ihren Partner zum Orgasmus zu bringen, aber nicht verbissen oder quälend lange ohne Aufmunterung. Lassen Sie sich dabei vom Partner führen. Und sprechen Sie später darüber, wenn Sie nicht mehr im Schlafzimmer sind und eine angenehme, vertraute Stimmung herrscht. Finden Sie heraus, was Ihr Partner möchte!

30. Es ist gut, wenn beide Partner der Meinung sind, daß der eine den anderen hin und wieder zum Orgasmus bringen kann, ohne ihn selbst zu erleben. Richtig ☐

Falsch ☐

Antwort: Richtig. Aber man sollte es erkennen, damit nicht ein Partner ungewollt unbefriedigt bleibt und keiner der beiden je das Gefühl hat, seine Zuwendung sei unerwünscht oder unzulänglich.

31. In einer von Liebe getragenen Beziehung sollte sich ein Partner nie dafür entschuldigen müssen, daß er keinen Sex will.

Richtig ☐

Falsch ☐

Antwort: Richtig. Es ist nun einmal so, daß man manchmal wirklich zu müde oder nicht in der Stimmung ist. In einer von Liebe bestimmten Beziehung kann ein Partner ein »Nein, Liebling, heute bitte nicht« ertragen, ohne gleich einen Bruch des Verhältnisses zu befürchten.

32. Die Frau weiß ganz genau, ob der Mann einen Orgasmus gehabt hat oder nicht. Richtig ☐

Falsch ☐

Antwort: Richtig. Sie merkt es an seiner Erektion, der steigenden Erregung, den orgastischen Schreien und Zuckungen und dem Abklingen der Erektion.

33. Der Mann weiß ebenso, ob die Frau einen Orgasmus gehabt hat oder nicht. Richtig ☐

Falsch ☐

Antwort: Falsch. Da es bei der Frau keine eindeutigen Anzeichen wie etwa den erigierten und erschlafften Penis gibt, muß der Mann der Frau glauben, daß sie wirklich ihren Höhepunkt erlebt und nicht gespielt hat. Das ist einer der Gründe, warum es gut ist, außerhalb des Schlafzimmers über Sex zu reden, um gemeinsam die wirklichen Gefühle der Frau beim Sex kennenzulernen.

34. Sie sollten sich nie dem Sex hingeben, nur um Ihren Partner zu befriedigen.

Richtig ☐

Falsch ☐

Antwort: Falsch. Warum nicht. Das zu tun ist eine Möglichkeit, seine Liebe zu zeigen. Aber Sie sollten sich das Recht bewahren, nein zu sagen, wenn Sie wirklich »ganz woanders« sind.

35. Freud hat erklärt, die reife Frau erlebe einen klitoralen Orgasmus, die unreife Frau dagegen einen vaginalen Orgasmus.

Richtig ☐

Falsch ☐

Antwort: Falsch. Freud hat genau das Gegenteil behauptet – die unreife Frau erlebe einen klitoralen, die reife Frau einen vaginalen Orgasmus. Gut, nicht wahr?

36. Das eben Gesagte war eine der großen Entdeckungen Freuds.

Richtig ☐

Falsch ☐

Antwort: Falsch. Es war ein Fehler und hat bei vielen Frauen zu Gefühlen der Unzulänglichkeit geführt, denn die große Mehrheit der Frauen erlebt nur den klitoralen Orgasmus. Der andere Orgasmus ist entweder sehr selten oder ein ziemlich vages Gefühl. In jüngster Zeit hat es Berichte über einen G-Punkt in der Scheide gegeben, einen sensitiven Bereich, der erregt werden kann und so etwas Ähnliches wie Freuds vaginalen Orgasmus erzeugt. Aber noch können wir den klitoralen Orgasmus als den normalen und verläßlichen Orgasmus ansehen.

37. Die Statistiken belegen, daß die meisten Frauen den Orgasmus beim Geschlechtsverkehr mit zusätzlicher Reizung erleben.

Richtig ☐

Falsch ☐

Antwort: Falsch. 30 Prozent der Frauen sind dazu in der Lage, und offenbar steigt der Prozentsatz mit dem sexuellen Wissen. Sehr viele Frauen haben nie einen Orgasmus ohne zusätzliche Stimulation durch den Partner oder sich selbst.

38. Frauen, die anscheinend keinen Orgasmus erleben können, können lernen, ihn zu erleben. Richtig ☐

Falsch ☐

Antwort: Richtig. Das ist möglich durch eine Sexualtherapie oder Selbsterforschung mit Hilfe einschlägiger Bücher.

39. Eine Frau, die beim Geschlechtsverkehr keinen Orgasmus ohne zusätzliche Stimulation erlebt, hat kein wirkliches Sexualleben. Richtig ☐

Falsch ☐

Antwort: Falsch. Sie kann auf viele Art umfassende sexuelle Lust gewähren und empfangen, wobei am gebräuchlichsten die Kombination aus Geschlechtsverkehr und Stimulation mit der Hand, der Zunge oder anderen Mitteln ist.

40. Nach der Entbindung läßt die Fähigkeit einer Frau nach, Lust aus dem Sex zu gewinnen. Richtig ☐

Falsch ☐

Antwort: Falsch. Sobald sie sich erholt hat, kann sie die Lust wieder ganz auskosten. Viele Frauen berichten, nach der Entbindung mehr Lust empfunden zu haben.

41. Es ist schwieriger, eine Frau mit einem kleinen Penis zu befriedigen als mit einem großen. Richtig ☐

Falsch ☐

Antwort: Falsch. Die Größe des Penis hat damit nichts zu tun.

42. Ältere Menschen können damit rechnen, daß sich ihr Sexualleben ab einem gewissen Alter ändert. Richtig ☐

Falsch ☐

Antwort: Richtig, aber nach diesen Veränderungen können sie weiterhin sexuell aktiv sein.

43. Nach Erreichen des Klimakteriums können die Scheidenwände der Frau dünner werden, und die Lubrikation kann nachlassen oder aufhören. Trotzdem kann die Frau ein ausgefülltes Sexualleben führen, wenn sie Gleitmittel nimmt. Richtig ☐

Falsch ☐

Antwort: Richtig.

44. Wenn psychogene Erektionen nicht mehr vorkommen, kann der älter werdende Mann manchmal längere Erektionen haben als vorher. Richtig ☐

Falsch ☐

Antwort: Richtig.

45. Älter werdende Menschen müssen damit rechnen, daß irgendwann der Tag kommt, an dem der Sex ihnen nichts mehr zu sagen hat. Richtig ☐

Falsch ☐

Antwort: Falsch. Wir kennen keine Altersgrenze für Sex.

46. Homosexuelle Beziehungen in der Kindheit oder Jugendzeit deuten auf eine homosexuelle Neigung hin, und wer solche Beziehungen gehabt hat, sollte sich damit abfinden, daß er oder sie homosexuell oder bisexuell ist. Richtig ☐

Falsch ☐

Antwort: Falsch. Niemand muß hinnehmen, auf diese Weise eingestuft zu werden, und niemand sollte sich selbst so einstufen. Das menschliche Verhalten läßt sich nicht in so enge Schablonen pressen.

47. Zwischenspiele homosexueller Art unter Erwachsenen bedeutet nicht, daß die betreffenden Personen homosexuell sind.

Richtig ☐

Falsch ☐

Antwort: Richtig.

48. Echte Impotenz ist bei Männern äußerst selten.

Richtig ☐

Falsch ☐

Antwort: Richtig. Die Unfähigkeit, sich sexuell zu betätigen, kann lediglich vorübergehend sein, und niemand sollte sich für impotent halten, ohne sich vorher ratsuchend an einen Arzt, einen Psychotherapeuten oder Sexualtherapeuten gewandt zu haben.

49. Ein Mann, der eine Erektion über einen längeren Zeitraum ausdehnen kann, kann eine sexuelle Begegnung zeitlich derart strecken, daß sie für die Frau unangenehm oder schmerzlich wird.

Richtig ☐

Falsch ☐

Antwort: Richtig. Die Lubrikation kann bei der Frau aussetzen, ob sie einen Orgasmus gehabt hat oder nicht, und das kann Schmerzen bei der Reibung verursachen.

50. Die Partner sollten sich nie auf eine sexuelle Begegnung einlassen, wenn die Umgebung unpassend ist und nicht reichlich Zeit für das Vor- und Nachspiel.

Richtig ☐

Falsch ☐

Antwort: Falsch. In einer guten Beziehung, in der die meisten sexuellen Kontakte ein ausreichendes Vor- und Nachspiel in der passenden Umgebung und Stimmung garantieren, bringt eine gelegentliche ungestüme, kurze »Nummer« Abwechslung, die wichtig für eine lebendige und anregende sexuelle Beziehung ist.

51. Nach einer Prostataoperation ist ein Mann impotent.

Richtig ☐

Falsch ☐

Antwort: Falsch. Hat der Betroffene vor der Operation sexuelles Verlangen verspürt, wird er es auch nach der Operation tun. Der Mann kann sich wie bisher betätigen, mit dem einen Unterschied, daß seine Orgasmen »trocken« sind – es kommt nicht mehr zur Ejakulation in die Scheide. Der Samenerguß fließt statt dessen in die Blase. Die Lust ist unvermindert groß.

52. Es wird inzwischen anerkannt, daß Krankenhauspatienten und Behinderte das Recht haben zu fragen, welche sexuellen Aktivitäten möglich sind, und sich dementsprechend zu Hause oder im Krankenhaus sexuell betätigen, wenn das auch noch nicht alle Ärzte und Krankenhäuser einsehen. Richtig ☐

Falsch ☐

Antwort: Diese sorgfältig formulierte Aussage ist richtig. In einigen Krankenhäusern und von einigen Ärzten werden die Patienten ermuntert, sich nach solchem für sie ungefährlichen Sex zu erkundigen und ihn auch auszuüben. Das gilt allerdings nicht für alle Krankenhäuser und Ärzte. Die Patienten und ihre Familien sollten ihre Rechte auf Beantwortung ihrer Fragen und auf solche Privilegien wahrnehmen, soweit die Möglichkeiten geboten werden.

53. Beim Sex an andere als erotische Dinge zu denken, um die Erektion zu verlängern und die Ejakulation hinauszuzögern, bewirkt nicht allzuviel. Richtig ☐

Falsch ☐

Antwort: Richtig. Wie deprimierend, an etwas Trübsinniges und Ernüchterndes zu denken, wenn man sich liebt! Und es nützt nicht einmal etwas. Zu frühes Ejakulieren kann fast immer kuriert werden, wenn man lernt, die sich ankündigenden Empfindungen zu erkennen, und dann langsamer macht. Man braucht einige Übung, doch ein Mann kann lernen, seine Ejakulation zu steuern.

54. Wer zu früh ejakuliert, kann lernen, seine Ejakulation zu steuern, indem er verhalten onaniert und innehält, sobald sich die Empfindungen ankündigen, und erst dann weitermacht. Besser wäre es jedoch, das gemeinsam mit einem aufgeschlossenen Partner zu lernen. Richtig ☐

Falsch ☐

Antwort: Richtig. Schließlich gehört es zu den aufregenden Dingen, die man mit einem Partner erleben kann, wenn der Mann lernen möchte, sich zu beherrschen. Eventuell braucht das Paar in dieser Lernphase die leitende Hand eines Sexualtherapeuten.

55. Der Vaginismus oder Scheidenkrampf ist ein Problem des Mannes. Richtig ☐
Falsch ☐

Antwort: Falsch. Der Vaginismus ist ein Problem der Frau. Noch besser allerdings ist es, wenn man ihn für ein Problem hält, das Mann und Frau angeht. Der Vaginismus ist ein unwillkürliches Verengen der Scheidenmuskeln, so daß weder der Penis noch etwas anderes in die Scheide eindringen kann. Das Problem läßt sich durch geduldige aber beharrliche Versuche seitens der Frau und des Mannes lösen. Ein Sexualtherapeut kann große Hilfe leisten.

56. Man sollte sich nie mit dem Gedanken einer Niederlage abfinden, wenn man sich einem möglichen Partner sexuell nähert.
Richtig ☐
Falsch ☐

Antwort: Falsch. Es ist zwar am besten, ein Risiko einzugehen, aber man sollte doch auf die Möglichkeit gefaßt sein, zurückgewiesen zu werden. Sie haben das Recht, um eine Verabredung zu bitten, oder später um ein Zeichen der Zuneigung oder etwas körperliche Zärtlichkeit. Aber Ihr Partner hat das Recht, das zu verweigern.

57. In einer gefestigten Beziehung geht man auf den Partner zu, möchte Sex oder neue Formen des Sex oder andere beide einbeziehende Aktivitäten, sieht aber diese Annäherung nicht als etwas, das man fordert und das gewährt wird. Richtig ☐
Falsch ☐

Antwort: Richtig. Man muß bereit sein, ein »Nein, bitte nicht« des Partners zu akzeptieren.

58. Ein Sexualtherapeut kann Ihnen nur dann bei einer Verbesserung Ihres Sexuallebens helfen, wenn Sie selbst diese Verbesserung wünschen. Richtig ☐
Falsch ☐

Antwort: Richtig. Wenn die Frau oder der Mann nur deshalb mit zum Therapeuten kommt, weil dem anderen Partner an einer Verbesserung gelegen ist, besteht wenig Hoffnung auf eine Besserung der Lage.

59. Sexuelle Langeweile macht sich nicht in einer Beziehung breit, die sonst rundum in Ordnung ist – was die finanzielle Seite, das gesellschaftliche Leben, die Umgebung, die berufliche Entwicklung etc. angeht. Richtig ☐

Falsch ☐

Antwort: Falsch. Es gibt Paare, die sich jahrelang mit langweiligem Sex abfinden und das als unabwendbar betrachten (was es nicht ist!), gleichzeitig aber viele andere angenehme Seiten des Lebens genießen.

60. Wenn ein Ehepaar jahrelang nicht sexuell miteinander verkehrt hat, besteht die Möglichkeit, die sexuelle Gemeinsamkeit wieder zu beleben – aber nicht immer. Richtig ☐

Falsch ☐

Antwort: Richtig. Es hat erstaunliche Erfolge dank geduldiger Bemühungen gegeben, aber manchmal hielt der Zustand schon zu lange an. Es hatten sich zu viele Gefühle der Abneigung aufgestaut. Daher sollte man bereits im Anfangsstadium einschreiten, wenn beide Partner dem Sex aus dem Weg gehen.

61. Die Frau hat das Recht, nach einem langen Vorspiel und einem befriedigenden Liebesakt einen bombastischen Orgasmus zu erwarten. Richtig ☐

Falsch ☐

Antwort: Falsch. Kein Orgasmus ist wie der andere. Sie sind unterschiedlich intensiv. Es ist ähnlich wie beim Niesen. Zu erwarten, daß sie alle berauschend sind, hieße Enttäuschungen herauszufordern.

62. Wenn man sich gut informiert und die Sache im Bemühen gegenseitigen Erforschens angeht, kann selbst ein jungfräuliches Paar die erste sexuelle Begegnung zu einem Erlebnis machen, an das es sich gerne erinnert. Richtig ☐

Falsch ☐

Antwort: Richtig.

63. Wirbt man um den anderen, ohne daß es zu vorehelichem Sex kommt, tun die zukünftige Braut und der zukünftige Bräutigam gut daran, Vertraulichkeiten und Wissenswertes über die Sexualität und das erste Zusammensein mit Hilfe eines guten Sachbuchs auszutauschen. Richtig ☐

Falsch ☐

Antwort: Richtig.

64. Das erste sexuelle Erlebnis, wie es in Romanen und Filmen dargestellt wird, gibt sehr oft ein falsches Bild und verleitet junge Menschen zu der Erwartung, augenblicklich die volle sexuelle Erfüllung zu finden. Andererseits sind das Unbehagen und die Enttäuschung, die Frauen bei ihrem ersten sexuellen Erlebnis erfahren, sehr oft übertrieben worden. Richtig ☐

Falsch ☐

Antwort: Richtig. Viele junge Frauen sind sicher, große Schmerzen und Enttäuschungen zu erleben, und das so sehr, daß sie kaum in der Lage sind, bei ihrem ersten Geschlechtsverkehr irgendwelche Lust zu empfinden. Die Wirklichkeit sieht so aus, daß das Unbehagen stark schwankt, was auch für das Bluten gilt, das manchmal kaum wahrnehmbar ist.

65. Frauen, die stillen, sollten sich sexuell enthalten, da sie in dieser Zeit weder sexuelles Verlangen noch die Fähigkeit zum Orgasmus haben. Richtig ☐

Falsch ☐

Antwort: Falsch. Viele Frauen haben, wenn sie entbunden und sich erholt haben, sehr starkes sexuelles Verlangen und fühlen sich ihrem Mann sehr nah.

66. Männer, denen es schwerfällt, eine Erektion zu bekommen oder zu halten, sollten sich zwischen den einzelnen sexuellen Kontakten sexuell enthalten, um ihr Verlangen zu steigern.

Richtig ☐

Falsch ☐

Antwort: Falsch, wenngleich ein Sexualtherapeut wahrscheinlich empfehlen wird, daß der Mann eine Weile vermeidet, die *aktive*

Rolle beim Geschlechtsakt zu spielen. Nicht das Fehlen eines starken Verlangens macht es so schwer, eine Erektion zu halten, sondern die Sorge über die Erektion. Und Sie wissen sicher, wie schwer es ist, dem Rat zu folgen: »Denken Sie einfach nicht dran.« Gerade der Ratschlag läßt sie daran denken.

67. Der verpaßte Orgasmus ist ein sexuelles Problem der Männer, die so schnell kommen, daß sie den Orgasmus gar nicht wahrnehmen können. Richtig ☐

Falsch ☐

Antwort: Falsch. Der verpaßte Orgasmus ist ein Problem der Frau. Sie hat einen Orgasmus, registriert ihn aber nicht als lustvolle Empfindung. Die Behandlung besteht darin, den eigenen Orgasmus erkennen zu lernen, wenn er auftritt.

68. Ein Junge unter sechs Jahren kann noch keine wirkliche Erektion haben. Richtig ☐

Falsch ☐

Antwort: Falsch. Man hat sogar schon bei Neugeborenen eine Erektion beobachtet.

69. Vaginale Lubrikation vor der Pubertät ist unbekannt.

Richtig ☐

Falsch ☐

Antwort: Falsch. Sogar bei neugeborenen Mädchen tritt die Lubrikation manchmal auf.

70. Ein phantastischer Liebhaber kann eine Frau auch dann zum Höhepunkt bringen, wenn sie selbst gar keine Lust bei dem Erlebnis empfindet. Richtig ☐

Falsch ☐

Antwort: Falsch. Mir tut es fast leid, es sagen zu müssen, aber selbst Casanova könnte einer Frau nicht sexuelle Lust vermitteln, wenn sie es nicht wollte. Ich bedaure, die Legende Casanova entzaubern zu müssen.

71. Wenn Sie mit jemandem geschlafen haben, und Sie beide haben es in vollen Zügen genossen, dann bedeutet dies, daß Sie füreinander bestimmt sind. Richtig ☐

Falsch ☐

Antwort: Falsch. Häufig frustrierend für Mann und Frau in unserer freizügigen Zeit, in der man meint, man müsse sexuell völlig ungebunden sein, ist der Glaube, ein tolles Wochenende gehöre einfach zu einer großen Liebesaffäre dazu. Sprechen Sie darüber, damit Sie vom fahrenden Zug abspringen können! Die Getäuschten können manchmal nicht glauben, daß alles vorbei ist.

72. Der Mann sollte nie die Hoffnung aufgeben, seine sexuelle Leistungsfähigkeit zu steigern, um nach Belieben, an jedem Ort, jederzeit und bei jedem Partner eine Erektion zu bekommen. Das ist sein Recht als Mann. Richtig ☐

Falsch ☐

Antwort: Falsch. Selbst ein gesunder Mann ohne sexuelle Probleme ist nicht zu solchen roboterartigen Erektionen in der Lage.

73. Eine Entstellung oder körperliche Behinderung sollte niemanden davon abhalten, sich einem anderen Menschen sexuell zu nähern. Man sollte das Problem einfach nur mit den Augen alles verstehender und alles verzeihender Liebe sehen und es nur im eigenen Schlafzimmer erwähnen. Richtig ☐

Falsch ☐

Antwort: Falsch. Solche Dinge sollte der Partner erfahren, bevor es soweit gekommen ist. Der unbeabsichtigte Schock oder Ekel, den eine solche Enthüllung in der Liebeslaube hervorrufen kann, ist für beide Seiten verheerend. An körperliche Besonderheiten kann man sich gewöhnen, man braucht dazu aber Zeit.

74. Gut im Bett ist der- oder diejenige, der/die das macht, was der Partner an sexuellen Aktivitäten vorschlägt. Richtig ☐

Falsch ☐

Antwort: Falsch. Das ist nicht nötig. Man kann den Partner durchaus zufriedenstellen, ohne auf jede Möglichkeit vorbereitet zu sein, die es im Katalog der menschlichen Sexualität gibt.

75. Wer in der Liebe von einem zum anderen wandert, verpaßt etwas – immer. Richtig ☐
Falsch ☐

Antwort: Falsch. Nicht, wenn der oder die Betreffende es nicht merkt. *Sie* stellen vielleicht fest, daß *Ihnen* ein solches Leben nicht gefallen würde – aber das ist etwas anderes.

76. Wer ein sehr stürmisches Liebesleben mit häufig wechselnden Partnern führt, kann sich sexuell langweilen. Richtig ☐
Falsch ☐

Antwort: Richtig. Ich bin in meiner privaten Praxis oft auf solche Fälle gestoßen. Manchmal empfehle ich weniger sexuelle Erlebnisse oder einfach Zurückhaltung. Oder ich empfehle, Zeit für persönliche Beziehungen zu erübrigen, abseits vom flüchtigen »Hallo«, dem kurzen sexuellen Erlebnis und dem »Mach's gut«.

77. Die sexuellen und beziehungsbedingten Probleme der Homosexuellen unterscheiden sich grundlegend von denen der »normalen« Menschen. Richtig ☐
Falsch ☐

Antwort: Falsch. In meiner Praxis stelle ich fest, daß Homo- und Heterosexuelle fast die gleichen sexuellen und beziehungsbedingten Probleme haben.

78. In der modernen Psychologie gilt Homosexualität als eine sexuelle Variante, nicht als Neurose. Richtig ☐
Falsch ☐

Antwort: Richtig.

79. Neuesten Berichten zufolge sind bestimmte Stämme des Herpes-Virus offenbar resistent gegen Penizillin. Richtig ☐
Falsch ☐

Antwort: Falsch. *Sämtliche* Stämme des Herpes-Virus sind gegen *alles* resistent. Es gibt gegenwärtig noch kein Mittel gegen den Herpes.

80. Die Symptome des Herpes klingen ab und verschwinden, bis der Erkrankte sich erneut infiziert. Richtig ☐

Falsch ☐

Antwort: Falsch. Der Herpes bleibt im Körper, die Symptome tauchen immer wieder auf, manchmal erst wieder nach Monaten oder Jahren. Man kann sich jedoch mit einem Herpesstamm infizieren, den man vorher noch nicht gehabt hat.

81. Mit Penizillin können nicht mehr alle Gonorrhöe-Organismen abgetötet werden. Einige Stämme erzeugen eine Substanz, die das Penizillin zerstört. Richtig ☐

Falsch ☐

Antwort: Richtig. Der Erregerstamm der Krankheit muß bestimmt werden, da sonst die Gefahr besteht, daß das Opfer die falschen Medikamente nimmt und sich eine schädlichere Form der Krankheit zuzieht.

82. Es gibt kein Mittel gegen die Gonorrhöe, die man von penizillinresistenten Gonokokken bekommt. Richtig ☐

Falsch ☐

Antwort: Falsch. Es gibt andere Antibiotika als Penizillin, die bei dem neuen Stamm wirken.

83. Wenn Verdacht auf Gonorrhöe besteht, sollte vom Ausfluß des Erkrankten eine Kultur angelegt werden und der Ausfluß nicht nur auf das Vorhandensein von Gonokokken untersucht werden.

Richtig ☐

Falsch ☐

Antwort: Richtig. Um den penizillinresistenten Gonokokkenstamm zu finden, muß eine Kultur angelegt werden.

84. Man kann sich schon dadurch mit Herpes infizieren, daß man eine kranke Person küßt. Richtig ☐

Falsch ☐

Antwort: Richtig. Die Krankheit kann durch den Kontakt von Mund-zu-Mund, von Mund-zu-Genitalien und von Genitalien zu Genitalien übertragen werden.

85. Die Missionarsstellung ist kaum zu empfehlen. Richtig ☐
Falsch ☐

Antwort: Falsch. Dies ist eine sehr gute Stellung, die sehr viel Haut- und Körperkontakt und ein gutes Eindringen ermöglicht. Vielleicht ist sie deshalb so oft angewandt worden, *weil* es eine gute Stellung ist. Nur wenn man immer die Missionarsstellung praktiziert, wird der Sex langweilig.

86. Einige ältere Männer können eine Erektion länger halten als in ihrer Jugend. Richtig ☐
Falsch ☐

Antwort: Richtig. Wenn psychogene Erektionen nicht mehr möglich sind, können einige ältere Männer, wie sie festgestellt haben, eine Erektion sehr viel länger halten.

87. Nicht jeder kann einen Partner sexuell befriedigen, aber jeder kann ganz bestimmt ohne Anweisungen onanieren. Richtig ☐
Falsch ☐

Antwort: Falsch! Viele Frauen haben noch nie onaniert. Um in der Sexualtherapie bestimmte Übungen anzuwenden, müssen sie es erst lernen.

88. Wenn die Brustwarzen der Tochter sich versteifen, weil der Vater sie zufällig gestreift hat, fühlt sie sich notgedrungen schuldbewußt. Richtig ☐
Falsch ☐

Antwort: Falsch. Wenn sie das als eine normale sexuelle Reaktion erkennt, die nichts mit der Tatsache zu tun hat, daß es ihr Vater war, wird sie sich in keiner Weise schuldbewußt fühlen.

89. Niemand sollte Schuld wegen seines sexuellen Verhaltens empfinden. Richtig ☐
Falsch ☐

Antwort: Falsch. Ein moralischer Mensch wird Schuld empfinden, wenn er etwas Unrechtes tut. Bei sexuellen Handlungen kann man ebenso wie beim Stehlen oder Töten Schuldgefühle entwickeln. Wer eine Frau schwängert und sie dann sitzenläßt, sollte sich schuldig fühlen; wer andere wissentlich mit Herpes ansteckt, sollte sich schuldig fühlen; wer jemanden, der ihm in Liebe zugetan ist – etwa der Ehepartner –, hintergeht, sollte sich schuldig fühlen. Jemand kann Schuldgefühle haben, ohne gleich sich selbst zu zerfleischen, aber ohne die Bereitschaft, Schuld anzuerkennen, ist man kein moralischer Mensch.

90. In einer Beziehung zwischen zwei Menschen, die sich lieben, sind Berührungen etwas Gutes. Jede Berührung ist im Grunde eine Form des Vorspiels – jede Berührung ist ein ausgedehntes Vorspiel könnte man sagen. Richtig □

Falsch □

Antwort: Falsch. Es gibt Berührungen der verschiedensten Art, solche, die Wärme und Geborgenheit vermitteln, und solche, die Signale aussenden wie »Ich liebe dich«, und »Ich achte dich«. Nicht alle gehören zu den Techniken, mit denen man jemanden erregt. Das Vorspiel kann sich über Stunden erstrecken. Aber nicht bis zum gestrigen Tag, an dem Sie Ihren Partner getätschelt haben, weil er oder sie daran gedacht hat, einen Brief einzuwerfen!

91. Niemand fühlt sich in einer Beziehung jemals einsam, wenn das Sexualleben gut ist. Richtig □

Falsch □

Antwort: Falsch. Die Einsamkeit der Menschen, die von ihren Partnern nichts anderes als guten Sex bekommen, ist eines der Leiden, mit dem ich als Sexualtherapeutin am häufigsten zu tun habe. Anteilnahme, Zuhören, miteinander sprechen, Geselligkeit, Zärtlichkeit – das alles kann fehlen, obwohl der Sex »phantastisch« ist.

92. Glück ohne Sex, das gibt es nicht. Richtig □

Falsch □

Antwort: Falsch. Aber die meisten Menschen wollen Sex, und sie wollen guten Sex. Darum geht es in diesem Buch, aber auch um die Probleme, an denen die Sexualtherapeuten arbeiten.

93. Noch vor 40 Jahren galt oraler Sex als abartig, schmutzig, fremdartig. Wer sich darauf einließ, fragte sich hinterher, ob er noch normal wäre. Heute fragen sich die Leute des öfteren, ob sie noch normal sind, wenn sie es nicht tun. Richtig ☐

Falsch ☐

Antwort: Richtig. Und obwohl ich den oralen Sex für eine großartige Sache und für sehr nützlich beim Vorspiel halte, sollte sich niemand als abnormal betrachten, wenn er eine starke Abneigung dagegen empfindet.

94. So wie sich die allgemeine Einstellung zum oralen Sex gewandelt hat, kann sich auch die Einstellung des einzelnen dazu ändern.

Richtig ☐

Falsch ☐

Antwort: Richtig. Und wenn der eine Partner drängt, kann der andere sagen: »Machen wir heute etwas anderes. Vielleicht denke ich bald anders darüber.«

95. Jeder sollte wirklich versuchen, Sex jeder Art gut zu finden, um das Sexualleben abwechslungsreich zu gestalten. Richtig ☐

Falsch ☐

Antwort: Falsch. Niemand sollte dieses oder jenes versuchen, wenn es ihn wirklich abstößt. Man sollte dagegen versuchen, mehrere Dinge zu finden, die man gerne mit seinem Partner macht.

96. Wenn jemand beim Onanieren einen intensiveren Orgasmus erlebt als beim Sex mit dem Partner, stehen die Chancen für eine echte Beziehung schlecht. Richtig ☐

Falsch ☐

Antwort: Falsch. Die Intensität des Orgasmus ist eine Sache, und das Bedürfnis nach Nähe, Zärtlichkeit und Anerkennung ist eine andere, es ist im gewissen Sinne der Kitt, den die Beziehung zusammenhält. Im übrigen kann jedes Paar gemeinsam onanieren oder sich mit den Händen gegenseitig befriedigen.

97. Der gute Liebhaber muß in der Lage sein, sich in der Dunkelheit ein Präservativ über den erigierten Penis zu ziehen, ohne daß die Erektion dabei abklingt und ohne daß die Partnerin merkt, was er tut.

Richtig ☐

Falsch ☐

Antwort: Falsch – natürlich falsch! Wie viele Eskapisten gibt es denn? Sie müssen nicht so tun, als sei kein Präservativ im Spiel, als machten Sie es ohne, wie die Nymphen und Satyrn in den Wäldern. Das Präservativ gehört dazu, wie das Zuziehen der Vorhänge und das Zurückschlagen der Bettdecke oder wie das Ausziehen. Ich meine, machen Sie das Überziehen zu einem Teil des Vorspiels; die Frau soll es dem Partner überstreifen. Und der Mann kann lernen, wie er der Partnerin die Spirale einführt.

98. Geschlechtsverkehr mit einem Präservativ ist wie das Waschen der Füße, wenn man noch die Schuhe anhat.

Richtig ☐

Falsch ☐

Antwort: Falsch. Der Gefühlsverlust ist so minimal, daß man es kaum merkt. Die Behauptung war früher einmal berechtigt, als die Präservative wirklich noch dick und störend waren.

99. Weil im Fernsehen und in den Kinos so viel Sex geboten wird, wissen die Leute inzwischen, wie sie aus ihrem Sexualleben das Beste machen.

Richtig ☐

Falsch ☐

Antwort: Falsch. Diese laufenden Bilder von Sex, die mit großer Sorgfalt einstudiert und aufgenommen werden, um ein schönes Sexualballett zu zeigen, mit strahlenden Geschöpfen, die nie über den Teppich stolpern oder ungeschickt den Penis einführen oder sonst etwas aus dem wirklichen Leben vorführen, liefern eine Vorlage, die die Menschen dummerweise für die Wirklichkeit halten. Ich sage dummerweise, denn natürlich ist ihr eigenes Sexualleben nicht im entferntesten so.

100. Die Angst vor dem Herpes, der neuen sexuellen Geißel, wirft uns möglicherweise zurück in eine freudlose Zeit sexueller Entbehrung und Unterdrückung. Richtig ☐

Falsch ☐

Antwort: Falsch. Man bräuchte schon sehr viel Zeit und sicher etwas Schlimmeres als den Herpes, um diese Katze zurück in den Sack zu bekommen. Aber die Leute sind jetzt vorsichtiger. Und das ist kein Schaden.